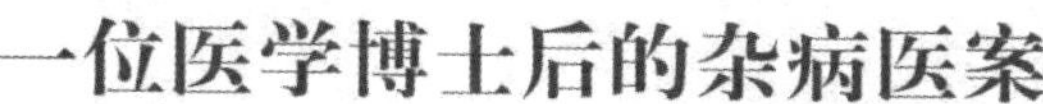

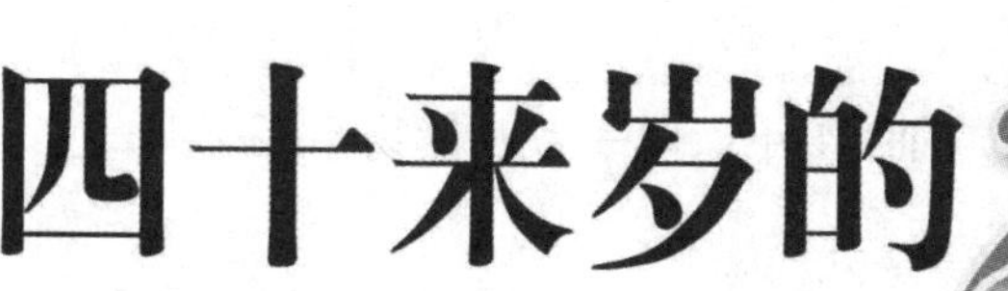

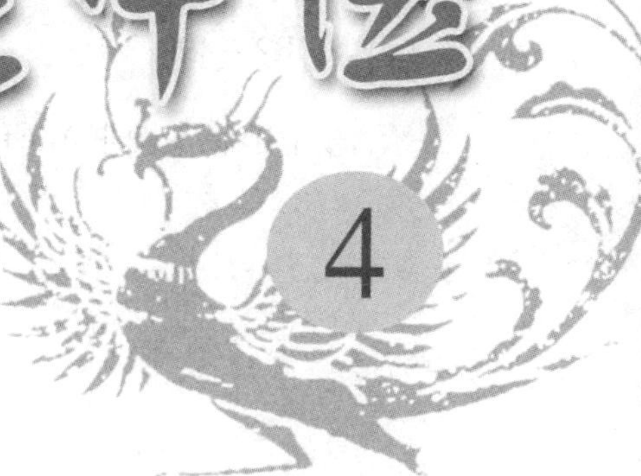

一位医学博士后的杂病医案 四十来岁的老中医 4

陈守强　左瑶瑶　编著

济南出版社

图书在版编目（CIP）数据

四十来岁的老中医.4，一位医学博士后的杂病医案／陈守强，左瑶瑶编著.—济南：济南出版社，2016.6

ISBN 978－7－5488－2081－9

Ⅰ.①四…　Ⅱ.①陈…②左…　Ⅲ.①中医学—普及读物　Ⅳ.①R2－49

中国版本图书馆CIP数据核字（2016）第093564号

四十来岁的老中医.4

——一位医学博士后的杂病医案

图书策划　郭　锐

责任编辑　陈玉凤

封面设计　侯文英

出版发行　济南出版社

地　　址　山东省济南市二环南路1号(250002)

电　　话　(0531)86131730

网　　址　www. jnpub. com

经　　销　各地新华书店

印　　刷　天津雅泽印刷有限公司

版　　次　2016年7月第1版

印　　次　2024年1月第2次印刷

开　　本　170mm×240mm　16开

印　　张　20.5

字　　数　380千

定　　价　68.00元

目　录

序

应守强大夫之邀，要为他的新作作序。起初颇为犹豫，想推辞，因为从未承担过这样的工作。但听了守强大夫讲述他撰写本书的初衷，特别是仔细阅读了他发给我的书稿后，我打消了犹豫。我接受邀请，主要基于以下三个原因。

一论人。守强大夫一直以“四十来岁的老中医”自称，四十来岁，名副其实，老中医，要看从表还是从里哪一方面讲。从表面看，也就是从他的学习和工作经历看，守强大夫的中医经历应从博士研究生开始，至今不过十余年，称作老中医有些牵强；但如果从里看，也就是从实际看，且不说初中时的中医启蒙，也不讲大学时的中医辅修，仅从他用于中医理论与临床上的有效时间计算，守强大夫称作老中医则实至名归。守强大夫对中医的热爱和执着令人佩服，涉猎与探索之广令人惊叹，为中医的发展孜孜不倦、笔耕不辍的精神更是令人称赞。

二论书。本书为守强大夫“四十来岁的老中医”系列丛书之四——杂病医案卷，内容涉及肺病、心脑血管病、脾胃肝胆病、肾膀胱病、气血津液病、妇科病、皮肤病、五官病、甲状腺病和癌症十大病证52类疾病。每类疾病均从概念、诊断和辨治要点等方面展开论述，并附以数量不等的医案。所列举的211个医案均是从守强大夫近几年来亲自接诊的门诊或住院医案中精选出来的，因人而异，辨证论治，各具特色。可以说，本书充满了守强大夫的心血与智慧，是他行医经验的精华，具有很强的借鉴性。

三论事业。中医源远流长、博大精深。中医的发展是一代又一代中医人探索与传承的结果，中医的发展离不开中医人的实践与探索，更离不开他们的传承与发扬。守强大夫博览群书、精研经典，为中医理论的发展踏踏实实地做着贡献；更难能可贵的是守强大夫用心实践、记录感悟、总结经验、弘扬发展。积沙成塔，集腋成裘，愿更多的中医人奉献出自己的经典医案和宝贵经验，以飨后学，造福于广大患者。

借守强大夫在《四十来岁的老中医1》自序中的一句话：有位同学开玩笑说，中医界一颗新星正冉冉升起。戏谑成真，且有众多新星已是熠熠闪烁。试想，当星空璀璨之时，我们的中医事业会是一派什么景象？很期待，很期待。

高建东

2016年5月

绪　论

一、杂病的概念及历史沿革

所谓杂病，顾名思义，就是指病机错杂、症状复杂的一类病证。这类病证或病因不明，或病机不清，或治法不精，或无特效之方，或无必验之药，一般病程较长，缠绵难愈。随着经济的发展，人们生活方式的改变，疾病种类也越来越多，表现方式也多种多样。对于此类疾病的治疗，中医具有一定的优势，历代医家也多有论述。

"杂病"一词最早出现于《内经》之《灵枢·杂病第二十六》。其中论述了厥、嗌干、膝中痛、喉痹、疟、齿痛、聋、衄血、腰痛、热喘、善怒、顑痛、项痛、腹满、心痛、气逆、腹痛、痿厥、哕共19种病证的证候和治法，因其范围广泛，没有类别，故命名为"杂病"。诸多杂病都因"气机逆乱"引起，因为许多症状表现在经脉循行所过之处，或者是经脉属络的脏腑功能受损后反映出外在症状，"有诸形于内，必形于外"。后人总结了杂病的治疗原则："辨证取经，随症而异；循经取穴，随症而变；综合取法，随症而用。"

汉代张仲景所著《伤寒杂病论》是一部关于杂病的专著，后因战乱等原因散佚，又自晋朝王叔和整理出《伤寒论》，宋代林亿校注出《金匮要略》后，一书终变两书。自此，《伤寒论》作为《伤寒杂病论》的前半部分，被诸多医家视为外感病的典范；《金匮要略》作为《伤寒杂病论》的后半部分，被后学推为现存最早的杂病诊治的代表作。《伤寒杂病论》创立了辨证论治体系，尤其是完善了六经、脏腑、八纲、妇科病证等辨证论治体系，以及三焦、卫气营血、经络、病因、方剂、痰饮水气辨证。

隋代巢元方所著《诸病源候论》开启了对内、外、妇、儿、五官等临床各科杂病的论述，开创了分科论述杂病的先河。唐代孙思邈所著《千金要方》论述了大量疑难杂病的方药和治法，特别对妇科、儿科独有建树。金元四大家刘完素、李东垣、张子和、朱丹溪都对诊治杂病有重大的贡献。刘完素提出了火热理论，指出“六气皆能化火”，并对消渴病的认识有独到之处，他在《三消论》中作了详细论述，熔多种治法于一炉，扶正祛邪，对现代治疗糖尿病仍有指导意义。李东垣重视脾胃，认为内伤脾胃，百病由生，创立的补中益气汤、当归补血汤、朱砂安神丸等一直为后人所称道。张子和论病首重邪气，提出了汗、吐、下祛邪三法，应用广泛。朱丹溪主张“阳有余阴不足”之说，提出“气有余便是火”，重视滋阴降火。同时，他还提出了百病兼痰的著名观点，创立的二陈汤至今仍是祛痰的基本方。

明代李时珍著有《本草纲目》《奇经八脉考》等，为杂病的诊断和治疗留下了极其珍贵的文献。清代王清任著《医林改错》提出了“瘀血”学说，在瘀血证的治则治法上有了很大的创新，其间进行了更深透的分析，认识非常深刻，还留下了“膈下逐瘀汤”“血府逐瘀汤”之类的优秀方剂，一直在中医界受到重视，并广泛应用于临床，经临床实践验证，疗效可靠。清代叶天士所著《临证指南医案》关于“久病入络”“久痛入络”的络病理论，对诊治杂病提供了新的治疗途径，具有巨大影响，为后世医家所效法。近代医学家张锡纯所著《医学衷中参西录》善于中西汇通，他堪称中西医结合诊治疑难杂病的开创者。

新中国成立后，党和政府十分重视对危害人民健康的杂病的防治。曾组织全国医务工作者开展了消灭传染病、防治老年慢性支气管炎、攻克恶性肿瘤等活动。各级医疗机构纷纷建立了杂病专科、专病研究部门，举办各种疑难病学术研讨会，编辑出版了一批有关杂病的专著，涌现出大量诊治疑难杂病的科研成果，使一大批原本属于疑难杂的疾病易诊易治易防。

二、现代医家论治杂病的经验

现代许多医家也总结出了许多治疗杂病的经验，如周仲瑛教授提出“疑病多郁、难病多毒、怪病多痰、久病多瘀、急为风火、湿热缠绵、多因复合、病实体虚、多脏相关”的观点，其对疑难杂病的中医辨治具有独特的见解。

邓铁涛教授结合长期的临床和教学实践，对五行学说及其与脏腑的关系进行了深入研究，提出“五脏相关”学说。他把人体的生理功能归入五大脏腑系统，并将内外环境与脏腑系统相联系，生理、病理、诊断、治疗、防护等均概括于此五者之中。此外，邓老还提出“重视脾胃”“气血痰瘀相关”“由虚致损”等，产生了积极而深远的影响。

朱良春教授则从痰、瘀、虚论治杂病。痰浊、瘀血是人体受某种致病因素作用后所形成的病理产物。这些病理产物形成之后，又能直接或间接作用于人体某一脏腑或组织，发生多种病证，故又属致病因素之一。在虚的因素中，朱师认为肾虚是疑难杂病的重要病机特点，提出“久病多虚，久病多瘀，久痛入络，久必及肾”。朱师用此理论来指导临床诊治，取得良好效果。

李振华教授提出了“中医为体，西医为用”的学术见解，认为中西医是截然不同的两种理论体系的医学科学，各有所长。他指出，中医在诊治疾病时，应以中医理法方药为体，通过四诊进行辨证治疗，同时以西医的各种检查仪器为用。西医的检查仪器是用来帮助了解病情，确诊疾病的现代方法，它是用来判断疾病，了解病变的部位、病情的轻重、疾病的预后、治疗的效果等，可为中医治疗提供数据。

伍炳彩教授从湿热辨治各类杂病，认为湿热为杂病的主要致病因素之一，湿热之邪日久，闭阻气机，脉络不畅，气滞血瘀，血瘀与湿热互结，胶结不解，虚实夹杂，使病情复杂。伍教授在治疗时用方灵活多变，既按常法开上、宣中、渗下，常选用《温病条辨》方，又不囿于前人之法而辨证地配合运用益气、养阴、补血、通阳、和解、疏理等法，巧妙地运用仲景方和其他杂病方。

杨进教授从肝郁论治疑难杂病，在理论上非常重视肝之气血条畅在疾病治疗中的作用，在临证实践中经常使用疏肝解郁法治疗多种内科疑难杂病，立论着眼于肝之“体”，平肝气不忘柔肝体，施治中注重扶正，治逆气常先实脾土。在临证处方用药中轻用疏理，重用扶正，见解独特。

三、笔者论治杂病的经验

笔者通过多年临证，也总结了几点治疗杂病的经验。

1. 重视顾护胃气　《内经》云："有胃气则生，无胃气则死"，"五脏六腑皆禀气于胃"，"脾胃者，仓廪之官，五味出焉"。胃气充盛，则气血化生有源，正气自充。杂病往往病程较长，损伤胃气，导致脾胃虚弱，无以化生气血，正气更虚，形成恶性循环，疾病缠绵难愈。比如很多心血管疾病患者，常用活血化瘀之丹参、红花、三七及其他虫类药物，这些药物辛香走窜，久用可伤及胃阴，冰片、赤芍寒凉败胃，长期服用易损伤胃气；某些西药如非甾体类药物阿司匹林是冠心病预防的常用药，但其会损伤胃黏膜上皮层，并抑制胃肠黏膜生理性前列腺素 E 的合成，从而减轻其对胃黏膜的修复和防御功能，极易诱发胃部痞塞、胃痛、反酸、嗳气、泄泻等症状，而这些症状往往加重心血管疾病的病情或成为其发作的诱因。因此，在治疗过程中要牢记顾护胃气。又比如肿瘤患者，中医学认为，肿瘤的形成不外乎正虚和邪实两方面，外感六淫、饮食不节、情志不遂等伤及正气，或年高体虚、正气不足，致使气血阴阳失和，脏腑功能出现障碍，经络阻塞，气血运行出现障碍，导致气滞、痰凝、血瘀等互相搏结而形成肿瘤。目前治疗肿瘤绝大多数还是选择手术、放疗、化疗的方法，这些方法对正气的损伤极大，尤其会损伤胃气，导致患者出现厌食、恶心、呕吐等症状，生活质量下降。肿瘤患者本身已有正虚的表现，加之胃气受损，气血化生无源，致使正气更虚，给邪气以可乘之机，导致肿瘤复发，最终死亡。因此，在临证时一定要顾护胃气。

2. 使用大方复方　所谓大方，现在并没有统一的定义，有学者提出由 15 味以上药物组成的方剂称为大方或复方，一般以 20 味左右药物组成的方剂具有代表性。笔者根据多年实践经验，基本同意该观点，并认为药味不变，药量加大也应视为大方。大方的起源最早可追溯至《内经》时代。《素问·至真要大论》中所说："君一臣二，制之小也；君一臣三佐五，制之中也；君一臣三佐九，制之大也。""所治为主，适大小为制也。""大则数少，小则数多。多则九之，少则二之。"经旨即应当根据病情的轻重选用大方小方。绝大多数的杂病病程较长，病情复杂，有的甚至有 3 个以上的病证，此时单一方剂往往难以胜任，这就应该酌情使用大方或复方来治疗多种病证。比如笔者曾治疗过一位心力衰竭的患者，患者胸闷，憋喘，不能平卧，双下肢重度水肿，西医给予大剂量速尿、西地兰治疗，效果不佳，遂求助中医。笔者以温阳利水活血为法，附子用量 70 g，患者症状迅速改善，双下肢水肿明显减轻。另一位患者患有冠心病 20 余年，心功能Ⅲ级，同时患有慢性胆囊炎、慢性肾功能不全，胸闷、胸痛，两胁及背部胀痛，双下肢重度水肿，口苦，腹胀，便秘，颈椎疼痛，乏力。该患者病症较多，病机也较为复杂，用几味药物是解决不了问题的。笔者通过辨证，开出的方剂有 24 味药物，附子用量甚至到了 90 g，患者症状很快改善，也并未出现其他不适。

3. 善于使用膏方　膏方，也称膏剂，通常是指医生根据人的体质与证候，为了防病治病、康复保健，按照中医药理论辨证施治，遵循君臣佐使的组方原则，选择合适的药物配伍组方，并将处方中的药物加水煎煮、去渣取汁、滤过、加热浓缩后加入适宜辅料，收膏制成的一种稠厚状半流体。其配方用料讲究，加工工艺独特，既能扶正补虚，又能祛邪治病，适用范围非常广泛，疗效确切。只要辨证准确，随证组方，对症用药，开好方、配好药、熬好膏，医者杜绝滥用，患者杜绝误服，一般不会产生不良反应。膏方中补益药应用最为广泛，通过调补脏腑的虚损和阴阳气血的不足，使人体达到阴平阳秘，气血调畅，脏腑功能活动恢复正常。但膏方在进补的同时，并非一味蛮补，常常攻补兼顾，补中寓治，治中寓补，在补虚扶正的同时又能兼顾其祛邪疗疾。膏方的组成中一般药味较多，药量较大，也算是大方。但膏方服用时间较长，以期缓缓图之，膏方的这些特点正适合杂病患者使用。在开具膏方前一定要根据患者的症状、病机、体质以及情志等多种因素综合考虑，根据因人、因时、因地制宜的个体化治疗原则，四诊合参，反复斟酌，进行全方面辨证，以确立治则治法，之后再遣方用药。膏方一般可服用 1 ~2 个月，甚至更长的时间，如果保存方法不当，膏方容易霉变，霉变后便不能服用，这不仅中断了治疗，影响疗效，还会造成金钱和药材的浪费。所以，膏方也要正确保存。

4. 运用经方加减　对于经方的认识，现在大致有三种解释，一种认为经方乃汉以前临床医方著作及方剂，一种说法是专指《伤寒论》《金匮要略》

中的方剂。另一种认为指的是《内经》《伤寒论》《金匮要略》等经典中的方剂。笔者比较倾向于第三种说法。经方相当严谨，动一药即换一名，主治与功效也发生变化。其中最典型的是桂枝汤演化出许多方剂，如桂枝加葛根汤、桂枝加附子汤等，又如小青龙汤与小青龙加石膏汤，半夏泻心汤及其类方，麻黄细辛附子汤与麻黄附子甘草汤，等等。药量的变化如在甘草干姜汤中甘草用四两、干姜用二两，到了四逆汤中加上生附子一枚，则两药剂量亦可减轻为甘草二两、干姜一两半；芍药甘草汤中两药各用四两，但是到了芍药甘草附子汤中加上了炮附子一枚，则两药剂量减轻为各三两。剂型变化如抵挡汤与抵挡丸。经方多经过千锤百炼，包含了古人的实践经验，形成的过程相当缓慢，可以说凝聚着无数智者的心血。经方的结构严谨，主治明确，疗效可靠，久经实践检验，是中医学的重要组成部分。临证运用经方时只要辨证得当，分清寒热虚实，往往有意想不到的临床疗效。因此，经方是治疗各科杂病的良方妙药。

5. 多种方法合用　中医有许多独具特色的治疗方法，这些方法经济安全，疗效确切，作用也较为广泛。杂病病因多端，病机复杂，症状多样，单纯采用口服中药效果欠佳，这就需要联合其他方法如药物外洗、放血、拔罐、耳穴压豆、针灸、推拿等综合治疗。比如对于下肢静脉曲张，患者下肢静脉迂曲扩张，色素沉着，伴有胀痛、瘙痒，甚至溃烂，影响生活质量的情况，笔者采取放血联合拔罐疗法治疗，先在静脉隆起处刺络放血，然后进行拔罐，祛瘀生新，效果良好。又例如对于下肢发凉的患者，因其病位在肢末，口服药物药力难以到达，可以用活血、温阳、通络的药物水煎外洗，往往会有较好的效果。笔者曾治疗一位 88 岁的老年女性，该患者下肢发凉、乏力多年，曾尝试过多种方法，效果欠佳，老人夏天都要穿毛裤，也愈发不爱走路。后来老人来我院治疗，给予黄芪、桂枝、桃仁、红花、独活、甘草 7 剂外洗，患者用到第 5 剂时症状已明显改善，也开始喜欢走路，老人入院时用轮椅推入病房，到出院时已能够自己行走。又比如对于某些失眠而且容易受到暗示的患者，采用八卦象数疗法，根据八卦象数开具数字“处方”，并暗示患者该方法效果甚佳，嘱患者睡前 30 分钟默念，也有一定的效果。

6. 结合五运六气　运气学说是古人探讨自然变化的周期性规律的一门学

问。中医的五运六气学说把自然气候现象和生物的生命现象统一起来，从宇宙的节律上来探讨气象变化对人体健康与疾病的影响，体现了中医天人相应的思想，完美地展现了中医学的特质。五运是指五行木、火、土、金、水的相继运行，是探讨一年五个季节变化的运行规律。六气是指风、热、火、湿、燥、寒的相继运行，是从我国的气候区划、气候特征来研究气旋活动的规律问题，这当中自然也包括对灾害性天气的研究。概括来说，五运六气是以阴阳、五行、干支为纲目，融合了自然、生命等多领域知识而形成的中医理论，体现了天人相应整体观念及三因制宜辨证论治思维。五运、六气分别由天干、地支决定，认为大自然中气候变化有常变，亦有异变。常变是指每年气候有规律的变化，由每年的主运、主气所决定；异变是指每年气候的特殊变化，由客运、客气加临所决定。两者相比较，异变比常变对人体气血运行的影响要大。笔者在临证处方时常根据当时的运气，加入相应的药物，如太阴湿土之年加入适量白蔻仁、藿香、佩兰芳香燥湿，阳明燥金之年加入石斛、麦冬、生地滋阴润燥等，往往有不错的效果。

7. 结合现代研究　传统的中药理论包括四气五味、升降浮沉、归经等，现代中药多研究并提取出治疗某种疾病的有效成分及有毒成分，再应用推广于临床，以解除病痛、避免副作用。它利用现代科学技术，将研究水平深入到分子、基因功能等微观领域，突出强调了中药的实质和物质基础。中医药理论是组方的理论基础，现代药理研究是组方的科学发展。只有充分发挥中西医药理论的优势，用现代药理学的成果来丰富中医的辨证论治，才能更好地发挥组方的最大功效。笔者在临证处方时也注意与现代药理学研究相结合，比如乌贼骨，现代研究证明其可以抑制胃酸，保护胃黏膜，促进溃疡面炎症吸收，缓解胃痛、反酸、烧心等症状，有效保护脾胃；又比如葛根，可生津止渴，在治疗消渴时常用，现代研究也证明其具有降低血糖的作用。山慈菇、蜂房、浙贝、白花蛇舌草、半枝莲、半边莲软坚散结，攻毒止痛，现代药理学已证明上五药均有明确的抗肿瘤作用，在治疗肿瘤时适量加入上药，既符合传统中药药性理论，也符合现代药理学研究，一举两得。

杂病医案

第一章　肺病证

肺病证是指在外感或内伤等因素的作用下，造成肺脏功能失调和病理变化的一类病证。

肺居胸中，有华盖之称，肺系上连喉咙，开窍于鼻，下覆诸脏，外合皮毛。肺的功能，第一是主气，司呼吸。全身之气皆由肺所主，如《医学实在易》中说："凡脏腑经络之气，皆肺气之所宣。"肺不仅可以吸入清气，维持机体生命活动，还可以通过呼吸运动维持和调节全身气机的正常升降出入。肺司呼吸，为体内气体交换的场所，肺吸入自然界的清气，呼出体内浊气，实现体内外气体交换的新陈代谢功能。第二，肺主宣发和肃降。宣发以呼出浊气，为吸入清气创造条件；传输水谷精微，以布散全身；宣发卫气以充养皮肤，调节腠理。肃降则吸入清气，清洁气道，下布津气，通调水道。因此，肺气的运动具有向上向外宣发和向下向内肃降的双向作用。第三，肺为心之辅佐，具有辅助心脏治理调节全身气血等作用，即《素问·灵兰秘典论》所谓："肺者，相傅之官，治节出焉。"第四，肺朝百脉，全身的血液都通过经脉而聚会于肺，通过肺的呼吸气体交换，然后再输送到全身。正如《素问·经脉别论》所云："食气入胃，浊气归心，淫精于脉。脉气流经，经气归于肺，肺朝百脉，输精于皮毛。”第五，肺与脾、肾诸脏关系密切。脾为生痰之源，肺为贮痰之器；又肺主呼吸，为水之上源，肾主水，主纳气，脾主运化水湿，因而呼吸、痰液、水湿与肺脾肾三脏密切相关。第六，肺与大肠相表里，肺主肃降，大肠主传导，二者相互影响。第七，肺系上连喉咙，开窍于鼻，鼻气通于肺，肺和则鼻知香臭。

肺病证的基本病机是由于感受外邪或痰浊等导致邪气壅阻，肺失宣肃，或劳倦久病等导致肺气阴亏虚，肺不主气。因肺失宣肃，故常见咳嗽、喘息等。因肺不主气，故常见短气、自汗、易感冒等。肺朝百脉，助心主治节，因肺气失调，不朝百脉，可引起心血的运行不利，而发为心悸、胸闷、唇甲紫暗等。肺能通调水道，因肺失宣肃，通调失职，可引起水肿、小便不利等。

肺病证的基本病机之一是肺失宣肃，因此，宣降肺气为肺病证的治疗要点。《素问·藏气法时论》说：“肺苦气上逆，急食苦以泄之。”“肺欲收，急食酸以收之，用酸补之，辛泻之。”肺气不宣，则以辛散之品，驱散表邪，宣发肺气。肺为清虚之脏而处高位，故宣发肺气应以轻清之品，正如吴鞠通所谓“治上焦如羽，非轻不举”。肺为娇脏，不耐寒热，且肺恶燥，燥则肺气上逆而咳喘，甘润可使肺气自降，清肃之令自行，所以宣散之品又宜辛平甘润。肺气上逆，则用苦降酸收之品，以肃降肺气。酸收意在固摄耗散之肺气，但注意勿收敛邪气。苦降时常与宣散同用，虽有主次，但重在一宣一降，顺其肺之开阖。

邪气壅遏于肺，肺失宣肃，法当祛邪。肺之气阴亏虚，肺不主气，法当补益。故扶正祛邪，为肺病证的治疗要点。常用的治法有补益肺气、滋阴润肺、温肺散寒、清泄肺热、化痰降逆等，此为直接对肺进行补泻法。另外，尚有根据五脏生克关系对肺进行间接补泻法。如虚证有补土生金，即通过补脾（补母）以益肺（补子）；有金水相生，即通过滋肾（补子）以益肺（补母）等治法以实现对肺脏的补益。如实证有泻肝的治法，即是通过生克关系治疗木火刑金（肝火犯肺）的病证治法。肺之实证也可通过脏腑表里关系进行治疗，如泻大肠，使肺热或痰浊从大肠下泄以治肺实证。此外，肺系上连喉咙，开窍于鼻，因此，重视肺之门户的治疗，对肺系疾病的康复与预后亦至关重要。

肺病证尤应注意预防感冒，病室要寒暖适宜，气候变化时要及时加减衣服。病室应通风换气，保持空气新鲜，患者尽可能避免接触刺激性气体、粉尘等，更应戒烟。饮食应清淡，易消化，一般忌辛辣醇酒或生冷肥甘。

第一节　感冒

一、概念

感冒是感受触冒风邪或时行病毒，引起肺卫功能失调，出现鼻塞、流涕、喷嚏、头痛、恶寒、发热、全身不适等主要临床表现的一种外感疾病。感冒又有伤风、冒风、伤寒、冒寒、重伤风等名称。

感冒为常见多发病，其发病之广，个体重复发病率之高，是其他任何疾病都无法与之相比的。一年四季均可发病，以冬春季为多。轻型感冒虽可不药而愈，重症感冒却会影响工作和生活，甚至可危及小儿、老年体弱者的生命。尤其是时行感冒暴发时，迅速流行，感染者众多，症状严重，甚至导致死亡，造成严重后果。而且感冒也是咳嗽、心悸、水肿、痹病等多种疾病发生和加重的因素。故感冒不是小病，须积极防治。中医药对普通感冒和时行感冒均有良好疗效，对已有流行趋势或流行可能的地区、单位，选用相应中药进行预防和治疗，可以收到显著的效果。

早在《内经》已经认识到感冒主要是外感风邪所致。《素问·骨空论》说："风从外入，令人振寒，汗出头痛，身重恶寒。"汉《伤寒论》已经论述了寒邪所致感冒的证治，所列桂枝汤、麻黄汤为感冒风寒轻重两类证候的治疗作了示范。隋《诸病源候论·风热候》指出"风热之气，先从皮毛入于肺也。……其状使人恶风寒战，目欲脱，涕唾出……有青黄脓涕"，已经认识到风热病邪可引起感冒并较准确地描述其临床证候。《诸病源候论》所指的"时气病"之类，应包含有"时行感冒"。至于感冒之病名，则首见于北宋《仁斋直指方·诸风》篇，兹后历代医家沿用此名，并将感冒与伤风互称。元

《丹溪心法·伤风》明确指出本病病位在肺，治疗“宜辛温或辛凉之剂散之”。明《万病回春·伤寒附伤风》说：“四时感冒风寒者宜解表也。”清代不少医家已认识到本病与感受时行病毒有关，《类证治裁·伤风》就有“时行感冒”之名。《证治汇补·伤风》等对虚人感冒有了进一步认识，提出扶正祛邪的治疗原则。

二、诊断要点

1. 根据气候突然变化，有伤风受凉，淋雨冒风的经过，或时行感冒正流行之际。

2. 起病较急，病程较短，病程 3 ~ 7 天，普通感冒一般不传变。

3. 典型的肺卫症状，初起鼻咽部痒而不适，鼻塞、流涕、喷嚏、语声重浊或声嘶、恶风、恶寒、头痛等，继而发热、咳嗽、咽痛、肢节酸重不适等。部分患者病及脾胃，而兼有胸闷、恶心、呕吐、食欲减退、大便稀溏等症。时行感冒呈流行性发病，多人同时发病，迅速蔓延，起病急，全身症状显著，如高热、头痛、周身酸痛、疲乏无力等，而肺系症状较轻。

4. 四季皆有，以冬春季为多见。

三、辨治要点

临床上应首先分清风寒、风热两证。二者均有恶寒、发热、鼻塞、流涕、头身疼痛等症，但风寒证恶寒重发热轻，无汗，鼻流清涕，口不渴，舌苔薄白，脉浮或浮紧，风热证发热重恶寒轻，有汗，鼻流浊涕，口渴，舌苔薄黄，脉浮数。治疗上应遵循《素问·阴阳应象大论》“其在皮者，汗而发之”之义，采用辛散解表的法则，祛除外邪，邪去则正安，感冒亦愈。解表之法应根据所感外邪寒热暑湿的不同，而分别选用辛温、辛凉、清暑解表法。时行感冒的病邪以时行病毒为主，解表达邪又很重视清热解毒。感冒的病机之一是肺失宣肃，因此宣通肺气有助于肺的宣肃功能恢复正常，肺主皮毛，宣肺又能协助解表，宣肺与解表相互联系，又协同发挥作用。另外，对于虚人感冒应扶正祛邪，不可专事发散，以免过汗伤正；对于累及胃肠者，又应辅以化湿、和胃、理气等法治疗，照顾其兼证。

四、医案介绍

医案一：任某某，女，63岁，门诊患者。

主诉：咽喉肿痛1周。

患者自述平素遇风即感冒，1周前外出，晚上出现发热，咽喉疼痛，伴全身酸痛，自行服用扑热息痛，体温逐渐正常，仍有咽痛，持续1周不减，前来就诊。刻下症见：咽痛，扁桃体Ⅱ度肿大，充血，全身乏力，饮食可，睡眠差，二便可，舌暗红，苔薄黄，脉沉。

综合脉症，四诊合参，本证当属祖国医学“感冒”范畴，证属风热感冒，当以益卫固表，清疏风热为主要治疗原则，方用玉屏风散合过敏煎加减，整方如下：

生黄芪30 g	白术12 g	防风20 g	蝉蜕20 g
乌梅30 g	银柴胡15 g	地骨皮15 g	羌活30 g
元胡20 g	桑枝60 g	珍珠母45 g	生甘草15 g

7剂，水煎服，日1剂

按：患者卫气不足，卫外不固，故平素遇风容易感冒，加之外出风热侵袭，形成本证。治宜益卫固表，清疏风热，方选玉屏风散合过敏煎加减。过敏煎乃当代大家祝谌予所制，由防风、银柴胡、乌梅、五味子组成，药味平淡，但组方严谨。方中防风辛温解表，散风胜湿，银柴胡甘寒益阴，清热凉血，乌梅酸涩收敛，化阴生津，五味子酸甘而温，益气敛肺，诸药相配，有收有散，有补有泻，升降并举，阴阳并调，具有御卫固表、抗过敏的功效。黄芪可大补脾肺之气，白术健脾益气，帮助黄芪加强益气固表的功能，甘草益气健脾，以上诸药共同益卫固表。蝉蜕宣散风热，利咽；地骨皮清热凉血；羌活、桑枝祛风除湿止痛；元胡行气止痛，善治一身上下诸痛症；珍珠母重镇安神；甘草调和诸药。诸药合用，共奏益卫固表，清疏风热之功。

医案二：赵某某，男，45岁，门诊患者。

主诉：咳嗽、咳痰1周。

患者自述1周前外出，感受风寒后出现发热，恶寒，自行服用风寒感冒颗粒后缓解，之后一直咳嗽，前来就诊。刻下症见：咳嗽，咳痰，咽痒，舌红、边有齿痕，苔黄厚，脉浮。

综合脉症，四诊合参，本证当属祖国医学“感冒”范畴，证属风热感冒，当以疏散外邪，宣通肺气为主要治疗原则，方用桂枝汤合麻杏石甘汤加减，整方如下：

炙麻黄 6 g	杏仁 9 g	石膏 30 g	桂枝 6 g
白芍 12 g	川芎 6 g	前胡 15 g	紫菀 12 g
枇杷叶 30 g	黄连 12 g	黄芩 15 g	焦三仙 30 g(各)
乌贼骨 30 g	连翘 20 g	生甘草 12 g	

5 剂，水煎服，日 1 剂

按：外邪袭肺，肺失宣降，卫气被郁，郁而化热，故发热；卫气被郁，失于温煦，故恶寒；卫外不固，肌腠疏松，津液外泄，故汗出；肺失宣降，肺气不利，故咳嗽、咳痰。治宜疏散外邪，宣通肺气，方用桂枝汤合麻杏石甘汤加减。方中桂枝解肌发表，疏散外邪，芍药益阴敛营，与桂枝配伍，调和营卫；麻黄宣肺解表而平喘，石膏清泻肺胃之热以生津，两药相配，既能宣肺，又能泻热；杏仁苦降肺气，既助石膏沉降下行，又助麻黄泻肺热；连翘清热疏风；黄芩、黄连清利中上焦邪热；前胡宣散风热，下气消痰；枇杷叶清热化痰，下气降逆；紫菀下气消痰，止咳平喘；川芎行气止痛；乌贼骨制酸止痛，焦三仙健脾消食，二者合用，顾护胃气，使祛邪而不伤正；甘草调和诸药，又能祛痰止咳。诸药合用，共奏疏散外邪，宣通肺气之功。

医案三：齐某某，女，42 岁，门诊患者。

主诉：发热、咽痛 3 天。

患者 3 日前外出游玩，夜间出现发热、恶寒、咽痛、咽干，在家自行服用扑热息痛、感冒灵等药物，稍有缓解，仍有发热、咽痛，遂来就诊。刻下症见：发热，体温 38.2 ℃，咽痛、咽干，咽部充血红肿，咳嗽、无痰，全身酸痛，舌质红，苔薄黄，脉滑。

综合脉症，四诊合参，本证当属祖国医学“感冒”范畴，证属风热感冒，当以宣肺疏风，清热解毒为主要治疗原则，方用银翘散加减，整方如下：

炙麻黄 9 g	石膏 20 g	川芎 15 g	柴胡 15 g
地骨皮 12 g	荆芥 15 g	防风 12 g	连翘 15 g

金银花 24 g	枳壳 24 g	元胡 12 g	生甘草 6 g

3 剂，水煎服，日 1 剂

按：风热袭肺，肺卫失宣，肺气郁闭，导致诸症。治宜宣肺疏风，清热解毒，方用银翘散加减。金银花、连翘清轻宣散，疏散风热，清热解毒；麻黄宣肺解表，石膏清泻肺胃之热以生津，两药相配，既能宣肺，又能泻热；荆芥清香气浓，祛风解表；防风清热疏风；地骨皮清肺降火；枳壳破气消积，下气除满，调畅气机；川芎行气活血；元胡行气止痛；生甘草清热解毒，又能调和诸药。诸药合用，共奏宣肺疏风，清热解毒之功。

医案四：王某，女，25 岁，门诊患者。

主诉：咽喉肿痛 5 天。

患者 5 天前出现发热、咽喉疼痛，自行服用扑热息痛、阿莫西林未缓解，前来就诊。刻下症见：扁桃体Ⅱ度肿大、充血、化脓，发热，体温 38.6 ℃，舌质红，苔薄黄，脉数。

综合脉症，四诊合参，本证当属祖国医学“感冒”范畴，证属风热感冒，当以清热泻火，解毒利咽为主要治疗原则，方用银翘散加减，整方如下：

牛蒡子 15 g	黄芩 20 g	黄连 20 g	天花粉 30 g
桔梗 20 g	板蓝根 15 g	薄荷 15 g	连翘 30 g
芦根 20 g	鱼腥草 24 g	升麻 6 g	柴胡 12 g
陈皮 15 g	僵蚕 12 g	丹皮 20 g	肉桂 6 g
生甘草 12 g	生牡蛎 30 g		

5 剂，水煎服，日 1 剂

按：火热内盛，灼伤阴液，津伤则咽窍失于濡养，导致本证。鱼腥草味辛，性寒凉，入肺经，能清热解毒、消肿疗疮，重用以利咽止痛；天花粉清热生津，重用以濡养咽窍；牛蒡子、板蓝根清热解毒，利咽消肿；桔梗宣肺利咽，同时使诸药上行入咽；升麻、柴胡清热疏风，上提诸药；薄荷、连翘清热疏风，利咽止痛；僵蚕辛散，入肺经，可散风热，止咽痛；陈皮味辛，可行气散结止痛；黄芩、黄连苦寒，清热泻火；芦根甘寒，可清热生津，濡养咽窍；生牡蛎滋阴养血，软坚散结；丹皮清热凉血，化瘀散结；肉桂辛温，可引火下行，同时又防寒凉之品败胃；生甘草调和诸药，又能清热解毒。诸药相配，以清热解毒为主，辅以滋阴、凉血、散结、消肿等方法，用加入辛温之品顾护胃气，效果良好，5剂诸症皆去。

医案五：杜某某，女，38岁，门诊患者。

主诉：发热1周。

患者自述1周前外出旅游，后持续发热，体温最高38.5 ℃，自行服用扑热息痛治疗，效果差，前来就诊。刻下症见：发热，体温37.8 ℃，左耳稍疼痛、发闷，舌暗红，苔薄黄，脉弦。

综合脉症，四诊合参，本证当属祖国医学“感冒”范畴，证属风热感冒，当以清热泻火，息风开窍为主要治疗原则，方用银翘散加减，整方如下：

金银花20 g	连翘20 g	黄芩20 g	桑皮15 g
川芎30 g	石菖蒲20 g	远志20 g	防风15 g
蝉蜕12 g	白蒺藜20 g	蔓荆子20 g	杜仲15 g
牛膝20 g	生甘草12 g		

7剂，水煎服，日1剂

按：风毒热邪入侵体内，循肝经上蒸，以致热郁血络，邪毒侵耳，炎灼鼓膜，故发热、耳朵疼痛。舌暗红、苔薄黄，脉弦俱为佐证。金银花、连翘气味芳香，既能疏散风热，清热解毒，又可辟秽化浊，在透散表邪的同时，兼顾了温热病邪易蕴结成毒及多夹秽浊之气的特点；石菖蒲开窍醒神，远志安神益智，利九窍，二者共同开窍，以治疗耳朵胀闷；黄芩善清上焦肺火；桑白皮清泻肺热；蝉蜕宣散风热；防风祛风清热；蔓荆子辛能散风，微寒清热，轻浮上行，主散头面之邪，有祛风止痛之效；白蒺藜主入肝经，平肝祛风，去除肝经热邪；肾开窍于耳，杜仲、牛膝滋补肝肾；川芎辛温香燥，走而不守，能行能散，上行巅顶，清利头目；生甘草调和诸药。诸药合用，共奏清热泻火，息风开窍之功。

第二节　咳嗽

一、概念

咳嗽是指外感或内伤等因素导致肺失宣肃，肺气上逆，冲击气道，发出咳声或伴咯痰为临床特征的一种病证。历代将有声无痰称为咳，有痰无声称为嗽，有痰有声谓之咳嗽。临床上多为痰声并见，很难截然分开，故以咳嗽并称。

咳嗽是内科中最为常见的病证之一，发病率甚高。据统计，慢性咳嗽的发病率为3%～5%，在老年人中的发病率可达10%～15%，尤以寒冷地区发病率更高。中医中药治疗咳嗽有较大优势，已经积累了丰富的治疗经验。

《内经》对咳嗽的成因、症状及证候分类、证候转归及治疗等问题已作了较系统的论述，阐述了气候变化、六气影响及肺可以致咳嗽，如《素问·宣明五气》说："五气所病……肺为咳。"《素问·咳论》更是一篇论述咳嗽的专篇，指出了"五脏六腑，皆令人咳，非独肺也"，强调了肺脏受邪以及脏腑功能失调均能导致咳嗽的发生，还对咳嗽的症状按脏腑进行分类，分为肺咳、心咳、胃咳、膀胱咳等，并指出了证候转归和治疗原则。汉张仲景所著《伤寒杂病论》不仅拟出了不少治疗咳嗽的行之有效的方剂，还体现了对咳嗽进行辨证论治的思想。

隋《诸病源候论·咳嗽候》在《内经》脏腑咳的基础上，又论述了风咳、寒咳等不同咳嗽的临床证候。唐宋时期，《千金要方》《外台秘要》《和剂局方》等收集了许多治疗咳嗽的方剂。明《景岳全书》将咳嗽分为外感、内伤两类，《明医杂著》指出咳嗽"治法须分新久虚实"，至此咳嗽的理论渐趋完善，切合临床实际。

咳嗽既是独立性的病证，又是肺系多种病证的一个症状。本节是讨论以咳嗽为主要临床表现的一类病证。西医学的上呼吸道感染、支气管炎、支气管扩张、肺炎等以咳嗽为主症者可参考本病证进行辨证论治，其他疾病兼见咳嗽者，可与本病证联系互参。

二、诊断要点

1. 以咳逆有声，或咳吐痰液为主要临床症状。
2. 急性咳嗽，周围血白细胞总数和中性粒细胞增高。
3. 听诊可闻及两肺野呼吸音增粗，或伴散在干湿性啰音。
4. 肺部X线摄片检查正常或肺纹理增粗。

三、辨治要点

咳嗽分外感咳嗽与内伤咳嗽，无论外感咳嗽或内伤咳嗽，皆因肺脏受邪所致。故《景岳全书·咳嗽》说："咳证虽多，无非肺病。"《素问·咳论》说："五脏六腑，皆令人咳，非独肺也。"说明咳嗽的病变脏腑不限于肺，凡脏腑功能失调影响及肺，皆可为咳嗽病证相关的病变脏腑。但是其他脏腑所致咳嗽皆须通过肺脏。因此，治疗咳嗽时除直接治肺外，还应从整体出发注意治脾、治肝、治肾等。外感咳嗽一般忌敛涩留邪，当因势利导，使肺气宣畅则咳嗽自止。内伤咳嗽应防宣散伤正，注意调理脏腑，顾护正气。咳嗽是人体祛邪外达的一种病理表现，治疗决不能单纯见咳止咳，必须按照不同的病因分别处理。

四、医案介绍

医案一：袁某某，男，68 岁，门诊患者。

主诉：咳嗽、咳痰 1 周。

患者 1 周来持续咳嗽、咳痰，为进一步诊治前来就诊。刻下症见：咳嗽，痰黄、量多、质黏，舌暗红，苔薄黄，脉沉。

综合脉症，四诊合参，本证当属祖国医学"咳嗽"范畴，证属风热犯肺，当以清热化痰，止咳平喘为主要治疗原则，方用银翘散加减，整方如下：

金银花 20 g	连翘 20 g	黄芩 20 g	桑皮 15 g
前胡 20 g	杏仁 9 g	紫菀 15 g	款冬花 15 g
桔梗 20 g	枳壳 12 g	半夏 9 g	陈皮 15 g
乌贼骨 30 g	石斛 20 g	瓜蒌 20 g	焦三仙 15 g(各)
沙参 20 g	生甘草 12 g		

7 剂，水煎服，日 1 剂

按：外感风热，邪犯肺卫，肺气失宣，则咳嗽；热邪炼液为痰，则咳痰。金银花、连翘气味芳香，既能疏散风热，清热解毒，又可辟秽化浊，在透散卫分表邪的同时，兼顾了温热病邪易蕴结成毒及多夹秽浊之气的特点；黄芩善清上焦肺火；桑白皮清泻肺热，平喘止咳；杏仁既能止咳平喘，又能润肠通便；紫菀、款冬花润肺下气，化痰止咳；前胡宣散风热，下气消痰；半夏燥湿化痰，降逆下气；陈皮理气燥湿，使气顺则痰消；瓜蒌理气宽中，燥湿化痰；桔梗宣肺利咽，祛痰止咳；枳壳破气行痰；石斛养阴清热；沙参清热养阴，润肺止咳；焦三仙消食健脾，乌贼骨制酸止痛，二者合用，顾护胃气；生甘草止咳化痰，兼能调和诸药。诸药合用，共奏清热化痰，止咳平喘之功。

医案二：郭某某，女，88 岁，门诊患者。

主诉：咳嗽 2 月余。

患者近 2 个月来一直咳嗽，曾服用多种药物，效果差，前来就诊。刻下症见：咳嗽，咳痰色白、质黏，口干，鼻干，汗出，睡眠差，经常恶心、呃逆，有时呕吐，二便可，舌暗红，苔黄黏，脉弦。

综合脉症，四诊合参，本证当属祖国医学“咳嗽”范畴，证属风热犯肺，当以清热化痰，降逆止呕为主要治疗原则，方用银翘散加减，整方如下：

连翘 15 g	金银花 15 g	杏仁 9 g	桑皮 20 g
前胡 15 g	紫菀 15 g	款冬花 15 g	石斛 30 g
天花粉 30 g	生石膏 30 g	麻黄根 45 g	生龙骨 30 g
生牡蛎 30 g	珍珠母 45 g	半夏 9 g	焦三仙 30 g(各)
陈皮 15 g	乌贼骨 30 g	生甘草 12 g	

7 剂，水煎服，日 1 剂

二诊：咳嗽、恶心减轻，鼻干、呃逆减轻，仍汗出，双腿疼痛，舌暗红，苔薄黄，脉弦。上方改为石斛 45 g、天花粉 45 g、生石膏 30 g、麻黄根 60 g、生龙牡 45 g、珍珠母 60 g，加代赭石 30 g、旋覆花 30 g、杜仲 20 g、牛膝 30 g、桑寄生 30 g，上方药量 ×10，制作膏方，服用 30 天。

按：风热犯肺，肺气失宣，则咳嗽；热邪炼液为痰，则咳痰；热邪伤津，故口干、鼻干；热邪扰动心神，则失眠；胃气上逆，故恶心、呃逆。金银花、连翘气味芳香，既能疏散风热，清热解毒，又可辟秽化浊，在透散卫分表邪的同时，兼顾了温热病邪易蕴结成毒及多夹秽浊之气的特点；桑白皮清泻肺热，平喘止咳；杏仁止咳平喘；紫菀、款冬花润肺下气，化痰止咳；前胡宣散风热，下气消痰；石斛滋阴清热；天花粉清热泻火，生津止渴；生石膏清热泻火，除烦止渴；麻黄根功专止汗，为止汗之王；龙骨、牡蛎重镇安神，收敛止汗；陈皮、半夏行气降逆止呕；珍珠母重镇安神；焦三仙消食健脾，乌贼骨制酸止痛，二者合用，顾护胃气；代赭石、旋覆花下气降逆；杜仲、牛膝、桑寄生祛风湿、补肝肾、强筋骨；生甘草止咳化痰，兼能调和诸药。诸药合用，共奏清热化痰，降逆止呕之功。

医案三：贾某某，女，63 岁，住院患者。

主诉：阵发性胸闷、憋气 20 余年，加重伴咳嗽、咳痰 3 天。

现病史：患者 20 余年前受凉后出现胸闷、憋气，反复发作，多次在我院住院，行心脏彩超检查，确诊“风湿性心脏病、二尖瓣狭窄”。12 年前在我院行二尖瓣置换术，术后长期口服华法林、地高辛、安体舒通等药物治疗，病情时有反复。间断我科住院治疗，经过治疗后好转出院，在家口服上述药物治疗。3 天前患者出现咳嗽、咳痰，伴有阵发性胸闷、憋气加重，表现为活动耐量的下降，伴恶心、呕吐，无胸痛、咯血，无腹痛、腹泻，无肢体活动障碍，门诊就诊，为进一步治疗收入院。患者自发病以来，精神可，饮食睡眠可，大小便无异常，体重变化不明显。

既往史：患者既往身体状况一般。慢性支气管炎病史 10 余年，经常发作咳嗽、咳痰、憋喘，每年发作 3 个月以上，平素服用舒弗美治疗。慢性胃炎病史 10 余年，经常出现疼痛、反酸，近半月来服用济诺抑酸保护胃黏膜，效果好。腰椎间盘突出病史近 10 年。过敏性鼻炎、咽炎病史多年，经常发作流涕、咽部不适等。否认肝炎、结核等传染病史。5 天前因头晕而摔倒，右侧胸肌、右上肢软组织损伤。11 年前曾行二尖瓣置换术，无输血史。曾应用胰岛素后出现低血糖反应，应用扩血管药物出现头痛等副作用。无食物及其他药物过敏史。预防接种史叙述不清。

个人史、月经婚育史、家族史：生于并久居济南，无疫区居住及接触史。无烟酒不良嗜好。月经 14 4 ~ 5/28 ~ 30 42，无不规则阴道流血。已婚，1 女身体健康，否认家族性传染病史及遗传病史。

查体：T 36. 2 ℃ P 68 次/分 R 18 次/分 BP 114/63 mmHg 老年女性，神志清，精神可，发育正常，营养中等，步入病房，自主体位，查体合作。全身皮肤黏膜无黄染、皮疹、出血点，浅表淋巴结未触及肿大。头颅无畸形，巩膜无黄染，两侧瞳孔等大等圆，对光反射存在。耳鼻无异常分泌物。口唇无紫绀，咽无充血，扁桃体不大。颈软，气管居中，甲状腺无肿大，颈静脉充盈。肝颈静脉返流征（-），双侧呼吸动度对称，胸骨正中可见长约15 cm手术瘢痕，触觉语颤双侧无差异，双肺叩清音，听诊双肺呼吸音低粗，双肺未闻及干湿性啰音。心前区无隆起，心尖搏动无弥散，未触及震颤，心界略向左扩大，心率74次/分，律绝对不齐，第一心音强弱不等，心尖部可闻及金属音，无心包摩擦音，短绌脉。腹平坦，未见胃肠型及蠕动波，无腹壁静脉曲张，腹软，剑下压痛，无反跳痛，墨菲氏征（-），肝脾未触及，肝肾区无叩击痛，移动性浊音（-），肠鸣音正常。双下肢无水肿，脊柱、四肢无畸形，关节无红肿，无杵状指、趾，四肢肌力、肌张力正常，巴氏征（-），脑膜刺激征（-）。

辅助检查：心电图：心房颤动，ST-T改变。颅脑CT（我院）：脑梗死。

入院诊断：1. 风湿性心脏瓣膜病 二尖瓣狭窄 二尖瓣置换术后 心律失常 房颤 心功能Ⅲ级；2. 脑梗死；3. 慢性胃炎；4. 慢性支气管炎。

刻下症见：咳嗽，憋喘，咽部有痰，咳白痰，伴有恶心，双侧膝关节疼痛，舌淡白，苔白滑，脉缓。

综合脉症，四诊合参，本证当属祖国医学“咳嗽”范畴，证属痰湿蕴结，当以理气宽中，化痰散结为主要治疗原则，方用二陈汤合瓜蒌薤白半夏汤加减，整方如下：

党参30 g	黄芪20 g	瓜蒌20 g	薤白15 g
半夏15 g	陈皮15 g	茯苓10 g	生姜10 g
乌梅30 g	白芍45 g	五味子9 g	生甘草6 g

4剂，水煎服，日1剂

二诊：咳嗽、憋喘减轻，服药后胃部不适，上方加乌贼骨30 g、珍珠母30 g，共7剂，水煎服，日1剂。

按：此为痰湿为病，痰湿壅盛，犯肺致肺失宣降，则咳嗽痰多；痰湿停胃令胃失和降，则恶心；痰湿阻于胸膈，气机不畅，则感憋闷不舒；湿邪流注关节，痹阻气血，不通则痛，故膝关节疼痛。治宜理气宽中，化痰散结，方选二陈汤加减。方中半夏辛温性燥，最善燥湿化痰，且能降逆和胃而止呕；陈皮理气燥湿，使气顺而痰消；茯苓健脾渗湿；党参、黄芪益气健脾，使湿无所聚，则痰无由生，兼顾其本；生姜降逆化痰，既可制半夏之毒，且能助半夏、陈皮行气消痰；乌梅、五味子收敛肺气，与半夏相伍，有散有收，相反相成，使祛痰而不伤正；瓜蒌、薤白豁痰理气，宽胸散结；白芍缓急止痛；珍珠母、乌贼骨可制胃酸，止胃痛，保护胃黏膜，用来顾护胃气；生甘草调和诸药，兼可润肺和中。诸药合用，共奏理气宽中，化痰散结之功。

医案四：王某某，男，78岁，门诊患者。

主诉：咳嗽1周。

患者3日前外出感受风寒，后出现咳嗽，咳痰，色白，质黏难咳，前来就诊。刻下症见：咳嗽，咳痰，口干，咽部堵塞感，舌暗红，苔白滑，脉沉滑。

综合脉症，四诊合参，本证当属祖国医学“咳嗽”范畴，证属外寒里饮，当以解表散寒，温肺化饮为主要治疗原则，方用小青龙汤加减，整方如下：

炙麻黄9 g	桂枝6 g	白芍12 g	细辛6 g
半夏9 g	五味子6 g	杏仁9 g	桔梗15 g
前胡12 g	枳壳15 g	川贝15 g	枇杷叶50 g
生甘草6 g			

7剂，水煎服，日1剂

二诊：咳嗽减轻，仍咽部不适，上方川贝改为20 g，加射干20 g、瓜蒌15 g，水煎服，5剂，日1剂。5剂尽服，改为膏方，缓缓图之。

按：本例为外寒里饮证，患者是老年男性，平素内有水饮，感受外寒，每致表寒引动内饮，水寒射肺，导致本证。“病痰饮者，当以温药和之”，故治疗宜解表散寒，温肺化饮，方用小青龙汤加减。麻黄解表散寒，宣肺行水；桂枝助麻黄解表，又能温阳化气，助麻黄行水；白芍配桂枝调和营卫；细辛温脾肺之寒，使脾散精，上归于肺，肺能通调水道，下输膀胱，以杜生痰之源；半夏最善燥湿化痰，治已成之水饮；五味子敛肺止咳，防肺气耗散太过；杏仁、前胡、枇杷叶苦降肺气，降逆止咳，桔梗上行利咽，一升一降，调畅气机；川贝功善化痰止咳；枳壳破气行痰；瓜蒌化痰散结，行气宽中，调畅气机；水饮内停，气机不利，易产生食积，故加用焦三仙健脾消食，连翘清热，以防食积化热，二药合用，顾护胃气；甘草化痰止咳，调和诸药。诸药合用，有散有敛，有升有降，解表散寒，温肺化饮，制成膏方，长期服用。

医案五：王某某，男，78 岁，门诊患者。

主诉：咳嗽 1 周。

患者 1 周前无明显诱因出现干咳，稍有憋喘，伴有口干，自行服用止咳药物，效果不佳，前来就诊。刻下症见：咳嗽，无痰，稍有憋喘，咽痛，口干、口苦，患者自述血脂较高，想通过中药降脂，舌暗红，苔略黄腻，脉滑。

综合脉症，四诊合参，本证当属祖国医学“咳嗽”范畴，证属阴虚火旺，当以滋阴降火，清热利湿为主要治疗原则，方用增液汤加减，整方如下：

生地 30 g	麦冬 15 g	玄参 12 g	石斛 15 g
天花粉 30 g	桑皮 9 g	杏仁 9 g	炙杷叶 12 g
知母 6 g	玉竹 12 g	生甘草 3 g	黄连 12 g
制首乌 30 g	泽泻 30 g	草决明 30 g	鸡内金 24 g
金钱草 45 g	郁金 20 g	海金沙 30 g（包煎）	

5 剂，水煎服，日 1 剂

按：本例患者为老年病人，平素即有伏饮，加之冬季干燥伤阴，阴虚火旺，引动伏邪，导致本证，内有水饮，本应痰多而咳，但患者阴津已伤，故无痰。治疗以滋阴降火为主，配合以清热燥湿，方用增液汤加减。方中生地、玄参、麦冬、石斛、天花粉、玉竹滋阴降火，生津润燥；桑皮归肺、脾两经，泻肺平喘；杏仁、枇杷叶苦降肺气，降逆止咳；知母、黄连清热燥湿；海金沙、金钱草、郁金利尿通淋，使内伏之饮邪有出路；泽泻健脾祛湿，以杜生痰之源，同时现代药理学研究证明泽泻具有显著的降低胆固醇的作用；草决明也可降低血脂，但其性寒，易损伤正气，故加制首乌补肝肾、益精血，制约草决明的寒凉之性，同时可补肾纳气；患者年高体虚，先、后天之本俱已亏虚，鸡内金可健脾消食，涩精止遗，此处用之极为适合；甘草益气健脾，调和诸药。诸药合用，共奏滋阴降火，清热利湿之功。

医案六：解某某，女，89 岁，住院患者。

主诉：阵发性胸闷、憋气 10 年余，加重伴发热、咳嗽 1 天。

现病史：患者 10 余年前无明显诱因开始出现阵发性胸闷、憋气，多次于我院住院治疗，经检查诊断为“风湿性心脏病、房颤、心衰”，经营养心肌、扩冠等治疗后均好转出院，平素间断服用康忻、代文、舒降之、万爽力、速尿、兰迪、肾衰宁、氯化钾等药物治疗，病情稍稳定。1天前患者无明显诱因地再次感阵发性胸闷、憋气明显加重，不能耐受，伴胸部、肩背部酸痛，发热，咳嗽，咳痰，乏力，头晕，无头痛、恶心、呕吐，无咯血，无晕厥和肢体活动障碍，自行口服上述药物治疗效果差，济南106医院给予其“左氧”治疗效果差，今日由120急诊收入我科。患者自发病以来，精神欠佳，食欲不振，夜眠差，大便4日未解，体重无明显改变。

既往史：患者既往身体状况较差，高血压病史10余年，血压最高180/100 mmHg，服用洛汀新咳嗽不能耐受，现服用代文降压。慢性肾脏病史10余年，血肌酐维持在150 umol/L，平素服用肾衰宁保肾。慢性支气管炎10余年。脑梗死病史多年。否认肝炎、结核等传染病史。无外伤、手术史，无输血史。对红花、低分子肝素过敏，否认其他药物及食物过敏史。预防接种史叙述不清。

个人史、月经婚育史、家族史：出生并长期居于济南，否认疫水及疫地接触史。吸烟史40余年，每日吸烟10余支，未戒断，无饮酒嗜好。月经史13 3～5/28～30 49，无绝经后阴道不规则流血史。已婚，丈夫6年前因胃癌去世，七子女中患高血压病3人，余身体健康。否认家族中有遗传病及传染病史。

查体：T 38.3 ℃ P 80次/分 R 18次/分 BP 136/73 mmHg 老年女性，神志清，精神欠佳，发育正常，营养一般，扶入病房，自主体位，查体合作。全身皮肤黏膜无黄染、皮疹、出血点，浅表淋巴结未触及肿大。头颅无畸形，巩膜无黄染，睑结膜无苍白，眼睑重度水肿，两侧瞳孔等大等圆，对光反射存在。耳鼻无异常分泌物。口唇略紫绀，咽充血，颈软，气管居中，甲状腺无肿大，颈静脉无怒张，胸廓无畸形，双侧呼吸动度均等，触觉语颤正常，双肺叩清音，听诊双肺呼吸音粗，双肺可闻及干湿性啰音。心前区无隆起，心尖搏动无弥散，未触及震颤，心界略扩大，心率80次/分，律绝对不齐，第一心音强弱不等，二尖瓣听诊区可闻及收缩和舒张期杂音，无心包摩擦音，脉搏短绌。腹平坦，未见胃肠型及蠕动波，无腹壁静脉曲张，腹软，腹中部轻度压痛、无反跳痛，肝脾肋下未触及，腹叩鼓，肝肾区无叩击痛，移动性浊音（－），肠鸣音正常。双下肢轻度水肿，脊柱、四肢无畸形，关节无红肿，无杵状指、趾，四肢肌力正常，巴氏征（-），脑膜刺激征（-）。

入院诊断：1. 风湿性心脏瓣膜病 二尖瓣狭窄并关闭不全 心律失常 房颤 心功能Ⅳ级；2. 高血压病3级；3. 慢性肾脏病2期；4. 慢性支气管炎急性发作；5. 高胆固醇血症。

刻下症见：咳嗽，咳痰，发热，体温38.3 ℃，头部无汗，身上有汗，大便4日未行，舌暗红，苔黄，脉滑数。

辅助检查：心电图（我科）：房颤，前壁、下侧壁ST-T改变。胸片X线片示：支气管炎。

综合脉症，四诊合参，本证当属祖国医学“咳嗽”范畴，证属痰热咳嗽，当以清热宣肺，化痰止咳为治疗原则，方用麻杏石甘汤加减，整方如下：

炙麻黄9 g	杏仁9 g	石膏30 g	生甘草12 g
沙参20 g	麦冬20 g	当归30 g	生地30 g
藿香15 g	佩兰15 g	金银花12 g	白蔻仁20 g(后入)
连翘12 g			

1剂，免煎颗粒，开水冲服，日1剂

服用1剂后，未再发热，乏力，咳嗽，大便仍未行，上方加桑寄生30 g、杜仲20 g、瓜蒌30 g，4剂，免煎颗粒，水冲服，日1剂。

按：痰热壅盛，肺失宣肃，肺气不利，上逆而咳。麻黄宣肺解表，石膏清泻肺胃之热以生津，两药相配，既能宣肺，又能泻热，杏仁苦降肺气，既助石膏沉降下行，又助麻黄泻肺热；金银花、连翘辛凉透邪，宣肺疏风；沙参、麦冬甘寒，归肺、胃经，清热养阴，润肺止咳，生津润燥；生地甘苦而寒，养阴清热，润燥生津；当归养血补血，润肠通便；白蔻仁、藿香、佩兰芳香化痰，健脾祛湿；患者乏力乃热邪损伤元气，故加杜仲、桑寄生补益肝肾，滋补元气；加瓜蒌化痰止咳，润肠通便；甘草调和诸药。诸药合用，共奏清热宣肺，化痰止咳之功。

医案七：褚某某，女，7岁，门诊患者。

主诉：咳嗽、咳痰10天。

患者10天前感受外邪后出现咳嗽、咳痰，服用中成药效果不佳，前来就诊。刻下症见：咳嗽，咳痰、色黄、量少，口干，大便干，舌红，苔薄黄，脉滑。

综合脉症，四诊合参，本证当属祖国医学“咳嗽”范畴，证属风热犯肺，当以疏风宣肺，化痰止咳为主要治疗原则，方用银翘散合桑杏汤加减，整方如下：

金银花 15 g	连翘 12 g	桑白皮 15 g	杏仁 6 g
前胡 15 g	紫菀 15 g	款冬花 20 g	瓜蒌 45 g
半夏 6 g	陈皮 12 g	酒大黄 15 g	当归 30 g
生地 30 g	乌贼骨 30 g	生甘草 12 g	焦三仙 15 g(各)

7 剂，水煎服，日 1 剂

二诊：咳嗽、咳痰减轻，大便已不干，上方改为桑白皮 20 g、前胡 20 g、紫菀 20 g，7 剂，日 1 剂，水煎服。

三诊：偶咳嗽、咳痰，有时夜间磨牙，舌红，苔薄黄，脉浮。上方改为如下：

金银花 20 g	连翘 20 g	板蓝根 10 g	虎杖 10 g
杏仁 10 g	麦冬 30 g	石斛 30 g	半夏 10 g
陈皮 20 g	瓜蒌 30 g	珍珠母 30 g	紫石英 20 g
生甘草 6 g	焦三仙 15 g(各)		

7 剂，免煎颗粒，开水冲服，日 1 剂

按：外感风热，邪犯肺卫，肺气失宣，则咳嗽；热邪炼液为痰，则咳痰；肺与大肠相表里，肺气失宣，腑气不通，则便干。金银花、连翘气味芳香，既能疏散风热，清热解毒，又可辟秽化浊，在透散卫分表邪的同时，兼顾了温热病邪易蕴结成毒及多夹秽浊之气的特点；桑白皮清泻肺热，平喘止咳；杏仁既能止咳平喘，又能润肠通便；紫菀、款冬花润肺下气，化痰止咳；前胡宣散风热，下气消痰；半夏燥湿化痰，降逆下气；陈皮理气燥湿，使气顺则痰消；瓜蒌理气宽中，燥湿化痰；大黄泻热通便；当归补血润肠；生地清热养阴；板蓝根解毒利咽；现代药理学研究证明，虎杖可以镇咳平喘，麦冬、石斛养阴清热，珍珠母重镇安神，紫石英重镇降逆，镇心安神；焦三仙消食健脾，乌贼骨制酸止痛，二者合用，顾护胃气；生甘草止咳化痰，兼能调和诸药。诸药合用，共奏疏风宣肺，化痰止咳之功。

医案八：孟某某，女，10岁，门诊患者。

主诉：咳嗽1周。

患者1周前因天气变化外感风寒，流清涕，鼻塞，咳嗽，咽干，自行服用感冒灵症状减轻，但一直咳嗽，前来就诊。刻下症见：咳嗽，咳痰、色白清稀、量多，流浊涕，色黄，咽干、咽痒，便干，舌淡，苔白，脉滑。

综合脉症，四诊合参，本证当属祖国医学“咳嗽”范畴，证属风寒咳嗽，当以宣肺解表，化痰止咳为治疗原则，方用二陈汤加减，整方如下：

半夏9 g	陈皮12 g	白术10 g	茯苓10 g
木香12 g	连翘20 g	当归20 g	白蔻仁12 g(后入)
酒大黄12 g	生地10 g	玄参10 g	麦冬10 g
桔梗10 g			

5剂，水煎服，日1剂

按：气候骤变，风寒邪气侵袭，肺卫受感以致肺气壅遏不宣，清肃之令失常，则痰液滋生，阻塞气道，影响肺气之出入，因而引起咳嗽；寒邪日久，郁而化热，故流浊涕；肺失宣肃，津液不布，加之风为阳邪，损伤津液，故咽干、便干。连翘疏风宣肺，利咽止咳；桔梗宣肺止咳，化痰利咽；半夏辛温性燥，最善燥湿化痰，且能降逆和胃而止呕；陈皮、木香理气燥湿，使气顺而痰消；茯苓、白术、白蔻仁健脾渗湿，燥湿化痰，使湿无所聚，则痰无由生，兼顾其本；生地、玄参、麦冬为增液汤组方，养阴润燥，增水行舟；酒大黄泻下通便，通腑泻热，当归甘温，养血补血，润燥滑肠，同时防止酒大黄损伤正气。诸药合用，效果显著。

医案九：高某，女，48岁，门诊患者。

主诉：咳嗽4天。

患者4日前外出，感受外邪，出现发热、咳嗽，前来就诊。刻下症见：发热，咳嗽，痰多，咽痛，腹泻，舌红，苔薄白，脉浮数。

综合脉症，四诊合参，本证当属祖国医学“咳嗽”范畴，证属风寒咳嗽，当以解表散邪，化痰止咳为治疗原则，方用二陈汤合桂枝汤加减，整方如下：

半夏6 g	白术6 g	陈皮9 g	茯苓9 g
木香9 g	砂仁6 g	乌贼骨30 g	桂枝9 g

白芍 12 g　　生石膏 15 g　　生甘草 6 g

5 剂，水煎服，日 1 剂

按：风寒邪气侵袭，肺卫受感以致肺气壅遏不宣，清肃之令失常，则痰液滋生，阻塞气道，影响肺气之出入，因而引起咳嗽；痰液中阻，阻遏气机，脾失健运，故腹泻。桂枝解肌发表，散外感风寒，芍药敛阴和营，二者相须为用，调和营卫，解表散邪；生石膏沉降下行，清泻肺胃之热以生津；半夏辛温性燥，最善燥湿化痰，且能降逆和胃；陈皮、木香理气燥湿，使气顺而痰消；茯苓、白术、砂仁健脾渗湿，燥湿化痰，使湿无所聚，则痰无由生，以杜生痰之源；乌贼骨制胃酸，止胃痛，保护胃黏膜，顾护胃气；生甘草调和诸药。

医案十：徐某某，女，68 岁，门诊患者。

主诉：咳嗽 3 天。

患者 3 天前出现咳嗽、咳痰、憋喘，前来就诊。刻下症见：咳嗽，痰多、色黄质稠，伴有憋喘，眠差，舌质暗红，苔薄黄，脉沉。

综合脉症，四诊合参，本证当属祖国医学“咳嗽”范畴，证属痰热咳嗽，当以清热化痰为治疗原则，方用清金化痰汤加减，整方如下：

连翘 20 g　　黄芩 15 g　　桑皮 15 g　　杏仁 9 g
桔梗 15 g　　枳壳 12 g　　瓜蒌 20 g　　川贝 9 g
木香 9 g　　生甘草 12 g　　珍珠母 60 g　　焦三仙 30 g(各)
乌贼骨 30 g　　枇杷叶 45 g　　泽泻 20 g　　砂仁 6 g

7 剂，水煎服，日 1 剂

按：痰热壅肺，肺气壅遏不宣，清肃之令失常，影响肺气之出入，肺气不利，故咳嗽、憋喘。连翘清热宣肺，利咽止咳；黄芩清热泻火，善清上焦之热；桑白皮主入肺经，清泻肺热，平喘止咳；杏仁苦降肺气，止咳平喘，桔梗上行，宣肺止咳，二者一升一降，调畅气机；瓜蒌、川贝清热化痰之力较强；枳壳下气消积，行气宽中；枇杷叶清热化痰，降逆止咳；木香行气导滞，使气顺则痰消；“脾为生痰之源”，泽泻、砂仁健脾祛湿，燥湿化痰，使湿无所聚，则痰无由生，以杜生痰之源；珍珠母质重沉降，重镇安神；乌贼骨制胃酸，止胃痛，保护胃黏膜，焦三仙健脾消食，二者合用，顾护胃气；生甘草调和诸药。诸药合用，清热化痰，升降并举，效果显著。

医案十一：张某某，男，78 岁，门诊患者。

主诉：咳嗽、咳痰 7 天。

患者自述咳嗽、咳痰 7 天余，前来就诊。刻下症见：咳嗽，少痰、色黄、质稠、难以咳出，憋喘，头痛，纳眠可，大便干，小便正常，舌质红，苔薄黄，脉浮。

综合脉症，四诊合参，本证当属祖国医学“咳嗽”范畴，证属风热郁肺证，当以疏风清热，宣肺止咳为治疗原则，方用桑菊饮加减，整方如下：

连翘 20 g	桑叶 12 g	菊花 12 g	瓜蒌 30 g
桔梗 15 g	杏仁 9 g	芦根 12 g	薄荷 9 g
生甘草 12 g	炙麻黄 9 g	白果 12 g	酒大黄 15 g
当归 45 g	生地 30 g	玄参 20 g	麦冬 20 g
石斛 20 g			

7 剂，水煎服，日 1 剂

按：风热袭肺，肺失宣降，故咳嗽；肺与大肠相表里，肺气不利，腑气不通，故大便干。桑叶味甘苦性凉，疏散上焦之风热，且善走肺络，能清宣肺热而止咳嗽，菊花味辛甘性寒，疏散风热，清利头目而肃肺，二药轻清，直走上焦，协同为用，以疏散肺中风热见长；杏仁苦降，肃降肺气，桔梗辛散，开宣肺气，二者合用，一宣一降，以复肺脏宣降而止咳；薄荷辛凉，疏散风热，清利头目；连翘轻清透邪，又能清热解毒；麻黄解表散邪，开宣肺气而平喘，白果性味甘苦涩平，为敛肺定喘要药，又防上药宣散太过；瓜蒌清热化痰，润肠通便；酒大黄泻热通便；芦根清热生津；生地、玄参、麦冬、石斛养阴生津，增水行舟；当归养血补血，润肠通便；生甘草清热解毒，祛痰止咳，调和诸药。诸药合用，共奏疏风清热，宣肺止咳之功。

医案十二：李某，女，50 岁，门诊患者。

主诉：咳嗽 20 余天。

患者 20 余天前感冒，发热，咳嗽，后发热消失，一直咳嗽，胸部 CT 示未见明显异常，前来就诊。刻下症见：咳嗽，夜间较重，咳吐黄黏痰，量少，难以咳出，头痛，睡眠差，精神低落，善太息，二便调，舌尖红，苔薄黄，脉数。

综合脉症，四诊合参，本证当属祖国医学“咳嗽”范畴，证属风热郁肺证，当以疏风清热，宣肺止咳为治疗原则，方用桑菊饮加减，整方如下：

连翘 20 g	桑叶 12 g	菊花 12 g	瓜蒌 30 g
桔梗 15 g	杏仁 9 g	芦根 12 g	薄荷 9 g
生甘草 12 g	生地 20 g	玄参 15 g	麦冬 20 g
乌贼骨 30 g	珍珠母 30 g	郁金 30 g	焦三仙 20 g(各)
香附 15 g	玫瑰花 12 g	肉桂 3 g	

7 剂，水煎服，日 1 剂

按：风热袭肺，肺失宣降，故咳嗽。桑叶味甘苦性凉，疏散上焦之风热，且善走肺络，能清宣肺热而止咳嗽，菊花味辛甘性寒，疏散风热，清利头目而肃肺，二药轻清，直走上焦，协同为用，以疏散肺中风热见长；杏仁苦降，肃降肺气，桔梗辛散，开宣肺气，二者合用，一宣一降，以复肺脏宣降而止咳；薄荷辛凉，疏散风热，清利头目；连翘轻清透邪，又能清热解毒；瓜蒌清热化痰，宽胸散结，调畅气机；芦根清热生津除烦；咳嗽日久，损伤肺津，夜间咳嗽加重证明易损伤肺阴，故加生地、玄参、麦冬滋养肺胃之阴，润肺止咳；患者咳嗽日久，必然心烦焦虑，导致肝气不舒，故精神低落、善太息，用郁金、香附、玫瑰花疏肝解郁，调达肝气，以防肝郁化火，木火刑金，进一步损伤肺之宣肃，也体现了“治未病”的思想；珍珠母质重沉降，重镇安神；肉桂辛甘性热，少少用之，引火归元，同时防上药寒凉太过损伤正气；焦三仙健脾消食，乌贼骨制胃酸，止胃痛，二者合用，顾护胃气；生甘草清热解毒，祛痰止咳，调和诸药。

医案十三：李某某，女，25，门诊患者。

主诉：咳嗽 5 天。

患者怀孕 5 个月，5 天前外出，出现咳嗽，未服用药物，症状一直未见缓解，前来就诊。刻下症见：咳嗽，痰少，咽痛，舌红，苔薄、微黄，脉滑。

综合脉症，四诊合参，本证当属祖国医学“咳嗽”范畴，证属风热咳嗽，当以解表散邪，化痰止咳为治疗原则，整方如下：

连翘 10 g	杏仁 6 g	桑皮 15 g	枇杷叶 20 g
前胡 15 g	紫菀 12 g	款冬花 12 g	川贝 6 g

生甘草 12 g	桔梗 15 g		

5 剂，水煎服，日 1 剂

按：外感风热，邪犯肺卫，肺失宣肃，肺气不利，导致本证。本例患者怀孕已有 5 个月，因此在临证处方时要充分考虑患者的特殊情况，药味不宜过多，药量不宜过大，且不能用药性峻猛之品，以防损伤胎儿。连翘轻清宣透，芳香化浊；杏仁甘平，降气止咳；桑白皮清降肺气，止咳平喘；枇杷叶、前胡降气止咳，和胃止呕；紫菀、款冬花润肺下气，止咳化痰；尤其是款冬花，在《本经》中记载其对“寒束肺经之饮邪喘、嗽最宜”，但其气味虽温，润而不燥，则温热之邪，郁于肺经而不得疏泄者，亦能治之，故外感内伤、寒热虚实的咳嗽，皆可应用。川贝甘平，润肺止咳，化痰平喘；桔梗宣发肺气，止咳利咽；生甘草调和诸药。方中药味适宜，药量适中，药性平和，适宜孕妇服用。

医案十四：宋某某，男，73 岁，门诊患者。

主诉：咳嗽、咳痰半月。

患者患有慢性支气管炎多年，反复发作。半月前患者因天气变化再次出现咳嗽、咳痰、咳白色泡沫痰，在家自行服用药物（不详）未缓解，前来就诊。刻下症见：咳嗽、咳痰，口干、口渴，饭后胃胀，便干，平素易感冒，双下肢轻度水肿、疼痛，舌暗红，苔腻微黄，脉沉。化验结果白细胞计数：10.74×10^9 个/L，中性粒细胞计数：8.9×10^9 个/L。

综合脉症，四诊合参，本证当属祖国医学“咳嗽”范畴，证属内伤咳嗽，当以理气宣肺，止咳化痰为主要治疗原则，整方如下：

黄芪 15 g	麦冬 30 g	黄精 15 g	川芎 20 g
丹参 30 g	元胡 20 g	水蛭 9 g	地龙 15 g
黄连 15 g	半枝莲 20 g	连翘 30 g	生甘草 9 g
杏仁 9 g	枇杷叶 30 g	前胡 15 g	桑枝 30 g
桂枝 15 g	羌活 15 g	独活 15 g	

7 剂，水煎服，日 1 剂

按：本例患者患有慢性支气管炎多年，肺脏虚弱，阴伤气耗，肺主气的功能失常，以致肃降无权，气不化津，津聚成痰，气逆于上，加之感受外邪，引起咳嗽。肺脏有病，卫外不固，易受外邪引发或加重，特别在气候变化时尤为明显，因此患者平素易感冒。肺通调水道，肺气不利，水液疏布不利，故口干、水肿。本病属正虚邪实，治疗时应扶正与祛邪并举。黄芪甘温，乃补气固表之圣药，重用黄芪补卫气固肌表；麦冬甘寒质润，滋阴清热，益胃生津；黄精补气养阴，润肺止咳；杏仁甘平，降气止咳，润肠通便；枇杷叶、前胡降气止咳，和胃止呕；“血不利则为水”，用川芎、丹参活血化瘀，行气止痛；水蛭、地龙为血肉有情之品，活血之力较强，与川芎、丹参配合，加强活血之功；元胡“行血中之气滞，气中血滞”，善治一身上下诸痛；连翘轻清宣透，宣肺止咳；肺阴不足易从火化，苔黄即为佐证，故用黄连清热泻火；半枝莲可活血化瘀，消肿止痛；桂枝、桑枝温阳化气，利水消肿；羌活、独活二者配合，善治一身上下风湿之邪，通络止痛；生甘草调和诸药。诸药配伍，攻补兼施，效果显著。

医案十五：廖某某，女，52 岁，门诊患者。

主诉：咳嗽 1 周。

患者 1 周前外出，后出现发热、咳嗽，自行服用扑热息痛，未再发热，持续咳嗽，为进一步诊治，前来就诊。刻下症见：咳嗽，咳痰，痰黄质稠，伴腰痛、膝关节疼痛，舌红，苔黄，脉沉。

综合脉症，四诊合参，本证当属祖国医学“咳嗽”范畴，证属肺热壅盛，当以清热宣肺，通经活络为主要治疗原则，方用麻杏石甘汤加减，整方如下：

炙麻黄 9 g	杏仁 9 g	生石膏 30 g	生甘草 6 g
枳壳 12 g	桔梗 15 g	白蒺藜 20 g	蔓荆子 20 g
川芎 15 g	元胡 15 g	乌贼骨 30 g	焦三仙 30 g(各)
连翘 30 g			

3 剂，水煎服，日 1 剂

按：肺热壅盛，肺气不利，故发热、咳嗽、咳痰；风、湿、热邪流注关节，痹阻气血，不通则痛，故腰痛、膝关节疼痛。治宜清热宣肺，通经活络，方用麻杏石甘汤加减。方中麻黄宣肺解表而平喘，石膏清泻肺胃之热以生津，两药相配，既能宣肺，又能泻热，杏仁苦降肺气，既助石膏沉降下行，又助麻黄泻肺热；连翘清热疏风，蔓荆子疏散风热，清利头目，又能除湿利关节；

白蒺藜清热祛风；桔梗宣肺，同时可以使诸药上提；枳壳破气行滞；川芎辛温香燥，走而不守，既能行散，上行可达巅顶，又入血分，下行可达血海，行气活血作用广泛；元胡“行血中之气滞，气中血滞”，能治一身上下诸痛；焦三仙消食健脾，乌贼骨制酸止痛，二者合用，顾护胃气；生甘草调和诸药。诸药合用，共奏清热宣肺，通经活络之功。

第三节　哮病

一、概念

哮病是由于宿痰伏肺，遇诱因或感邪引触，以致痰阻气道，肺失肃降，痰气搏击所引起的发作性痰鸣气喘疾患。发作时喉中哮鸣有声，呼吸气促困难，甚至喘息不能平卧为主要表现。

哮病是内科常见病证之一，在我国北方更为多见，一般认为本病发病人数约占人口的2%左右。中医药对本病积累了丰富的治疗经验，方法多样，疗效显著，它不仅可以缓解发作时的症状，而且通过扶正治疗，达到祛除夙根，控制复发的目的。

《内经》虽无哮病之名，但有“喘鸣”“够贻”之类的记载，与本病的发作特点相似。汉《金匮要略》将本病称为“上气”，不仅具体描述了本病发作时的典型症状，提出了治疗方药，而且从病理上将其归属于痰饮病中的“伏饮”，堪称后世顽痰伏肺为哮病夙根的渊薮。隋《诸病源候论》称本病为“呷嗽”，明确指出本病病理为“痰气相击，随嗽动息，呼呷有声”，治疗“应加消痰破饮之药”。直至元代朱丹溪才首创“哮喘”病名，阐明病机专主于痰，提出“未发以扶正气为主，既发以攻邪气为急”的治疗原则，不仅把本病从笼统的“喘鸣”“上气”中分离出来，成为一个独立的病名，而且确定了本病的施治要领。明《医学正传》进一步对哮与喘作了明确的区别。后世医家鉴于哮必兼喘，故一般称作“哮喘”，为与喘病区分故定名为“哮病”。

根据本病的定义和临床表现，本病相当于西医学的支气管哮喘，西医学的喘息性支气管炎或其他急性肺部过敏性疾患所致的哮喘均可参考本病辨证论治。

二、诊断要点

1. 呈发作性，发无定时，以夜间为多，但有个体差异，发作与缓解均迅速，多为突然而起，或发作前有鼻塞、喷嚏、咳嗽、胸闷等先兆。每因气候变化、饮食不当、情志失调、疲乏等因素而诱发。

2. 发作时喉中哮鸣有声，呼吸困难，甚则张口抬肩，不能平卧，或口唇、指甲紫绀。

3. 哮病的发作常有明显的季节性，一般发于秋初或冬令者居多，其次是春季，至夏季则缓解，但也有常年反复发作者。

4. 缓解期可有轻度咳嗽、咯痰、呼吸急迫等症状，但也有毫无症状者；久病患者，缓解期可见咳嗽、咯痰、自汗、短气、疲乏、腰膝酸软等症状。

5. 大多起于童稚之时，有反复发作史，有过敏史或家族史。

6. 发作时，两肺可闻及哮鸣音，或伴有湿啰音。

7. 血嗜酸性粒细胞可增高，痰液涂片可见嗜酸细胞。

8. 胸部X线检查一般无特殊改变，久病可见肺气肿影像改变，查体可见肺气肿体征。

三、辨治要点

本病属邪实正虚，发作时以邪实为主，未发时以正虚为主，但久病正虚者，发时每多虚实错杂，故当按病程新久及全身症状以辨明虚实主次。虚证当进一步明确虚之阴阳属性和虚之脏腑所在。《丹溪治法心要·喘》：“未发以扶正气为要，已发以攻邪为主。”故发作时治标，平时治本是本病的治疗原则。发作时痰阻气道为主，故治以祛邪治标，豁痰利气，但应分清痰之寒热，寒痰则温化宣肺，热痰则清化肃肺，表证明显者兼以解表。平时正虚为主，故治以扶正固本，但应分清脏腑阴阳，阳气虚者予以温补，阴虚者予以滋养，肺虚者补肺，脾虚者健脾，肾虚者益肾，以冀减轻、减少或控制其发作。至于病深日久，发时虚实兼见者，不可拘泥于祛邪治标，当标本兼顾，攻补兼施，寒热错杂者，当温清并用。

四、医案介绍

医案一：曹某某，男，6岁，门诊患者。

主诉：哮喘病史2年余。

患者家人述2年前因外感风寒出现流涕、打喷嚏、鼻塞，在家自行服用药物（具体不明），症状未缓解，又出现咳嗽、咳痰、憋气，于我院呼吸科就诊，被诊断为“哮喘”，经治疗好转，后反复发作。近日天气复又转冷，患者想求一膏方，增强抵抗力，遂来就诊。刻下症见：平素身体抵抗力差，易感冒，舌淡，苔白滑，脉弱。

综合脉症，四诊合参，本证当属祖国医学“哮病”范畴，属于缓解期之肺气虚证，当以补肺固卫，健脾化痰为治疗原则，方用玉屏风散合二陈汤合过敏煎加减，整方如下：

黄芪15 g	白术6 g	防风12 g	银柴胡12 g
地骨皮12 g	乌梅15 g	五味子3 g	半夏6 g
陈皮12 g	茯苓6 g	木香9 g	砂仁6 g
瓜蒌15 g	连翘12 g	藿香9 g	焦三仙12 g(各)
佩兰9 g	生甘草6 g	阿胶50 g	

上方药量×10，制作膏方，服用30天，每天2次，每次1匙

按：哮病的病机以痰为主，痰因肺脾功能失常，津液凝聚而成，痰伏藏于肺，复加外邪侵袭、饮食不当等多种诱因，引起发作，当以“发时治标，平时治本”为治疗原则。本例患者处于缓解期，治疗以益气扶正，健脾化痰为主，用甘温之黄芪补肺脾之气，益卫固表，白术健脾益气，助黄芪以加强益气固表之功，防风走表而散风邪，合黄芪、白术以益气祛邪。哮证的发生，多有过敏引起，故配以过敏煎抗过敏，加强疗效。过敏煎中防风走表而散邪；银柴胡甘寒益阴，清热凉血；乌梅酸涩收敛，化阴生津；五味子酸甘而温，益气敛肺，上药相配，具有御卫固表，抗过敏的功效。“脾为生痰之源”，用陈皮、半夏、茯苓、木香、砂仁、瓜蒌、藿香、佩兰健脾化湿，燥湿化痰，针对伏痰之病根；脾胃虚弱，易生食积，故加焦三仙健脾消食；加连翘清热泻火，防食积化热；生甘草益气健脾，调和诸药；阿胶养血，兼能收膏。诸药合

用，有收有散，有补有泻，升降并举，阴阳并调，并制作膏方，缓缓图之。

医案二：李某某，男，4 岁，门诊患者。

主诉：哮喘病史半年余。

患者家属述患者有哮喘病史半年余，发作时憋喘，喉中有轻度哮鸣声，咳痰清稀色白，平时容易出汗，易感冒，为加强抵抗力前来就诊。刻下症见：面白，舌淡，苔白，脉细弱。

综合脉症，四诊合参，本证当属祖国医学“哮病”范畴，属于缓解期之肺气虚证，当以补肺固卫为治疗原则，方用玉屏风散加减，整方如下：

川贝 3 g　　防风 9 g　　黄芪 10 g　　白术 6 g　　生甘草 3 g

每日熬粥食用

按：肺虚不能主气，气不布津，则痰浊内蕴，并因肺不主皮毛，卫外不固，而更易受外邪的侵袭，导致哮病发作。方中黄芪甘温，内补脾肺之气，外可固表止汗，白术健脾益气，助黄芪以加强益气固表之功；防风亦名“屏风”，《本草纲目·防风》说“防者，御也……屏风者，防风隐语也”，可见，防风有屏蔽御邪之功效，其走表而散风邪，合黄芪、白术以益气祛邪；且黄芪得防风，固表而不致留邪，防风得黄芪，祛邪而不伤正，有补中寓疏，散中寓补之意；川贝润肺止咳，化痰平喘，对于肺虚、久咳、虚劳咳嗽尤为适宜；甘草调和诸药。诸药合用，共奏补肺固卫之功。患者年龄较小，服药依从性差，故未开汤剂，改为熬粥食用，每日服用，缓缓图之。

医案三：刘某某，男，47 岁，门诊患者。

主诉：憋喘 1 年余。

患者既往哮喘病史 1 年余，现哮喘经常发作，前来就诊。刻下症见：憋喘，晚饭后加重，夜间偶有憋醒，咳嗽，咳痰，痰黄质稠，难以咳出，平卧时心前区不适，舌质暗红，苔薄黄，脉沉。

综合脉症，四诊合参，本证当属祖国医学“哮病”范畴，属于热哮，当以清热宣肺，化痰定喘为治疗原则，方用银翘散合过敏煎加减，整方如下：

连翘 20 g　　桑叶 12 g　　菊花 12 g　　瓜蒌 30 g

桔梗 15 g　　杏仁 9 g　　芦根 12 g　　薄荷 9 g

生甘草 12 g　　金银花 20 g　　防风 30 g　　地骨皮 20 g

银柴胡 30 g　　乌梅 30 g　　五味子 12 g　　泽泻 30 g

茯苓 20 g　　焦三仙 30 g(各)

7 剂，水煎服，日 1 剂

二诊：憋喘较前减轻，咳痰减少，夜间睡眠可，未再憋醒，心前区不适较前减轻，上方加沙参 20 g，继服 7 剂。

三诊：诸症减轻，未述其他不适，上方继服 7 剂，巩固疗效。

按：朱丹溪认为哮病“专主于痰”，痰阻气道，肺失肃降，肺气上逆，痰气搏击而导致憋喘、咳嗽；肺朝百脉，主治节，肺气不利，治节失司，心脉不畅，则心前区不适；舌质暗红，苔薄黄，脉沉俱为佐证。桑叶味甘苦性凉，疏散上焦之风热，且善走肺络，能清宣肺热而止咳嗽，菊花味辛甘性寒，疏散风热，清利头目而肃肺，二药轻清，直走上焦，协同为用，以疏散肺中风热见长；杏仁苦降，肃降肺气，桔梗辛散，开宣肺气，二者合用，一宣一降，以复肺脏宣降而止咳；薄荷辛凉，疏散风热，清利头目；连翘轻清透邪，又能清热解毒；瓜蒌清热化痰，宽胸散结，调畅气机；芦根清热生津；金银花清热解毒，与连翘配伍，既能清热解毒，又可辟秽化浊，兼顾了温热病邪易蕴结成毒及多夹秽浊之气的特点；地骨皮甘寒，清透肺中郁热；防风辛温解表，散风胜湿，银柴胡甘寒益阴，清热凉血，乌梅酸涩收敛，化阴生津，五味子酸甘而温，益气敛肺，诸药相配，有收有散，有补有泻，升降并举，阴阳并调，具有御卫固表，抗过敏的功效；泽泻、茯苓健脾祛湿，以杜生痰之源；焦三仙健脾消食，顾护胃气；甘草祛痰止咳，调和诸药。诸药合用，共奏清热宣肺，化痰定喘之功。

医案四：王某某，男，46 岁，门诊患者。

主诉：哮喘 7 年余。

患者自述有哮喘病史 7 年余，每年冬春交替时，哮喘频繁发作，发作时憋喘，声高气粗，咳嗽，咳痰色黄、质稠、难以咳出，前来就诊。刻下症见：憋喘，咳嗽，咳痰、色黄、质稠，口腔溃疡，咽痛，舌红、有裂纹，苔黄厚腻，脉沉。

综合脉症，四诊合参，本证当属祖国医学“哮病”范畴，属于热哮，当以清热宣肺，化痰定喘为治疗原则，方用银翘散合过敏煎加减，整方如下：

连翘 20 g	桑叶 12 g	菊花 12 g	瓜蒌 30 g
桔梗 15 g	杏仁 9 g	芦根 12 g	薄荷 9 g
甘草 12 g	金银花 20 g	元胡 20 g	银柴胡 20 g
地骨皮 20 g	乌梅 30 g	防风 20 g	蝉蜕 15 g
五味子 6 g	木蝴蝶 15 g		

7 剂，水煎服，日 1 剂

二诊：上述诸症减轻，未述其他不适，上方药量 ×10，制作膏方，长期服用。

按：热邪蕴肺，壅阻肺气，气不布津，聚液成痰，痰气搏击而导致憋喘、咳嗽、咳痰；热邪循经上炎于口，故口腔溃疡、咽痛；舌红、有裂纹，苔黄厚腻，脉沉俱为佐证。桑叶味甘苦性凉，疏散上焦之风热，且善走肺络，能清宣肺热而止咳嗽，菊花味辛甘性寒，疏散风热，清利头目而肃肺，二药轻清，直走上焦，协同为用，以疏散肺中风热见长；杏仁苦降，肃降肺气，桔梗辛散，开宣肺气，二者合用，一宣一降，以复肺脏宣降而止咳；薄荷辛凉，疏散风热，清利头目；连翘轻清透邪，又能清热解毒；瓜蒌清热化痰，宽胸散结，调畅气机；芦根清热生津；金银花清热解毒，与连翘配伍，既能清热解毒，又可辟秽化浊，兼顾了温热病邪易蕴结成毒及多夹秽浊之气的特点；地易皮甘寒，清透肺中郁热；防风辛温解表，散风胜湿，银柴胡甘寒益阴，清热凉血，乌梅酸涩收敛，化阴生津，五味子酸甘而温，益气敛肺，诸药相配，有收有散，有补有泻，升降并举，阴阳并调，具有抗过敏的功效；元胡行气止痛，善治一身上下诸痛症；蝉蜕疏散风热，利咽开音；木蝴蝶味苦性凉，善于清热利咽；甘草祛痰止咳，调和诸药。诸药合用，共奏清热宣肺，化痰定喘之功。

第四节　内伤发热

一、概念

凡由情志不舒、饮食失调、劳倦过度、久病伤正等导致脏腑功能失调，阴阳失衡所引起的发热称为内伤发热。内伤发热一般起病较缓，病程较长，或有反复发热的病史。西医学所称的功能性低热，肿瘤、血液病、结缔组织疾病、内分泌疾病，以及部分慢性感染性疾病所引起的发热和某些原因不明的发热，在有内伤发热的临床表现时，均可参照本节辨证论治。内伤发热可见于多种疾病中，临床比较多见。中医对内伤发热有一套颇具特色的理论认识及治疗方药，且对大多数患者具有较好的疗效。

早在《内经》即有关于内伤发热的记载，其中对阴虚发热的论述较详。《金匮要略·血痹虚劳病脉证并治》以小建中汤治疗手足烦热，可谓是后世甘温除热治法的先声。《太平圣惠方·第二十九卷》治疗虚劳烦热的柴胡散、生地黄散、地骨皮散等方剂，在处方的配伍组成方面，为后世治疗阴虚发热提供了借鉴。《小儿药证直诀》在《内经》五脏热病学说的基础上，提出了五脏热证的用方，钱氏并将肾气丸化裁为六味地黄丸，为阴虚内热的治疗提供了一个重要的方剂。李东垣对气虚发热的辨证及治疗做出了重要的贡献，以其所拟定的补中益气汤作为治疗的主要方剂，使甘温除热的治法具体化。李氏在《内外伤辨惑论》里，对内伤发热与外感发热的鉴别作了详细的论述。朱丹溪对阴虚发热有较多的论述，强调保养阴精的重要性。《景岳全书·寒热》对内伤发热的病因作了比较详细的论述，张景岳对阳虚发热的论述，足以补前人之所未及，其以右归饮、理中汤、大补元煎、六味回阳饮等作为治疗阳虚发热的主要方剂，值得参考。《症因脉治·内伤发热》最先明确提出“内伤发热”这一病证名称，新拟定的气虚柴胡汤及血虚柴胡汤，可供治疗气虚发热及血虚发热参考。《证治汇补·发热》将外感发热以外的发热分为郁火发热、阳郁发热、骨蒸发热、内伤发热（主要指气虚发热）、阳虚发热、阴虚发热、血虚发热、痰证发热、伤食发热、瘀血发热、疮毒发热共十一种，对发热的类型进行了详细的归纳。《医林改错》及《血证论》二书对瘀血发热的辨证及治疗做出了重要贡献。

二、诊断要点

1. 内伤发热起病缓慢，病程较长，多为低热，或自觉发热，表现为高热者较少。不恶寒，或虽有怯冷，但得衣被则温。常兼见头晕、神疲、自汗、盗汗、脉弱等症。

2. 一般有气、血、水湿壅遏或气血阴阳亏虚的病史，或有反复发热的病史。

3. 必要时可做有关的实验室检查，以进一步协助诊断。

三、辨治要点

在确诊为内伤发热的前提下，应依据病史、症状、脉象等辨明证候的虚实，这对治疗原则的确定具有重要意义。由气郁、血瘀、湿停所致的内伤发热属实；由气虚、血虚、阴虚、阳虚所致的内伤发热属虚。邪实伤正及因虚致实者，则既有正虚，又有邪实的表现，而成为虚实夹杂的证候。

治疗时实火宜清，虚火宜补，并应根据证候、病机的不同而分别采用有针对性的治法。属实者，宜以解郁、活血、除湿为主，适当配伍清热。属虚者，则应益气、养血、滋阴、温阳，除阴虚发热可适当配伍清退虚热的药物外，其余均应以补为主。对虚实夹杂者，则宜兼顾之，正如《景岳全书·火证》所说："实火宜泻，虚火宜补，固其法也。然虚中有实者，治宜以补为主，而不得不兼乎清……若实中有虚者，治宜以清为主而酌兼乎补。"切不可见发热，便用发散解表及苦寒泻火之剂。内伤发热，若发散易于耗气伤阴，苦寒则易伤败脾胃以及化燥伤阴，而使病情缠绵或加重。

四、医案介绍

医案一：王某，女，27 岁，门诊患者。

主诉：低热 1 个月。

患者近 1 个月来持续低热，体温 37.1 ℃～37.6 ℃，化验检查未见明显异常，想求助中医，前来就诊。刻下症见：发热，体温 37.5 ℃，气短，乏力，手足发凉，睡眠差，平素活动量小，舌淡红，苔薄黄，脉弱。

综合脉症，四诊合参，本证当属祖国医学"内伤发热"范畴，证属脾胃虚弱，虚阳外浮证，当以补中益气，甘温除热为治疗原则，方用补中益气汤加减，整方如下：

黄芪 30 g　　白术 9 g　　人参 15 g　　茯苓 12 g

柴胡 12 g　升麻 9 g　肉桂 20 g　制附子 30 g(先煎)
连翘 20 g　乌贼骨 30 g　珍珠母 60 g　焦三仙 20 g(各)
枇杷叶 30 g　生甘草 9 g

7 剂，水煎服，日 1 剂

二诊：症状好转，现嗜睡，偶有燥热感，舌暗红，苔厚白，脉弱。上方改为：

黄芪 30 g　人参 9 g　白术 9 g　茯苓 12 g
当归 20 g　柴胡 9 g　升麻 6 g　肉桂 12 g
木香 12 g　生石膏 30 g　连翘 20 g　制附子 12 g(先煎)
生甘草 6 g　厚朴 12 g　半夏 9 g　焦三仙 30 g(各)
陈皮 15 g

7 剂，水煎服，日 1 剂

三诊：近 3 天再发低热，未述其他明显不适。上方改为肉桂 15 g、附子 20 g，补火助阳，引火归元，继服 7 剂。7 剂尽服，随访未再发热，未再述其他不适。

按：脾胃气虚，元气不足导致阴火上冲，虚阳外浮而发热，属标实本虚，故用补中益气汤益气健脾。方中黄芪益气固表，与人参、白术、茯苓、甘草同用，共同达到益气健脾，治疗发热之源的作用；浊阴向下，清阳向上，气虚则阳陷，气旺则阳生，故借助柴胡和升麻升提的特性，升举清阳，助全方位阳气之生发；附子走而不守，能通行十二经，补火助阳；肉桂引火归元，使外浮的虚阳归元；枇杷叶降逆下气，使外浮的虚阳下行；厚朴、半夏降逆下气；陈皮、木香能理气醒脾，助脾胃之运化，使补而不滞；生石膏清热泻火；连翘清轻宣散，可以清热；焦三仙消食健脾，乌贼骨制酸止痛，与焦三仙合用，顾护胃气；珍珠母质重沉降，镇心安神；甘草益气健脾，调和诸药。诸药合用，共奏补中益气，甘温除热之功。

医案二：刘某某，女，75 岁，门诊患者。

主诉：发热 2 周。

患者近几日较为劳累，后出现发热，咳嗽少痰，为进一步诊治，前来就诊。刻下症见：发热，咳嗽，少痰，怕冷，舌质暗红，苔黄厚，脉沉。

综合脉症，四诊合参，本证当属祖国医学“内伤发热”范畴，证属脾胃虚弱证，当以补中益气，清热宣肺为治疗原则，方用补中益气汤合麻杏石甘汤加减，整方如下：

炙麻黄 3 g	杏仁 9 g	生石膏 20 g	生甘草 15 g
黄芪 15 g	党参 12 g	白术 9 g	茯苓 6 g
当归 30 g	柴胡 12 g	升麻 6 g	焦三仙 15 g(各)
肉桂 9 g	连翘 15 g	乌贼骨 30 g	白蔻仁 15 g(后入)

3 剂，水煎服，日 1 剂

按：劳则耗气，患者因劳累致脾气耗伤，脾失健运，无法运化水谷精微，郁而化热，热邪壅肺，故发热；热邪壅肺，肺气不利，故咳嗽；舌质暗红，苔黄厚，脉沉俱为佐证。治宜补中益气，清热宣肺，方用补中益气汤合麻杏石甘汤加减。方中黄芪益气固表，与党参、白术、茯苓、甘草同用，共同达到益气健脾，治疗发热之源的作用；浊阴向下，清阳向上，气虚则阳陷，气旺则阳生，故借助柴胡和升麻升提的特性，升举清阳，助全方位阳气之生发；脾胃虚弱，气血化生不足，用当归补血和营；脾失健运，易生湿邪，用白蔻仁健脾化湿；麻黄宣肺解表而平喘，石膏清泻肺胃之热以生津，两药相配，既能宣肺，又能泻热；肉桂辛甘性热，可引火归元，又防石膏寒凉太过；杏仁苦降肺气，既助石膏沉降下行，又助麻黄泻肺热；连翘清热疏风；乌贼骨制酸止痛，焦三仙健脾消食，二者合用，顾护胃气，使祛邪而不伤正；甘草调和诸药。诸药合用，共奏补中益气，清热宣肺之功。

医案三：刘某，女，58 岁，门诊患者。

主诉：发热 1 周。

患者乳腺癌化疗后 1 年，近 1 周发热，体温最高 39.5 ℃，伴全身乏力，为进一步诊治，前来就诊。刻下症见：发热，体温 38.6 ℃，口干、口黏，食欲差，下午发作，舌暗红，苔黄黏，脉沉细。

综合脉症，四诊合参，本证当属祖国医学“内伤发热”范畴，证属湿热内蕴，阴虚火旺，当以清热祛湿，滋阴降火为治疗原则，方用麻杏石甘汤加减，整方如下：

麻黄 9 g	杏仁 9 g	生石膏 30 g	生甘草 12 g

连翘 30 g	乌贼骨 30 g	厚朴 12 g	焦三仙 30 g(各)
石斛 30 g	天花粉 30 g	肉桂 9 g	制附子 15 g(先煎)
白蔻仁 30 g(后入)	薏苡仁 30 g	藿香 20 g	佩兰 20 g
泽泻 15 g	桔梗 15 g		

3 剂，水煎服，日 1 剂

二诊：体温降低，仍有发热，体温 37.4 ℃，口干减轻，食欲好转，仍有乏力，上方制附子改为 20 g，继服 7 剂。

三诊：未再发热，诸症减轻，继服 7 剂，巩固疗效。

按：本例患者情况较为复杂，患者 1 年前曾行化疗，本身元气较为亏虚，故全身乏力、食欲差；热邪袭肺，故高热；热邪灼阴，损伤津液，故口干；湿邪内蕴，故口黏、苔黏、舌体胖。治宜清热祛湿，滋阴降火。方中麻黄宣肺解表，石膏清泻肺胃之热以生津，两药相配，既能宣肺，又能泻热，杏仁苦降肺气，既助石膏沉降下行，又助麻黄泻肺热，连翘清热疏风，桔梗宣肺，同时可以使诸药上提；白蔻仁、薏苡仁、藿香、佩兰、泽泻共同健脾祛湿；厚朴行气宽中；焦三仙消食健脾，乌贼骨制酸止痛，与焦三仙合用，顾护胃气；附子、肉桂补火助阳，石斛、天花粉滋阴清热生津，四者共同补益元气；生甘草调和诸药。诸药合用，共奏清热祛湿，滋阴降火之功。

医案四：白某某，男，44 岁，门诊患者。

主诉：间歇性发热 3 年。

患者自 3 年前开始出现间歇性发热，腹胀，纳呆，血常规检查示白细胞数值稍低，骨髓象未见异常，想求助中医，遂来就诊。刻下症见：低热，体温 37.5 ℃，乏力，恶心，不欲饮食，腹胀，轻度脾肿大，舌红，苔白厚腻，脉沉滑。

综合脉症，四诊合参，本证当属祖国医学“内伤发热”范畴，证属气虚发热，当以益气健脾，甘温除热为治疗原则，方用补中益气汤加减，整方如下：

生黄芪 20 g	党参 15 g	白术 9 g	茯苓 6 g
柴胡 12 g	升麻 6 g	肉桂 12 g	制附子 12 g(先煎)
半夏 6 g	陈皮 15 g	乌贼骨 20 g	焦三仙 15 g(各)

藿香 12 g　　佩兰 12 g　　生甘草 12 g　　白蔻仁 20 g（后入）

7 剂，水煎服，日 1 剂

二诊：体温正常，恶心好转，饮食尚可，仍乏力，上方制附子改为 15 g，继服 7 剂。

按：中气不足，无以运化，食积化热，故发热。治疗时不应见到发热就选用苦寒之品清热，应益气健脾，甘温以除热，方用补中益气汤加减。方中黄芪甘温，益气固表，与党参、白术、茯苓、甘草同用，共同达到益气健脾，治疗发热之源的作用；浊阴向下，清阳向上，气虚则阳陷，气旺则阳生，故借助柴胡和升麻升提的特性，升举清阳，助全方位阳气之生发；附子走而不守，能通行十二经，补火助阳；肉桂引火归元，使外浮的虚阳归元；脾气虚弱，脾失健运，湿邪内生，苔白厚腻，脉沉滑均为佐证，故用白蔻仁、藿香、佩兰健脾化湿；半夏辛温性燥，最善燥湿化痰，且能降逆和胃；陈皮理气燥湿，使气顺而湿去；脾胃虚弱，易产生食积，故加焦三仙健脾消食；乌贼骨可保护胃黏膜，顾护胃气；生甘草益气健脾，调和诸药。7 剂尽服，偶有发热，腹胀、恶心、纳差好转，仍有乏力，上方肉桂改为 15 g，引火归元；制附子改为 20 g，增加补火助阳之力；加郁金 20 g，行气活血，使补而不滞。药量 ×10，制作膏方，长期服用，巩固疗效。

第五节　失音

一、概念

失音是指声音嘶哑，甚至不能发出声音为特征的病证。主要由于感受外邪，壅遏肺气，或痰湿水瘀停滞声道，使声道失于宣畅，或五脏精气亏耗，声道失于滋润所致。

西医学中急性喉炎、慢性喉炎、急性喉气管支气管炎、喉脓肿、喉水肿、喉白喉、喉头结核、声带创伤、声带结节、声带息肉、癔症性失音以及其他疾病兼有失音者，均可参照本节进行辨证论治。

二、诊断要点

1. 声音嘶哑，或不能发出声音。

2. 男女老幼均可患病，外感失音猝起，内伤失音渐成。

三、辨治要点

凡急性发病，病程短者，多属外感引起；起病缓慢，病程长者，多因内伤发病引起。外感所致者，多责之于肺；内伤所致者，多责之于肺脾肝肾。

治疗外感失音当“汗而发之”；治疗内伤失音，当调理阴阳气血；如果内外交困，虚实寒热夹杂，气血痰火水湿相因为病，则要“谨守病机，各司其属”。具体言之，暴喑多实，则应辨别风寒、痰热的不同，分别予以宣、清；久喑虚证又当辨肺燥津伤与肺肾阴虚的轻重，或润或养。凡失音日久，经治疗效果差者，可在辨证的基础上，酌配活血化瘀之品。

四、医案介绍

医案：李某某，男，62 岁，门诊患者。

主诉：音哑 1 月余。

患者自述平素喜爱吸烟，每日 1 包左右，平素咽干、咽痛，有异物感，未引起重视。1 月前患者出现声音嘶哑，咽喉肿痛，吞咽时加重，前来就诊。刻下症见：声音嘶哑，咽喉肿痛，吞咽时加重，口干、口渴，时有胸闷、憋气，舌暗红，苔薄黄，脉沉。

综合脉症，四诊合参，本证当属祖国医学“失音”范畴，证属阴虚火旺证，当以滋阴降火，清热利咽为主要治疗原则，治以增液汤加味，整方如下：

生地 30 g	玄参 15 g	麦冬 30 g	石斛 60 g
木蝴蝶 20 g	射干 20 g	桔梗 20 g	生甘草 12 g

7 剂，免煎颗粒，开水冲服，日 1 剂

按：本例患者平素喜爱吸烟，本身已有肺部积热，肺阴不足的基础，后又大量饮酒，引动内热，虚火上炎，咽喉失养；阴虚火旺，肺失宣肃，肺气不利，故胸闷、憋气；舌暗红，苔薄黄，脉沉为阴虚火旺之象，予增液汤加味治疗。方中玄参苦咸而凉，滋阴润燥，壮水制火，生地甘苦而寒，清热养阴，壮水生津，以增玄参滋阴润燥之力；麦冬甘寒，滋养肺胃阴津以润燥；石斛味甘，性微寒，功善益胃生津，清热止渴；木蝴蝶味苦性凉，善于清热利咽；射干苦寒，清热解毒，利咽消痰，《本草纲目》言其“降实火，利大肠，治疟母。射干，能降火，故古方治喉痹咽痛为要药”；桔梗宣肺利咽，《名医别录》曰“利五脏肠胃，补血气，除寒热、风痹，温中消谷，疗喉咽痛”；甘草调和诸药。诸药合用，共奏滋阴降火，清热利咽之功。

第二章 心脑病证

心脑病证是指由于情志所伤，饮食不节，禀赋不足，年老体虚，久病失养等，引起心脑功能失常和病理变化的一类病证。

心者，君主之官，五脏六腑之大主也，心藏神，主神明；脑为元神之府，与一切精神活动有关，亦是人体一个至关生死的重要器官，因此将心与脑的病证合称为“心脑病证”。

心位于胸中，心包围护其外。心的主要功能是主血脉，即指心气推动血液在脉管内运行和营养全身的功能。这种功能的正常有赖于心气的充足和血液的充盈。心藏神，主神明，因为血液是神志活动的主要物质基础，心脏运行血液以营养周身各脏腑组织，心的功能正常，各脏腑组织得到充分的营养供给，神的功能才有保证。如果心的功能失常，则周身脏腑组织缺乏营养不能维持正常的功能活动，那么神的功能也必然会受到影响。神是一切生命活动的主宰，而神的功能活动所需的物质又靠心运送来的血液供给，所以心在神的活动中具有重要作用。心的功能正常，则神的功能才能健全，反之，心脏发生病变，则神的功能亦失常，甚至可导致死亡。此外，心开窍于舌，其华在面，主汗液。心病的病因除了正虚失养之外，其特征是容易为火热之邪、情志波动、瘀血阻滞、水饮痰浊所伤。心病之病理变化常常表现为阳气鼓动无力，引起心痛和脉之短、代、细、涩；血不养心，引起惊悸、怔忡、脉结或代；气血阴阳亏虚，心神失养，轻者可造成失眠、多梦、健忘，重者则神志涣散、谵妄、神昏，甚至发生猝死。

脑位于头颅之中，主持人体一切神经和精神活动。近年来随着中医技术发展，脑病已经被广泛重视和深入研究，临床疗效也进一步提高。脑病有几个突出特点：常见、多发、复发、病程迁延，多属难治。脑病病理主要表现为元神受损及神机受损。元神受损常表现为精神失灵、神志异常；神机受损常表现为肢体运动与感觉异常等。病位在脑、在心，但涉及肝、脾、肾。诊断应抓住主诉，确定病位，分析病性，结合病史、诱因等综合因素，必要时进行理化辅助检查，排除其他疑难病变后以明确诊断。

心脑病实证治疗，宜祛邪以损其有余，兼用重镇安神。痰火扰心者，宜清心豁痰泻火；饮遏心阳，宜温阳化饮；心血瘀阻，宜活血化瘀通络；脑脉受损，宜活血化瘀，化痰开窍；痰火、水饮、瘀血扰动心神，心神不安，宜重镇安神。心脑病证多属本虚标实之证，多表现为虚实夹杂，宜在上述治疗原则的基础上，结合气血阴阳虚损的不同，辨证论治。

对于虚证，当补其不足，兼以养心安神。心气虚，宜补心气；心血虚，宜养心血；心阴虚，宜滋心阴；心阳虚，宜温心阳；脑髓空虚，宜补肾填髓。气血亏虚，心神失养，故多兼用养心安神之法。由于气属阳，血属阴，故心气虚进一步发展，气损及阳而成心阳虚，心阴虚亦多兼心血虚，所以治疗心阳虚必加用补心气药，治心阴虚亦加用养心血药。而治疗心气虚可酌加少许温心阳药，取少火生气之意；养心血时可加补气之药，益气以生血。若心脑气血双亏，阴阳俱虚，应两者兼治。

另外，也要重视结合他脏治疗心脑病证。心脑病证虽然病位在心，但与肺、肝、脾、肾都有密切关系，应综合分析，全面治疗。心主血，肺主气，气以帅血，若心气不足，血行不畅，致使肺气宣降输布失常；肺气虚弱，宗气不足，血运无力，临床表现为心肺两虚，治宜补益心肺。肝主疏泄，调理全身气机，情志所伤，气机郁滞，可产生气滞血瘀，或气郁化火生痰；气血逆乱，还可痹阻脑脉或血溢脑脉。心主血，脾统血，思虑过度伤及心脾，或脾虚气血生化乏源，统摄无权，引起心血亏耗，表现为心脾两虚，治当补益心脾。正常人心肾相交，若肾阴不足，心火独亢，或心火炽盛，独亢于上，不能交下，表现为心肾不交证，治宜滋阴降火，交通心肾。肾主骨生髓，年老或久病肾精亏虚，以致脑髓空虚，治疗则应多从补肾填精着手。

心脑病急性发作期时，应强化对患者的病情监护，注意神志、舌苔、脉象、呼吸、血压等变化，加强夜间巡视，做好各种急救措施准备，必要时予以吸氧、心电监护及保留静脉通道等，危重者应当中西医结合救治。缓解期应使患者保持心情舒畅，避免情志过极；饮食应予易消化吸收、营养结构合理、刺激性小的饮食，保持大便通畅；劳逸适度，保证充分休息及充足的睡眠，进行力所能及的活动，以不加重病情为度。

第一节　心悸

一、概念

心悸是病人自觉心中悸动，惊惕不安，甚则不能自主的一种病症。临床多呈发作性，且常伴胸闷、气短、失眠、健忘、眩晕、耳鸣等症。病情较轻者为惊悸，常有外因诱发，时作时止；病情较重者为怔忡，常无明显诱因，持续存在。

心悸是心脏常见病证，为临床多见，除可由心本身的病变引起外，也可由他脏病变波及于心而致。心悸既可作为临床常见病证，也可作为临床多种病证的症状表现之一，如胸痹、眩晕、水肿、喘证等出现心悸时，应主要针对原发病进行辨证治疗。

根据本病的临床表现，西医学的各种原因引起的心律失常，如心动过速、心动过缓、过早搏动、心房颤动或扑动、房室传导阻滞、病态窦房结综合征、预激综合征及心功能不全、神经官能症等，凡以心悸为主要临床表现时，均可参考本节辨证论治。

《内经》虽无心悸或惊悸、怔忡之病名，但有类似症状记载，如《素问·举痛论》“惊则心无所依，神无所归，虑无所定，故气乱矣”，认为其病因有宗气外泄，心脉不通，突受惊恐，复感外邪等，并对心悸脉象的变化有深刻认识。《素问·三部九候论》说“参伍不调者病”，最早记载脉律不齐是疾病的表现。《素问·平人气象论》说“脉绝不至曰死，乍疏乍数曰死”，最早认识到心悸时严重脉律失常与疾病预后的关系。汉代张仲景在《伤寒杂病论》中以惊悸、心动悸、心下悸等为病证名，认为其主要病因有惊扰、水饮、虚损及汗后受邪等，记载了心悸时表现的结、代、促脉及其区别，提出了基本治则及炙甘草汤等治疗心悸的常用方剂。宋代《济生方·惊悸怔仲健忘门》率先提出怔忡病名，对惊悸、怔忡的病因病机、辨证、治法作了较为详细的记述。元代《丹溪心法·惊悸怔忡》中提出心悸当责之虚与痰的理论。明代《景岳全书·怔忡惊恐》认为怔忡由阴虚劳损所致，且“虚微动亦微，虚甚动亦甚”，在治疗与护理上主张“速宜节欲节劳，切戒酒色”；“速宜养气养精，滋培根本”。清代《医林改错》论述了瘀血内阻导致心悸怔忡，记载了用血府逐瘀汤治疗心悸每多获效。

二、诊断要点

1. 自觉心中悸动不安，心搏异常，或快速，或缓慢，或跳动过重，或忽跳忽止，呈阵发性或持续不解，神情紧张，心慌不安，不能自主；可见数、促、结、代、涩、缓、沉、迟等脉象。

2. 伴有胸闷不舒、易激动、心烦寐差、颤抖乏力、头晕等症。中老年患者，可伴有心胸疼痛，甚则喘促，汗出肢冷，或见晕厥。

3. 常由情志刺激如惊恐、紧张，及劳倦、饮酒、饱食等因素而诱发。

4. 相关检查　心悸病人应做心电图检查。心电图是检测心律失常有效、可靠、方便的手段，必要时行动态心电图、食道心房调搏、阿托品试验等检查。临床配合测量血压、X线胸部摄片、心脏超声检查等更有助于明确诊断。

三、辨治要点

心悸者首先应分辨虚实，虚者系指脏腑气血阴阳亏虚，实者多指痰饮、瘀血、火邪上扰。心悸的病位在心，心脏病变可以导致其他脏腑功能失调或亏损，其他脏腑病变亦可以直接或间接影响及心。故临床应分清心脏与他脏的病变情况，有利于决定治疗的先后环节。

虚证宜当视脏腑亏虚情况的不同，分别补气、养血、滋阴、温阳；实证宜祛痰、化饮、清火、行瘀等。虚实错杂者，必须辨别虚实的主次缓急，相应兼顾。同时还当根据心神不宁的特点，酌情加入安神镇心之品如珍珠母、代赭石、龙骨、牡蛎等进行治疗。

四、医案介绍

医案一：王某某，女，42 岁，门诊患者。

主诉：心慌 1 年，加重 3 天。

患者 1 年前开始出现心慌、胸闷，后诊断为冠心病。心功能代偿期，平素服用倍他乐克、阿司匹林等药物治疗，3 天前上述症状加重，服用速效救心丸效果不佳，前来就诊。刻下症见：心慌，身体疲乏，语声低微，伴有头晕，唇色淡，大便稀，舌质淡，苔薄黄，边有齿痕，脉细缓。门诊心电图示：室性早搏，ST－T 改变。

综合脉症，四诊合参，本证当属祖国医学“心悸”范畴，证属心脾两虚证，当以补心益脾，养血益气为主要治疗原则，方用归脾汤加减，整方如下：

黄芪 20 g	党参 12 g	白术 9 g	茯苓 12 g
当归 20 g	元肉 9 g	木香 9 g	砂仁 6 g
陈皮 12 g	半夏 9 g	柴胡 9 g	阿胶 15 g（烊化）
藿香 12 g	佩兰 9 g	莱菔子 12 g	白蔻仁 20 g（后入）
生甘草 6 g	焦三仙 12 g（各）		

7 剂，水煎服，日 1 剂

二诊：偶有心慌，活动后加重，未再头晕，大便不成形，上方加珍珠母 20 g，白蔻仁改为 30 g（后入），7 剂继服。

三诊：上述症状均减轻，上方阿胶改为 500 g，其他药量 ×10，制作膏方，长期服用。

按：劳心伤脾，气血亏虚，心藏神而主血，脾主思而统血，心脾气血暗耗，脾气亏虚则体倦；心血不足则心悸；舌淡、脉细缓均为气血不足之象。脾气亏虚，健运无权，湿邪内生，瘀久化热，故舌有齿痕、苔薄黄。诸症虽属心脾两虚，却是以脾虚为核心，气血亏虚为基础。故方中以参、芪、术、草大队甘温之品补脾益气以生血，使气旺而血生；当归、元肉、阿胶甘温补血养心；木香、莱菔子行气导滞，使补而不滞；清阳向上，气虚则阳陷，气旺则阳生，故借助柴胡升提的特性，升举清阳，助全方位阳气之生发；砂仁、白蔻仁、藿香、佩兰、茯苓芳香健脾，运化湿邪；半夏辛温性燥，最善燥湿化痰；陈皮理气燥湿，使气顺而湿去；珍珠母质重沉降，镇心定悸；脾胃虚弱，易产生食积，故加焦三仙健脾消食；生甘草益气健脾，调和诸药。本方心脾同治，重点在脾，使脾旺则气血生化有源；气血并补，但重在补气，意即气为血之帅，气旺血自生，血足则心有所养；化湿健脾，防止湿邪进一步碍脾，同时加入木香、陈皮等行气药，使补而不滞。

医案二：王某某，女，42 岁，住院患者。

主诉：阵发性心慌 1 年余，加重伴胸闷、头晕 2 周。

现病史：患者 1 年前劳累后出现心慌、胸闷，伴出汗、烦躁，持续 5～10 分钟，休息后略缓解，无胸痛及肩背放射痛，无恶心、呕吐，无头晕、头胀，未予以重视及治疗，症状间断发作，性质同前，程度无加重，每次持续 5～20 分钟。2 月前劳累后突感症状加重，伴失眠、头晕、烦躁，程度较前明显加重，于省中医门诊就诊行心电图检查提示“心律失常，室性并行心律”，进一步行动态心电图提示“频发室性早搏，偶见成对，室性逸搏心率，偶见室性融合波”。为进一步诊治，收入院治疗。自发病以来，患者精神可，食欲可，夜眠差，大小便正常，近 3 月来体重减轻 3. 5 公斤。

既往史：既往身体状况一般，高脂血症病史 2 年，曾服用辛伐他汀，效果欠佳，后换用立普妥。否认高血压、糖尿病、慢性肾病、慢支病史，否认肝炎、结核的急慢性传染病史。无外伤及手术史，无输血史，无食物、药物过敏史。预防接种史叙述不清。

个人史、月经婚育史、家族史：长期居于济南，否认疫水及疫地接触史。无烟酒嗜好。已绝经 2 年，适龄结婚，配偶及子女身体均体健。否认家族中有遗传病及传染病史。

查体：T 36. 2 ℃ P 77 次/分 R 18 次/分 BP 109/60 mmHg 中年女性，神志清，精神可，营养良好，步入病房，自主体位，查体合作。全身皮肤、黏膜无黄染、皮疹及出血点。浅表淋巴结未触及肿大，头颅无畸形，眼睑无水肿，巩膜黄染，双侧瞳孔等大等圆，对光反射存在。口唇无紫绀，咽充血，扁桃体无肿大，颈软，颈静脉无怒张，气管居中，甲状腺未触及肿大。胸廓对称无畸形，双侧呼吸动度对称，触觉语颤正常存在，双肺叩清音，听诊双肺呼吸音清，双肺未闻及干湿性啰音。心前区无隆起，心尖搏动无弥散，未触及震颤，心界无扩大，心率 77 次/分，律齐，心音有力，A2 > P2，各瓣膜听诊区未闻及病理性杂音，无心包摩擦音。腹平坦，未见胃肠型及蠕动波，无腹壁静脉曲张，腹软，无压痛，墨菲氏征（－），肝脾肋下未触及，肝区、脾区及双肾区无叩痛，移动性浊音（－），肠鸣音正常。双下肢无水肿，双侧足背动脉搏动正常。脊柱无畸形，关节无红肿，无杵状指、趾，四肢肌力、肌张力正常，巴氏征（－），脑膜刺激征（－）。

辅助检查：心电图（我科）：窦性心律，频发室性早搏。

入院诊断：1. 心律失常，频发室性早搏；2. 高胆固醇血症。

刻下症见：心慌，胸闷，头晕乏力，语声低微，纳呆食少，唇色淡，饮食可，大便不成形，舌质红、边有齿痕，苔白腻，脉细。

综合脉症，四诊合参，本证当属祖国医学“心悸”范畴，证属心脾两虚证，当以益气健脾，燥湿化痰为主要治疗原则，方用归脾汤加减，整方如下：

黄芪 30 g	党参 12 g	白术 12 g	茯苓 12 g
当归 20 g	元肉 9 g	木香 9 g	砂仁 6 g
陈皮 12 g	半夏 9 g	阿胶 15 g	焦三仙 12 g(各)
莱菔子 12 g	生甘草 6 g	柴胡 9 g	珍珠母 40 g

7 剂，水煎服，日 1 剂

二诊：未再胸闷，饮食尚可，饭后心慌发作，大便仍不成形，上方加白蔻仁 20 g(后入)，藿香、佩兰各 15 g，珍珠母改为 60 g，7 剂继服。

三诊：上述诸症减轻，阿胶改为 500 g，其他药量 ×10，制作膏方，长期服用，巩固疗效。

按：脾胃虚弱，气血乏源，心之气血不足，心失滋养，搏动紊乱，引发心悸；气血不足，血行不畅，故胸闷；脾胃虚弱，清阳不升，头窍失养，故头晕；脾胃虚弱，健运失司，痰浊内生，则纳呆食少。治疗以黄芪、党参、白术、茯苓益气健脾，复脾之健运，使气旺而血生；当归、元肉、阿胶甘温，补血养心；木香、莱菔子辛香而散，与大量益气健脾药配伍，复中焦运化之功，又能防大量益气补血药滋腻碍胃，使补而不滞，滋而不腻；陈皮、半夏燥湿化痰；砂仁、白蔻仁、藿香、佩兰芳香化浊，健脾化湿；柴胡补中益气，升举清阳；珍珠母质重沉降，镇心定悸；焦三仙健脾消食，顾护胃气；甘草益气健脾，调和诸药。诸药配伍，攻补兼施，效果良好。

医案三：杨某，女，63 岁，住院患者。

主诉：阵发性心慌 7 年，加重 5 天。

现病史：患者 7 年前开始出现心慌，为阵发性，曾心电图检查提示早搏，服用复方丹参滴丸后好转，未引起重视，以后偶有发作，不影响生活，也未规范治疗。5 天前患者无明显诱因又感心慌，伴有乏力及心前区不适，伴有肩背部不适，多为活动后出现，休息及含化速效救心丸可以缓解，无发热、咳嗽，无肢体活动及意识障碍，无恶心呕吐，无晕厥抽搐，无腹痛腹泻。今日我院门诊就诊，为进一步治疗收入院。患者自发病以来，饮食睡眠可，大便干，小便无异常。

既往史：既往身体状况一般。高血压病史 7 年，最高 200/80 mmHg，服用雅施达咳嗽不耐受，近期服用倍博特治疗，血压控制在 120 ~ 140/60 ~ 80 mmHg。2 型糖尿病病史 6 年余，空腹血糖 9. 9 mmol/L，曾服用亚莫利治疗，后改为用二甲双胍治疗，血糖控制可。慢性支气管炎病史 3 年余，未系统治疗。高胆固醇血症 3 年余，服用舒降之效果不佳。否认肾功能不全、消化系统疾病病史。否认肝炎、结核等传染性疾病病史。无外伤及手术史，无输血史，过敏体质，自述青霉素等多种药物过敏史（其他药物患者叙述不清）。预防接种史不详。

个人史、月经婚育史、家族史：长期居住于出生地，无外地长期居住史，否认疫水及疫地接触史。无吸烟、饮酒及其他不良嗜好。月经史 14 3 ~ 5/28 ~30 55，无停经后不规则阴道流血史，已婚，配偶及孩子均体健，父亲高血压病史。否认家族中有其他遗传病及传染病史。

查体：T 36. 4 ℃ P 67 次/分 R 18 次/分 BP 166/77 mmHg 老年女性，神志清，精神可，发育正常，营养良好，步入病房，自主体位，查体合作。全身皮肤、黏膜无黄染、皮疹及出血点。浅表淋巴结未触及肿大。头颅无畸形，眼睑无水肿，双侧瞳孔等大等圆，对光反射正常存在。咽部无充血，口唇无紫绀，颈软，颈静脉无怒张，气管居中，甲状腺不肿大。胸廓对称无畸形，双侧呼吸动度正常，触觉语颤正常，双肺叩清音，双肺呼吸音清，未闻及干湿性啰音。心前区无隆起，心尖搏动无弥散，未触及震颤，心界无扩大，心率67次/分，律不齐，每分钟可以闻及早搏3～5次，A2＞P2，各瓣膜听诊区未闻及病理性杂音，无心包摩擦音，周围血管征（－）。腹膨隆，未见胃肠型及蠕动波，无腹壁静脉曲张，腹软，无压痛，无反跳痛，墨菲氏征（－），肝脾肋下未触及，腹叩鼓，肝区及双肾区无叩痛，移动性浊音（－），肠鸣音正常。肛门、直肠、外生殖器正常。脊柱、四肢无畸形，关节无红肿，无杵状指、趾，双下肢无水肿。四肢肌力、肌张力正常，腹壁、膝腱、跟腱反射正常，巴氏征（－），脑膜刺激征阴性。

辅助检查：本科心电图：窦性心律偶发房早ST－T改变。

入院诊断：1. 冠心病 不稳定型心绞痛 心律失常 房早；2. 2型糖尿病；3. 高血压病3级；4. 高胆固醇血症

刻下症见：心慌，稍有活动即加重，胸闷，眠差，多梦，二便尚可，舌红，苔薄黄，脉沉细。

综合脉症，四诊合参，本证当属祖国医学“心悸”范畴，证属心虚胆怯证，当以安神定悸为主要治疗原则，整方如下：

黄芪30 g	麦冬15 g	五味子3 g	炒枣仁20 g
川芎15 g	丹参20 g	瓜蒌20 g	木香9 g
生甘草12 g	珍珠母60 g	代赭石30 g	焦三仙20 g(各)
旋覆花30 g(包煎)			

7剂，水煎服，日1剂

二诊：心悸减轻，未再胸闷，睡眠有所改善，上方加远志20 g、紫石英30 g，继服7剂。

三诊：上述诸症减轻，上方继服7剂，巩固疗效。

按：气血亏虚，心虚胆怯，心神失养，故心悸、胸闷；心神失养，则眠差、多梦；舌红，苔薄黄，脉沉细俱为佐证。黄芪味甘，性微温，归脾、肺经，入气分，善入脾胃，可补气健脾，益卫固表，为补中益气要药；麦冬，味甘、微苦，性微寒，归肺、胃、心经，功效滋阴润肺，益胃生津，清心除烦；五味子，味酸、甘，性温，归肺、心、肾经，既可益气生津，又有收敛固涩之功；川芎味辛，性温，归肝、胆、心包经，功效活血行气，祛风止痛。本品辛散温通，既能活血化瘀，又能行气止痛，为“血中之气药”，故可治气滞血瘀之胸胁、腹部诸痛。丹参味苦，性微寒，归心、心包、肝经，可活血调经，祛瘀止痛。本品善于通行血脉，祛瘀止痛，广泛用于各种瘀血病证，尤其适用于血脉瘀阻之胸痹心痛。炒枣仁味甘、酸，性平，归心、肝、胆经，功效为养心益肝，安神，敛汗，生津。本品可养心阴，益肝血而有安神之功，为养心安神要药。瓜蒌、木香行气导滞，畅行气血；珍珠母、紫石英质重沉降，可镇心安神；旋覆花、代赭石降逆下气，为常用药对；焦三仙健脾消食，顾护胃气；甘草调和诸药。诸药合用，共奏安神定悸之功。

医案四：柳某，女，30 岁，门诊患者。

主诉：心慌 3 天。

患者 3 天前与人吵架，后出现心慌，伴头痛、头胀，于门诊就诊。刻下症见：心慌，头痛，头胀，胁肋部胀闷不舒，眠差，舌红，苔薄黄，脉弦。门诊心电图示：房性早搏。

综合脉症，四诊合参，本证当属祖国医学“心悸”范畴，证属肝气郁滞证，当以疏肝解郁，清热泻火为主要治疗原则，整方如下：

郁金 30 g　紫石英 30 g　香附 15 g　玫瑰花 12 g
黄芪 30 g　麦冬 15 g　五味子 9 g　生地 15 g
川芎 15 g　丹参 30 g　珍珠母 45 g　黄连 15 g
黄芩 15 g　连翘 30 g　生甘草 9 g　焦三仙 20 g(各)
乌贼骨 30 g

7 剂，水煎服，日 1 剂

二诊：活动后心慌，未再头痛、头胀，胁肋部胀痛明显减轻，上方药量 ×10，加阿胶 500 g，制作膏方，长期服用。

按：肝气郁滞，气滞血瘀，血脉运行不畅，心失所养，故心悸；肝气不舒，肝火上炎，故头痛、头胀，胁肋不适；热扰心神，心神不宁，故眠差；舌红，苔薄黄，脉弦为肝郁气滞之象。郁金疏肝解郁，行气化瘀，活血止痛；香附疏肝解郁，行气止痛；玫瑰花行气解郁，和血止痛；珍珠母、紫石英平肝息风，质重沉降，重镇安神；川芎味辛，性温，辛散温通，既能活血化瘀，又能行气止痛，为“血中之气药”，故可治诸痛；连翘轻清宣散，可疏风止痛；丹参味苦，性微寒，可活血调经，祛瘀止痛；紫石英镇心安神；生地甘苦而寒，清热养阴，壮水生津；黄芩、黄连清热泻火；黄芪味甘，性微温，归脾、肺经，入气分，善入脾胃，可补气健脾，益卫固表，为补中益气要药，麦冬，味甘、微苦，性微寒，归肺、胃、心经，功效滋阴润肺，益胃生津，清心除烦，五味子，味酸、甘，性温，归肺、心、肾经，既可益气生津，又有收敛固涩之功，三者合用，益气养阴；焦三仙消食健脾，乌贼骨制酸止痛，二者合用，顾护胃气；阿胶甘温，补血养心，同时用作收膏；甘草调和诸药。诸药合用，共奏疏肝解郁，清热泻火之功。

第二节　胸痹

一、概念

胸痹是指以胸部憋闷、疼痛，甚则胸痛彻背、短气、喘息不得卧等为主要表现的病证，轻者仅感胸闷如窒、呼吸欠畅，重者则有胸痛，严重者心痛彻背、背痛彻心。根据本证的临床特点，主要与西医学所指的冠状动脉粥样硬化性心脏病关系密切，其他疾病表现为胸部发作性憋闷疼痛为主症时也可参照本节辨证论治。

二、诊断要点

1. 胸痹以胸部闷痛为主症，患者多见膻中或心前区憋闷疼痛，甚则痛彻左肩背、咽喉、胃脘部、左上臂内侧等部位，呈反复发作性，一般持续几秒到几十分钟，休息或用药后可缓解。

2. 常伴有心悸、气短、自汗，甚则喘息不得卧，严重者可见胸痛剧烈，持续不解，汗出肢冷，面色苍白，唇甲青紫，脉散乱或微细欲绝等危候，可发生猝死。

3. 多见于中年以上者，常因操劳过度、抑郁恼怒、多饮暴食或气候变化而诱发，亦有无明显诱因或安静时发病者。

4. 相关检查：心电图应作为必备的常规检查，必要时，可选用动态心电图、活动平板运动试验，有助于心肌缺血的诊断和评价治疗效果。超声心动图及心肌酶谱等检查，心脏冠脉造影检查是确诊心肌缺血、冠状动脉病变的重要方法。

三、辨治要点

胸痹总属本虚标实之证，辨证首先辨别虚实，分清标本。标实应区分气滞、痰浊、血瘀、寒凝的不同，本虚又应区别阴阳气血亏虚的不同。疼痛持续时间短暂，瞬息即逝者多轻；持续时间长，反复发作者多重；若持续数小时甚至数日不休者常为重症或危候。疼痛遇劳发作，休息或服药后能缓解者为顺症；服药后难以缓解者常为危候。

基于本病病机为本虚标实，虚实夹杂，发作期以标实为主，缓解期以本虚为主的特点，其治疗原则应先治其标，后治其本，先从祛邪入手，然后予以扶正，必要时可根据虚实标本的主次，兼顾同治。标实当泻，针对气滞、血瘀、寒凝、痰浊而疏理病机，活血化瘀，辛温通阳，泄浊豁痰，尤重活血通脉之法；本虚宜补，权衡心脏阴阳气血之不足，有无兼见肺、肝、脾、肾等脏之亏虚，补气温阳，滋阴益肾，纠正脏腑之偏衰，尤其重视补益心气之不足。

四、医案介绍

医案一：刘某某，女，77岁，住院患者。

主诉：阵发性胸闷、胸痛20余年，加重3天。

现病史：患者20余年前夜间睡眠中出现剧烈胸痛至醒，发作持续10分钟，服用速效救心丸后可缓解，约2小时后症状再次加重，遂由急诊住院治疗，发作期间无心慌、无恶心、呕吐，无头晕、头痛，住院后诊断为冠心病，经治疗后症状好转，至此次发病前症状稳定，无频繁加重。3天前患者无明显诱因感胸痛加重，伴后背及左肩放射痛，服用速效救心丸后症状无明显缓解，休息后缓解，无头晕、头痛，无恶心呕吐，无晕厥、抽搐，于我院就诊，为进一步治疗收入我院。自发病以来，患者食欲差，夜眠可，大小便正常，体重无明显变化。

既往史：既往身体状况一般，高血压病 5 年余，最高血压 160/190 mmHg，曾服用 ACEI 类药物，不耐受，后改服用倍他乐克、硝苯地平，用药不规律。高脂血症病史 3 年，曾服用辛伐他汀类药物，效果欠佳，后换用来适可，因发热、小便颜色加深停用。否认糖尿病、慢性肾病、慢支病史，否认肝炎、结核的急慢性传染病史。无外伤及手术史，无输血史，无食物、药物过敏史。预防接种史叙述不清。

个人史、月经婚育史、家族史：长期居于济南，否认疫水及疫地接触史。无烟酒嗜好。适龄结婚，配偶及子女身体均体健。否认家族中有遗传病及传染病史。

查体：T 36.2 ℃ P 64 次/分 R 18 次/分 BP 129/65 mmHg 老年女性，神志清，精神可，营养良好，步入病房，自主体位，查体合作。全身皮肤、黏膜无黄染、皮疹及出血点。浅表淋巴结未触及肿大，头颅无畸形，眼睑无水肿，巩膜黄染，双侧瞳孔等大等圆，对光反射存在。口唇轻度紫绀，咽充血，扁桃体无肿大，颈软，颈静脉无怒张，气管居中，甲状腺未触及肿大。胸廓对称无畸形，双侧呼吸动度对称，触觉语颤正常存在，双肺叩清音，听诊双肺呼吸音清，双肺未闻及明显干湿性啰音，心前区无隆起，心尖搏动无弥散，未触及震颤，心界无扩大，心率 64 次/分，律齐，心音有力，A2 > P2，各瓣膜听诊区未闻及病理性杂音，无心包摩擦音。腹平坦，未见胃肠型及蠕动波，无腹壁静脉曲张，腹软，无压痛，墨菲氏征（ - ），肝脾肋下未触及，肝区、脾区及双肾区无叩痛，移动性浊音（ - ），肠鸣音正常。双下肢无水肿，双侧足背动脉搏动正常。脊柱无畸形，关节无红肿，无杵状指、趾，四肢肌力、肌张力正常，左下肢轻度震颤，巴氏征（ - ），脑膜刺激征（ - ）。

辅助检查：心电图（我科）：Ⅲ、avF 导联 q 波形成，胸前导联 ST - T 改变。

入院诊断：1. 冠心病 不稳定型心绞痛 心功能Ⅱ级；2. 高血压病 2 级；3. 高胆固醇血症。

刻下症见：胸闷，倦怠乏力，恶心纳呆，舌质暗红，边有齿痕，苔薄黄，脉沉。

综合脉症，四诊合参，本病当属祖国医学“胸痹”范畴，证属脾虚湿盛，治疗以健脾化湿为主，处方如下：

黄芪 30 g	黄连 5 g	水蛭 5 g	吴茱萸 5 g
苍术 30 g	槟榔 10 g	山药 30 g	焦三仙 10 g(各)
泽泻 30 g	猪苓 30 g	白术 30 g	生甘草 10 g

7 剂，水煎服，日 1 剂

二诊：胸闷有所减轻，仍乏力，睡眠差，上方加珍珠母 20 g、附子 15 g(先煎)、肉桂 6 g，药量 ×10，加阿胶 500 g，制作膏方，长期服用。

按：脾胃虚弱，健运失常，水湿内盛，阻遏气机，故胸闷、恶心。治疗以健脾化湿为主。黄芪甘温，补中益气，健运脾胃以利水消肿；吴茱萸苦辛，《本经》云其“主温中下气，止痛，咳逆寒热，除湿血痹，逐风邪，开腠理”，此处用来温中散寒，降逆止呕；山药、白术、苍术健脾化湿；猪苓、泽泻、槟榔利水消肿，使湿邪从水道排除；水湿瘀久化热，故加黄连清热燥湿；“血不利则为水”，活血可以促利水，同样利水也有益于活血，加入水蛭活血逐水，同时，脾气虚弱，无力推动血行，产生瘀血，用水蛭活血化瘀；珍珠母质重沉降，可镇心安神；附子、肉桂配伍使用，温命门之火以生土，振奋脾阳，温化水饮；阿胶养血补血，兼能收膏；焦三仙消食健脾，顾护胃气；甘草益气健脾，调和诸药。本例患者虽以胸闷为主诉，看似病位在心，实则在脾，故以健脾化湿为主，抓住主要病机，诸药配伍，效果甚佳。同时患者病程日久，故用膏方攻补兼施，缓缓图之。服用 30 天后，诸症减轻，继续原方治疗，服用 2 月。

医案二：刘某某，女，61 岁，门诊患者。

主诉：阵发性胸闷、心慌伴胃胀 3 个月。

患者 5 年前因胸闷、心慌住院，被确诊为“冠心病、高血压病 2 级”，平时规律服用药物治疗。3 个月前患者与别人生气后出现胃脘部胀闷不适，生气着急后加重，伴有嗝气，未服用药物治疗，上述情况未见好转，遂来就诊。现症见：胃脘部痞闷不舒，伴有呃逆，便秘，颈椎不适，视物模糊，舌暗红，苔黄厚腻，脉弦滑。

综合脉症，四诊合参，本病属于祖国医学“胸痹”范畴，证属肝气郁滞，痰湿内盛，治疗以疏肝解郁，燥湿化痰为主，处方如下：

黄芪 30 g	麦冬 15 g	五味子 3 g	代赭石 30 g
菊花 15 g	玫瑰花 15 g	郁金 30 g	旋覆花 15 g(包煎)
香附 15 g	川芎 15 g	丹参 20 g	半夏 9 g
陈皮 15 g	乌贼骨 30 g	木香 15 g	焦三仙 30 g(各)
砂仁 6 g	连翘 15 g	生甘草 6 g	厚朴 20 g
酒大黄 20 g	羌活 15 g	桑枝 30 g	苍术 20 g

7 剂，水煎服，日 1 剂

二诊：患者自述便秘改善，胃胀、嗝气减轻，仍有视物模糊，颈椎不适，上方加怀牛膝 15 g、磁石 30 g，继服 7 剂。1 周后复诊，上述情况均有所好转，嘱继续服用以巩固疗效。

按：本例患者在痰湿内盛的基础上出现肝郁气滞，导致了一系列症状。痰湿阻滞，血行不畅，心脉痹阻，心失所养，心主不安，故胸闷、心慌；肝气不舒，横逆犯脾，痰湿内盛，脾失健运，都会导致气机不畅，出现痞满、呃逆；肝主疏泄，肝气不舒，传导功能失司，故见大便秘结；肝郁化火，肝火上炎，故视物模糊；舌红、苔黄腻、脉弦滑为肝气郁滞，痰湿内盛之象。方中旋覆花、代赭石为常用药对，降逆下气，除胃脘痞满；玫瑰花、香附、郁金联合应用，疏肝解郁，行气止痛；川芎活血行气，丹参活血化瘀，配合川芎行气以活血；菊花清肝泻火，平肝明目，磁石质重，可平肝潜阳，聪耳明目；黄芪、陈皮、半夏、苍术、厚朴、砂仁、木香益气健脾，燥湿化痰；痰湿阻络，经络痹阻，则颈椎不适，故用桑枝、羌活祛湿通络；大黄苦寒，泻热通便；上药多用苦燥之品，恐损伤阴液，故用麦冬、五味子滋阴生津；焦三仙健脾消食，连翘清热泻火，防食积化热，乌贼骨制胃酸，止胃痛，具有良好的保护胃黏膜之功效，三药合用，顾护胃气；甘草调和诸药。此例辨证准确，标本主次分析明确，用药合理，故疗效较好。

医案三：赵某某，男，87 岁，住院患者。

主诉：阵发性胸闷、胸痛 20 余年，加重伴腹胀 1 月。

现病史：患者 20 余年前曾在劳累后出现心前区疼痛，为隐痛，伴胸闷、憋气、出汗，持续 10 余分钟，无放射，休息后可缓解，曾在门诊就诊，诊断为“冠心病、不稳定型心绞痛”，给予中药（具体不详）治疗，症状偶有发作。近 1 月胸闷痛发作较前频繁，伴腹胀、恶心，无呕吐，无咳嗽、咳痰，无晕厥，无一侧肢体活动障碍，含服速效救心丸后可好转，疼痛持续最长约半小时，今天晚饭后开始出现后背部疼痛，改变体位或咳嗽时加重，无明显心前区疼痛，无头晕、头痛，自服通心络胶囊效果欠佳，为进一步治疗收入院。患者自发病以来，无咳嗽、咯痰，夜间可平卧，饮食差，睡眠可，大小便正常，近来性格、体重无明显改变。

既往史：既往身体状况一般。高血压病史 10 余年，最高 180/100 mmHg，应用卡托普利等 ACEI 类干咳不能耐受。高胆固醇血症病史 3 年，曾测血总胆固醇 6.73 mmol/L，应用辛伐他汀效果欠佳。慢性支气管炎多年，经常咳嗽、咳痰、憋喘。糖尿病史 10 年，自服中药控制，自述控制尚可。胃炎病史多年，未系统诊治。颈椎病史多年，经常发作颈痛。腔隙性脑梗死病史多年，无一侧肢体活动障碍。否认肝炎、结核等传染病史。无手术、外伤史，无输血史，无药物过敏史。预防接种史随当地进行。

个人史、婚育史、家族史：长期居于济南，否认疫水及疫地接触史。吸烟史 20 余年，量约 20 支/日，饮酒 10 余年，量约 50 g/日。适龄结婚，1 女体健。否认家族中有遗传病及传染病史。

查体：T 36.5 ℃ P 64 次/分 R 18 次/分 BP 125/79 mmHg 老年男性，神志清，精神欠佳，发育正常，腹式肥胖，自主体位，查体合作，步入病房。全身皮肤、黏膜无黄染、皮疹及出血点。浅表淋巴结未触及肿大，头颅无畸形，眼睑无水肿，巩膜无黄染，双侧瞳孔等大等圆，对光反射存在。口唇紫绀，咽无充血，颈软，颈静脉无充盈，气管居中，甲状腺无肿大。听诊双肺呼吸音粗，未闻及干湿性啰音。心前区无隆起，心尖搏动无弥散，未触及震颤，心界无扩大，心率 64 次/分，律齐，A2 > P2，各瓣膜听诊区未闻及病理性杂音，无心包摩擦音。腹平坦，未见胃肠型及蠕动波，无腹壁静脉曲张，腹软，剑突下压痛（－），无反跳痛，墨菲氏征（－），肝脾未触及，肝区及双肾区无叩痛，移动性浊音（－），肠鸣音正常。双下肢无水肿。脊柱、四肢无畸形，关节无红肿，无杵状指、趾，四肢肌力、肌张力正常，巴氏征（－），脑膜刺激征（－）。

辅助检查：急诊心电图：窦性心律，ST－T 改变。

入院诊断：1. 冠心病 不稳定型心绞痛 心功能代偿期；2. 高血压病 3 级；3. 高胆固醇血症；4. 2 型糖尿病。

刻下症见：胸闷，脘腹胀满，恶心欲吐，食欲不振，神疲乏力，伴有腰椎不适，舌质暗，舌体胖大且边有齿痕，苔黄腻，脉沉细。

综合脉症，四诊合参，本证当属祖国医学“胸痹”范畴，证属痰浊闭阻兼加气阴两虚，当以豁痰宣痹，益气养阴为主要治疗原则，整方如下：

黄芪 30 g	麦冬 15 g	五味子 3 g	川芎 15 g
丹参 20 g	木香 15 g	乌贼骨 30 g	焦三仙 20 g（各）
半夏 9 g	陈皮 15 g	苍术 20 g	厚朴 15 g
藿香 15 g	佩兰 15 g	莱菔子 15 g	白蔻仁 15 g（后入）
砂仁 6 g	连翘 15 g	炙甘草 6 g	黄连 15 g
杜仲 12 g	牛膝 12 g	桑寄生 15 g	

7 剂，水煎服，日 1 剂

二诊：腹胀恶心明显减轻，胸闷好转，遂把上方药量 ×10，加阿胶500 g，制作膏方，巩固疗效。

按：痰浊盘踞，胸阳失展，气机痹阻，脉络阻滞，同时痰浊闭阻，脾失健运，气血乏源，阴血亏耗，血行瘀滞，发为胸痹，则胸闷；痰浊闭阻，气机不畅，则腹胀、痞满、纳呆。方中黄芪健脾补中，补气偏于行，麦冬养心阴，滋胃阴，二者合用可补益心脾气之不足及心胃阴虚；五味子可补益心肾，收敛心气；丹参活血化瘀，川芎行气，助丹参活血祛瘀；半夏燥湿化痰，降逆和胃；陈皮、木香理气，使气顺则痰消；厚朴行气散结，宽中散结；苍术苦温，健脾燥湿；砂仁、白蔻仁、藿香、佩兰芳香化湿；湿邪郁久化热，故加入黄连以燥湿泻热；莱菔子性平，可消食除胀，降气化痰；患者为老年男性，年高体虚，用杜仲、牛膝、桑寄生补益肝肾，强筋健骨；乌贼骨制胃酸，保护胃黏膜，焦三仙健脾消食，连翘防食积化热，三药合用，顾护胃气；阿胶养血，兼以收膏；甘草益气健脾，调和诸药。

医案四：刘某某，女，60 岁，住院患者。

主诉：阵发性胸闷、气短 2 年余，加重伴心慌半个月。

现病史：患者 2 余年前无明显诱因出现阵发性胸闷气短，无明显胸痛，偶感后背痛，与活动无关，平时服用养心氏等药物治疗，病情控制一般。半个月前无明显诱因出现胸闷、憋气较前加重，伴心慌汗出，无明显胸痛，自服速效救心丸后症状无明显缓解。无咳嗽咳痰，无头晕头痛，无恶心呕吐，无腹痛腹泻，无发热乏力，无视物模糊，无肢体活动及意识障碍。今门诊就医，为进一步诊治收入院。患者自发病以来，精神一般，饮食睡眠差，小便无异常，大便不成形，体重无明显变化。

既往史：患者既往有腰椎病史，曾 2 次手术治疗，一直服用舒筋活血片，近日腰疼。高胆固醇血症病史 2 年余。无高血压、糖尿病、脑梗病史，无慢支、胃炎等慢性疾病，否认肝炎、肺结核等急慢性传染病史。否认外伤史，无输血史、其他手术史。无药物过敏史。预防接种史叙述不清。

个人史、月经婚育史、家族史：生于原籍，长期居于本地，无吸烟饮酒嗜好。已绝经多年，配偶已故，2 子女体健。否认家族性遗传性疾病史。否认外地久居及疫地及疫水接触史。

查体：T 36.6 ℃ P 63 次/分 R 18 次/分 BP 127/69 mmHg 老年女性，神志清，精神欠佳，营养良好，呼吸均匀，发育正常，体型匀称，自主体位，查体合作，步入病房。皮肤黏膜无黄染、皮疹、出血点，浅表淋巴结未触及肿大。头颅无畸形，眼睑无浮肿，巩膜无黄染，双侧瞳孔等大等圆，对光反射存在。耳郭无畸形，外耳道无异常分泌物。鼻中隔无偏曲，口唇无紫绀，咽无充血，扁桃体无肿大，伸舌居中。颈软，颈静脉无怒张，气管居中，甲状腺不肿大。双侧胸廓对称，双侧呼吸动度对称，触觉语颤正常，双肺叩过清音，双肺听诊呼吸音粗，可闻及干湿性啰音，心前区无隆起，心尖搏动不明显，心界无扩大，心率 63 次/分，律齐，心音有力，各瓣膜区听诊未闻及杂音。腹平坦，未见胃肠型及蠕动波，无腹壁静脉曲张，腹软，上腹部有压痛，无反跳痛，肝脾无肿大，无触痛，墨菲氏征（－），移动性浊音（－），肠鸣音正常。脊柱、四肢无畸形，关节无红肿，双下肢无水肿。无杵状指、趾，四肢肌力、肌张力正常，腹壁、膝腱、跟腱反射正常，巴氏征（－），脑膜刺激征（－）。

辅助检查：心电图（我科）：窦性心律，T 波倒置。

入院诊断：1. 冠心病 心功能代偿期；2. 高胆固醇血症；3. 腰椎病。

刻下症见：胸闷气短，偶有心慌，口苦口干，心情不畅，五心烦热，双下肢乏力、酸重，睡眠质量较差，多梦易醒，饮食后上腹部胀感，大便不成形，且排出不畅，脉弦细，舌质暗红，少苔。

综合脉症，四诊合参，本证当属祖国医学“胸痹”范畴，证属气滞心胸，当以疏肝理气，活血通络为主要治疗原则，治以柴胡疏肝散加减，整方如下：

柴胡 12 g	栀子 15 g	丹皮 20 g	川芎 15 g
香附 15 g	枳壳 12 g	玫瑰花 12 g	龙胆 20 g
夏枯草 15 g	酒大黄 9 g	厚朴 15 g	焦三仙 30 g(各)
酸枣仁 20 g	生地 20 g	玄参 15 g	麦冬 15 g
紫石英 30 g	生甘草 12 g		

7 剂，水煎服，日 1 剂

二诊：胸闷、憋气有所减轻，口苦较前有所减轻，两腿仍乏力，睡眠质量较差，脉弦细，舌质暗红，少苔，上方栀子改为 20 g，大黄改为 15 g，生地改为 30 g，加槟榔 12 g、黄连 12 g，7 剂继服。

按：郁怒伤肝，肝失疏泄，肝郁气滞，血行失畅，脉络不利，而致气血瘀滞，胸阳不振，心脉痹阻，而成胸痹；心脉痹阻，心失所养，故心慌；肝郁化火，肝火上炎，则口苦口干；肝主疏泄，肝气不舒，传导功能失司，肝郁化火，灼伤津液，津枯肠燥，故大便秘结；肝火扰心，心神不宁，故眠差、多梦；脉弦细，舌质暗红，少苔为肝郁气滞之象。方中以柴胡功善疏肝解郁，香附为“气病之主司”，可理气疏肝而止痛，川芎活血行气以止痛，二药相合，助柴胡以解肝经之郁滞，并增行气活血止痛之效；枳壳理气行滞，玫瑰花疏肝解郁，理气和血；龙胆草大苦大寒，上泻肝胆实火，下清下焦湿热；

夏枯草清肝泻火，明目消肿；栀子、丹皮苦寒泻火、清热凉血、活血化瘀；生地、麦冬、玄参养阴清热，滋阴润燥；大黄泻热通便，荡涤肠胃，厚朴、枳壳行气散结，消痞除满，并助大黄泻热通便；酸枣仁养肝宁心，安神养血；紫石英质重沉降，镇心安神；焦三仙健脾消食，顾护胃气；甘草调和诸药。诸药合用，共奏疏肝理气，活血通络之功。

医案五：陈某某，女，20 岁，门诊患者。

主诉：胸闷 1 月余，加重 3 天。

患者 1 月前曾与人生气，后出现心胸满闷，偶有隐痛，未引起重视；3 天前患者生气后上述症状加重，伴有心悸、憋气，前来就诊。刻下症见：心胸部满闷不舒，憋气，偶有心悸，时欲太息，口苦，眠差，舌质暗红，苔薄黄，脉弦细。门诊心电图示：大致正常心电图。

综合脉症，四诊合参，本证当属祖国医学“胸痹”范畴，证属气滞心胸，当以疏肝理气，活血通络为主要治疗原则，治以柴胡疏肝散加减，整方如下：

柴胡 12 g	枳壳 9 g	香附 15 g	川芎 15 g
丹参 30 g	石斛 30 g	木香 15 g	生甘草 6 g
麦冬 20 g	珍珠母 30 g	金银花 15 g	连翘 15 g
桔梗 20 g	升麻 6 g	元胡 15 g	

7 剂，水煎服，日 1 剂

二诊：胸闷减轻，未再憋气，偶有心悸，仍口苦、眠差，舌质暗红，苔薄黄，脉弦细。上方香附改为 20 g，加郁金 30 g、玫瑰花 20 g、苏梗 15 g，7 剂，水煎服，日 1 剂。

三诊：胸闷进一步减轻，睡眠改善，仍口苦，舌质暗红，苔薄黄，脉弦细。上方柴胡改为 15 g，金银花改为 20 g，连翘改为 20 g，继服 7 剂。

按：本例患者因郁怒伤肝，肝失疏泄，肝郁气滞，血行失畅，脉络不利，而致气血瘀滞，胸阳不振，心脉痹阻，而成胸痹；肝郁化火，肝火上炎，则口苦；肝火扰心，心神不宁，故眠差；舌质暗红，苔薄黄，脉弦细为肝郁气滞之象。遵《内经》“木郁达之”之旨，方中以柴胡功善疏肝解郁，香附为“气病之主司”，可理气疏肝而止痛，川芎活血行气以止痛，二药相合，助柴胡以解肝经之郁滞，并增行气活血止痛之效；玫瑰花、郁金疏肝解郁，理气和血；枳壳、木香理气行滞，丹参活血祛瘀，通经止痛，配合川芎活血行气；元胡辛散、苦泄、温通，既入血分，又入气分，既能行血中之气，又能行气中之血，气畅血行，善治一身上下诸痛；石斛味甘淡微咸，性寒，益胃生津，滋阴清热，麦冬甘寒，养阴生津，二者合用，滋阴降火；金银花、连翘清热泻火；珍珠母质重沉降，镇心安神；升麻清热解毒，升而能散，可宣达郁遏之伏火，有“火郁发之”之意；肺主气，司呼吸，胸闷憋气，故用桔梗开宣肺气；苏梗行气宽中，善治胸膈痞闷；甘草调和诸药。诸药合用，共奏疏肝理气，活血通络之功。

医案六：仇某某，男，71 岁，住院患者。

主诉：阵发性胸闷、心慌 3 年余，加重伴头晕 3 天。

现病史：患者 3 年前上楼时感胸闷、心慌、气短，呈阵发性，持续约 3 分钟，休息后缓解，此后又有 2 次发作，无胸痛，无肩背部放射痛，无腹痛，无恶心呕吐，未予规范治疗。2014 年 8 月 15 日因“阵发性胸闷、心慌 3 年余，加重伴头晕 3 天”入院，于我院住院 11 天后，症状好转，自行出院。3 天前夜间患者无明显诱因出现前症状加重，伴胸闷、出汗，自服速效救心丸 6 粒，效果不佳，轻微恶心，无呕吐，无肢体活动障碍，为进一步治疗由门诊收入院。患者自发病以来，饮食差，睡眠可，大小便无异常，体重无减轻。

既往史：患者既往身体状况一般，3 年前因右侧肢体不利于我科住院，入院后行颅脑 MRI + MRA 检查，提示：1. 双侧多发脑梗死、缺血灶；2. 符合脑动脉硬化 MRA 表现。近半年来记忆力明显减退；颈椎病病史半年，未规范治疗。高胆固醇血症一年余，既往使用舒降之效果差，现使用立普妥治疗。否认高血压、冠心病、糖尿病、肾病等病史。否认肝炎、结核等传染病史。否认药物、食物过敏史。无外伤手术史。否认输血史。预防接种史随当地人群。

个人史、婚育史、家族史：生于原籍，长期居于济南，否认疫水及疫地接触史。吸烟 7 年，7 ~ 8 支/天，少量饮酒，适龄结婚，妻子及 2 子体健。兄弟姐妹中有 2 人患高血压，父母已逝，否认家族遗传病病史。

查体：T 36.7 ℃ P 67 次/分 R 18 次/分 BP 133/87 mmHg 老年男性，神志清，精神可，发育正常，营养良好，步入病房，步态正常，自主体位，言清语利，对答切题，查体合作。全身皮肤黏膜无黄染、紫绀、皮疹、出血点及蜘蛛痣。全身浅表淋巴结未触及肿大。头颅无畸形，五官端正，双侧瞳孔等大等圆，对光反射正常存在。耳、鼻无异常，口唇无紫绀，咽无充血，扁桃体无肿大，伸舌居中，颈软，无颈静脉怒张，气管居中，双侧甲状腺无肿大。胸廓对称无畸形，双肺听诊呼吸音清，未闻及干湿性啰音。心前区无隆起，心界无扩大，心率67次/分，律齐，A2 > P2，各瓣膜听诊区未闻及病理性杂音。腹平坦，触软，无压痛、反跳痛，墨菲氏征（-），肝、脾肋下未触及，肝区及双肾区无叩痛，移动性浊音（-），肠鸣音正常。双下肢无水肿，脊柱、四肢无畸形，关节无红肿，无杵状指、趾，四肢肌力、肌张力正常，腱反射对称引出，巴氏征（-），霍夫曼征（-）。

辅助检查：心电图（我科）：窦性心律 完全性右束支传导阻滞 T波异常（侧壁心肌缺血）；心梗五项（我科）：TNI 0.52 ng/mL。

入院诊断：1. 冠心病 心律失常 完全性右束支传导阻滞 心功能Ⅱ级；2. 一过性脑缺血；3. 高胆固醇血症。

刻下症见：胸部满闷，食少纳呆，头重头晕，视物不清，时欲太息，颈椎不适，舌淡胖，苔黄，脉弦。

综合脉症，四诊合参，本证当属祖国医学“胸痹”范畴，证属气滞心胸，当以疏肝理气，活血通络为主要治疗原则，治以小柴胡汤加减，整方如下：

柴胡15 g	黄芩15 g	半夏9 g	枳实15 g
瓜蒌30 g	羌活15 g	独活15 g	郁金20 g
生甘草6 g			

7剂，水煎服，日1剂

二诊：胸闷减轻，仍有头晕，饮食尚可，上方郁金改为30 g，加珍珠母20 g，香附、玫瑰花各15 g，继服7剂。

按：本例患者因郁怒伤肝，肝失疏泄，肝郁气滞，血行失畅，脉络不利，故胸闷、憋气；肝郁化火，肝火上炎，清窍失养，则头晕、视物模糊；肝气不舒，横逆犯胃，胃失和降，则食少纳呆；肝郁脾虚，脾失健运，痰湿内生，上扰清窍，故头重；舌淡胖、苔黄、脉弦为肝郁脾虚之象。予小柴胡汤加减治疗。小柴胡汤为张仲景《伤寒杂病论》中一张非常著名的方子，具有和解少阳之功效，原书中用来治疗伤寒少阳等证。方中柴胡苦平，入肝胆经，透解邪热，疏达经气，黄芩清泻邪热，柴胡苦平升散，黄芩降泄，二者配伍，可使邪气得解，肝胆得和，上焦得通，津液得下，胃气得和，是常用药对。半夏和胃降逆，枳实下气破结，消痞除满，瓜蒌味甘性寒入肺，涤痰散结，开胸通痹，三药合用，宽胸散结、下气除满；郁金归肝、心、肺经，善于活血止痛，行气解郁，香附、玫瑰花疏肝理气，与郁金配伍，疏肝解郁；珍珠母质重沉降，平肝潜阳；羌活、独活用量中等，用来祛湿通络止痛；甘草调和诸药。诸药配伍，使气机畅，邪气祛，痰浊消，郁火降，诸症可除。

医案七：王某某，女，72 岁，住院患者。

主诉：阵发性胸闷、憋气 20 余年，加重伴后背部疼痛 2 周。

现病史：患者 20 年前开始出现胸闷、气短，多于活动后出现，行心电图检查示 ST－T 改变，诊断为冠心病，并多次住院治疗，平常间断服用拜阿司匹林、倍他乐克缓释片、螺内酯等药物，症状仍时有发作。2 周前患者活动后感胸闷、气短较前加重，快步行走及爬楼时均出现，有时伴有后背痛，发作时伴有恶心，无呕吐，无发热、咳嗽，无晕厥、抽搐，于社区就诊（具体用药不详），未见好转，今日为进一步治疗收入院。患者自发病以来，饮食差，睡眠差，大小便正常，体重未有明显变化。

既往史：平素健康状况一般。高血压病史 40 余年，血压最高 180/120 mmHg，曾口服卡托普利出现咳嗽不能耐受，目前口服倍博特降压治疗，血压控制尚可。股骨头坏死病史 7 年余，高胆固醇血症病史 5 年，曾服用舒降之治疗，效果不佳。慢性胃炎病史 1 余年。否认肝炎、结核的传染病史。否认重大外伤史、手术史、输血史。对青霉素、红花黄色素过敏，否认食物及其他药物过敏史。预防接种随当地进行。

个人史、月经婚育史、家族史：出生并长期居于济南，否认疫水及疫地接触史。无吸烟、饮酒史。已婚，配偶及子女体健，否认家族中有遗传病及传染病史。

查体：T 36.8 ℃ P 69 次/分 R 18 次/分 BP 141/78 mmHg 老年女性，神志清，精神欠佳，发育正常，腹型肥胖，自动体位，查体合作。全身皮肤、黏膜无黄染，全身皮肤无皮疹。浅表淋巴结未触及肿大，头颅无畸形，眼睑无水肿，巩膜无黄染，睑结膜无苍白，双侧瞳孔等大等圆，对光反射存在。口唇无紫绀，咽略充血，颈软，颈静脉无怒张，气管居中。胸廓对称无畸形，双侧呼吸动度对称，触觉语颤正常存在，双肺叩清音，听诊双肺呼吸音清，未闻及干湿性啰音。心前区无隆起，心尖搏动无弥散，未触及震颤，心界无扩大，心率69次/分，律齐，A2＞P2，各瓣膜听诊区未闻及病理性杂音。无心包摩擦音。腹略膨隆，未见胃肠型及蠕动波，无腹壁静脉曲张，腹软，无压痛及反跳痛，墨菲氏征（－），肝脾未触及，肝区及双肾区无叩痛，移动性浊音（－），肠鸣音正常。双下肢轻度水肿，脊柱、四肢无畸形，关节无红肿，无杵状指、趾，四肢肌力、肌张力正常。巴氏征（－），脑膜刺激征（－）。

辅助检查：心电图（我科）：ST－T改变。

入院诊断：1. 冠心病 不稳定型心绞痛 心功能Ⅱ级；2. 高血压3级；3. 高胆固醇血症；4. 慢性胃炎。

刻下症见：胸闷，恶心，不欲饮食，头晕，睡眠差，疲乏无力，口干，大便干，舌质红，苔薄黄，脉沉细。

综合脉症，四诊合参，本证当属祖国医学“胸痹”范畴，证属心肾阴虚，当以滋阴清火，养心和络为主要治疗原则，治以六味地黄丸合增液汤加减，整方如下：

生地30 g	山药15 g	山萸肉9 g	茯苓15 g
丹皮12 g	泽泻12 g	柴胡12 g	黄芩15 g
玄参15 g	麦冬15 g	桃仁12 g	栀子15 g
藁本9 g	生甘草3 g	生龙骨30 g	生牡蛎30 g
莱菔子9 g	菊花12 g	石斛30 g	郁金30 g

7剂，水煎服，日1剂

二诊：胸闷、头晕减轻，饮食、睡眠有所改善，未再恶心，仍乏力，口干缓解，仍大便干，上方药量×10，加阿胶500 g，制作膏方，长期服用，巩固疗效。

按：患者为老年女性，年老体弱，肾阴亏虚，不能濡养五脏，心脉失养，故胸闷；阴虚火旺，灼伤胃阴，故恶心、不欲饮食、乏力；热扰心神，心神不宁，则眠差；热邪伤津，故口干、便干；阴虚火旺，循经上炎，清窍失养，故头晕；舌质红，苔薄黄，脉沉细为阴虚火旺之象。治疗时应滋补先天之肾阴以充养后天之胃阴。方中生地甘苦而寒，滋阴补肾；山萸肉养肝涩精，山药补脾而益精血；泽泻、栀子清泻肾火；丹皮清泻肝火，并制山萸肉之温；茯苓淡渗脾湿，以助山药之健运；玄参苦咸而凉，滋阴润燥，壮水制火，启肾水以滋肠燥；麦冬甘寒，滋养肺胃阴津以润肠燥；石斛味甘，性微寒，益胃生津，滋阴清热；茯苓健脾益气；莱菔子消食健胃，行气导滞；柴胡、黄芩相须为用，共奏清热之功；郁金行气解郁，清心凉血，与柴胡配伍，清泻心火；栀子清热泻火，清心除烦；藁本、菊花归肝经，平肝息风；生龙骨、生牡蛎重镇安神，滋阴潜阳。诸药合用，共奏滋阴清火，养心和络之功。

第三节　喘证

一、概念

喘证是指由于外感或内伤，导致肺失宣降，肺气上逆或气无所主，肾失摄纳，以致呼吸困难，甚则张口抬肩，鼻翼翕动，不能平卧等为主要临床特征的一种病证。严重者可由喘致脱出现喘脱之危重证候。

喘证，古称上气、喘息。一般通称气喘。指以呼吸急促为特征的一种病证。简称喘，亦称喘逆、喘促。《黄帝内经》最早记载了喘的名称，有“喘息”“喘呼”“喘喝”“喘咳”“上气”等称谓，同时阐明了喘证的病因有外感与内伤，如“暑”、“风热”、“水气”、“虚邪贼风”（泛指外感六淫邪气）、“气有余”等，病机有虚有实，病位以肺为主病之脏，亦可由心、肾等脏之病引发。《素问·太阴阳明论篇》：“……犯贼风虚邪者，阳受之……阳受之，则入六府……入六府，则身热不时卧，上为喘呼。”《素问·逆调论篇》：“不得卧，卧则喘者，是水气之客也。”《素问·生气通天论篇》：“因于暑，汗烦则喘喝。”《素问·藏气法时论篇》：“肺病者，喘咳逆气，肩背痛，汗出……虚则少气不能报息，……肾病者，腹大胫肿，喘咳身重。”《素问·痹论篇》：“肺痹者，烦满喘而呕；心痹者，脉不通，烦则心下鼓，暴上气而喘 。”《灵枢·本脏篇》：“肺高则上气肩息咳。”《灵枢·五邪》：“邪在肺，则病皮肤痛，寒热，上气喘，汗出，欬动肩背。”《灵枢·五阅五使篇》：“肺病者，喘息鼻张。”

汉代张仲景开创喘证辨证立法、遣方用药之先河。《伤寒论》中有诸多条文论及喘证的病因、辨证、治疗，如：36条麻黄汤证之风寒束肺；40条外寒内饮的小青龙汤证；43条桂枝加厚朴杏子汤证之下后表未解者等。在《金匮要略》中《痰饮咳嗽上气》《水气》《胸痹》等篇章里，也有对喘证的论述。宋代严用和《济生方》对喘证病因病机的认识较为全面：“诸气皆属于肺，喘者亦属于肺……将理失宜，六淫所伤，七情所感，或因坠堕惊恐，渡水跌仆，饱食过伤，动作用力，遂使脏气不和，营卫失其常度，不能随阴阳出入以成息，促迫于肺，不得宣通而为喘也……更有产后喘急，为病尤亟，因产后所下过多，营血暴竭，卫气无所主，独聚于肺，故令喘急。”

金元时期百家立说，互有发明。其中对喘证影响最大者当首推朱丹溪，他详述了内伤诸因致喘的病因学说。如《丹溪心法·喘》：“六淫七情之所感伤，饱食动作，脏气不和，呼吸之息，不得宣畅而为喘急。亦有脾肾俱虚，体弱之人，皆能发喘。……又因痰气皆能令人发喘。”丹溪对喘证的虚实论治阐述精辟：《脉因证治》谓“实喘气实肺盛”，并与痰火水气有关；“虚喘由肾虚”，亦有由肺虚者。治疗上实喘宜泻肺为主，虚喘宜补虚为主。他又承前启后，正式将哮作为一个独立的病证以其“专主于痰”和具有发作性的特点而区别于喘证，结束了哮、喘不分的混淆状况。

明代张景岳把喘证分为虚实两大类作为辨治纲领。《景岳全书·喘促篇》说：“实喘者有邪，邪气实也；虚喘者无邪，元气虚也。”《类证治裁·喘证》主张“喘由外感者治肺，由内伤者治肾”。这些论点对临床辨证具有指导意义。

喘证虽是一个独立的病证，但可见于多种急慢性疾病过程中，所涉及的范围很广，不仅多见于肺系疾病，且可因其他脏腑病变影响于肺所致，因此应结合辨病。西医学中如肺炎、喘息性支气管炎、肺气肿、肺源性心脏病、心源性哮喘、肺结核、矽肺以及癔症等发生以呼吸困难为主要表现时，均可按照喘证进行辨证论治。

二、诊断要点

1. 以喘促短气，呼吸困难，甚至张口抬肩，鼻翼翕动，不能平卧，口唇发绀为特征。

2. 多有慢性咳嗽、哮病、肺痨、心悸等病史，每遇外感及劳累而诱发。

三、辨治要点

凡外邪、痰浊、肝郁气逆所致喘病，病位在肺，为邪壅肺气；久病劳欲所致喘病，病位在肺肾；若自汗畏风，易感冒则属肺虚；若伴腰膝酸软，夜尿多则病位在肾。另外，可以从呼吸、声音、脉象、病势等辨虚实。呼吸深长有余，呼出为快，气粗声高，伴有痰鸣咳嗽，脉象有力者为实喘；呼吸短促难续，深吸为快，气怯声低，少有痰鸣咳嗽，脉象微弱者为虚喘。

喘证的治疗原则是按虚实论治。实喘治肺，治以祛邪利气。应区别寒、热、痰、气的不同，分别采用温宣、清肃、祛痰、降气等法。虚喘治在肺肾，以肾为主，治以培补摄纳。针对脏腑病机，采用补肺、纳肾、温阳、益气、养阴、固脱等法。虚实夹杂，下虚上实者，当分清主次，权衡标本，适当处理。

喘病多由其他疾病发展而来，积极治疗原发病，是阻断病势发展，提高临床疗效的关键。

四、医案介绍

医案一：徐某某，男，67 岁，住院患者。

主诉：胸闷、心悸 1 周，加重伴咳嗽、憋喘 3 天。

现病史：患者近 1 周来，活动后出现心前区疼痛，伴胸闷、心悸、憋喘。去省立医院就诊，诊断为“冠心病　房颤”，予来适可、万爽力、银杏叶片治疗，效果不佳，症状未见减轻。近 3 天来因受凉出现咳嗽、咳痰，活动后憋喘加重，夜间尚能平卧。今日自觉胸闷心悸加重，急来我院就诊，由门诊收入住院治疗。患者自发病以来神志清，精神可，饮食、夜眠可，大小便无异常，近期体重无明显变化。

既往史：既往身体状况一般，高胆固醇血症病史 10 年，服用辛伐他汀效果差。慢性支气管炎病史 10 年，冬季反复咳嗽、咳痰。否认脑梗死、肾病等病史。否认肝炎、结核等传染病史。否认手术、输血及重大外伤史。否认食物及药物过敏史。预防接种史随当地进行。

查体：T 36.7 ℃ P 98 次/分 R 25 次/分 BP 135/82 mmHg 老年男性，神志清，精神差，发育正常，营养可，平车推入病房，查体合作。全身皮肤黏膜无黄染、皮疹及出血点，浅表淋巴结未触及肿大。头颅无畸形，眼睑无浮肿，巩膜无黄染，双侧瞳孔等大等圆，对光反射存在。双侧鼻唇沟对称，口唇无紫绀，咽无充血，伸舌居中，鼓腮示齿正常，颈静脉无怒张，甲状腺无肿大，气管居中，肝颈静脉回流征（－）。胸廓对称无畸形，双肺触觉语颤、呼吸动度正常，双肺叩诊清音，听诊双肺呼吸音粗，双肺底可闻及少量湿性啰音。心界无扩大，心率 98 次/分，律不齐，第一心音强弱不一，脉搏短绌，各瓣膜听诊区未闻及病理性杂音，无心包摩擦音。腹膨隆，未见胃肠型及蠕动波，无腹壁静脉曲张，腹软，无压痛、反跳痛，墨菲氏征（－），肝脾未触及，肝区及双肾区无叩痛，移动性浊音（－），肠鸣音正常。双下肢中度水肿，脊柱、四肢无畸形，关节无红肿，无杵状指、趾，四肢肌力、肌张力正常，双侧巴氏征（－），脑膜刺激征（－）。

辅助检查：心脏彩超：肥厚性梗阻性心脏病，主动脉瓣钙化，二尖瓣、三尖瓣、主动脉瓣返流，肺动脉高压（重度），心包积液（少量），LVEF：0.41。血管彩超：颈部血管、双下肢血管粥样硬化并斑块形成。

入院诊断：1. 冠心病 不稳定型心绞痛 心律失常 心房颤动 心功能 Ⅳ 级；2. 高胆固醇血症；3. 慢性支气管炎急性发作。

刻下症见：胸闷、憋喘，不能平躺，心慌，咳嗽、咳痰，痰白稀薄，易于咳出，咽痒，倦怠乏力，少尿，双下肢中度水肿，舌暗红，有瘀斑，苔薄白，脉沉。

综合脉症，四诊合参，本证当属祖国医学“喘证”范畴，证属阳虚水泛，当以温阳利水为主要治疗原则，整方如下：

黄芪 45 g	肉桂 12 g	茯苓 30 g	制附子 30 g（先煎）
泽泻 30 g	冬瓜皮 15 g	川芎 15 g	葶苈子 30 g（包煎）
黄连 6 g	丹参 20 g	木香 9 g	车前子 30 g（单包）
三棱 15 g	莪术 15 g	焦三仙 20 g（各）	生甘草 6 g
水蛭 6 g	白术 15 g		

7 剂，水煎服，日 1 剂

二诊时胸闷、憋喘有所减轻，可以平躺，仍有心悸、尿少、水肿，加珍珠母 30 g，附子改为 45 g。

三诊时水肿略有减轻，仍尿少，上方附子改为 60 g。

四诊时仍有水肿、尿少，上方附子改为 70 g。

按：此例患者已出现心力衰竭，心功能较差，其主要病机为阳虚水泛。水之主在肾，肾阳虚则水不化气而致水湿内停。肾中阳气虚衰，寒水内停，则小便不利；水湿泛溢于四肢，则肢体浮肿；水气凌心，心失所养，则胸闷、心悸；水寒射肺，肺气不利，则憋喘、咳嗽、咳痰；乏力、苔白、脉沉皆为阳虚之象。其证因于阳虚水泛，故当以温阳利水为基本治法。附子辛甘性热，用之温肾助阳，以化气行水，兼暖脾土，以温运水湿；肉桂味辛、甘，性大热，有补火助阳，引火归元，散寒止痛，温通经脉的功效，助附子温阳化气；“脾为生痰之源”，黄芪益气健脾，白术健脾燥湿，茯苓利水渗湿，健脾宁心，三者合用，以杜生痰之源；泽泻利水渗湿，化浊降脂，葶苈子泻肺平喘，利水消肿，冬瓜皮利尿消肿，车前子利水通淋，上四药共同利水祛湿，使邪有出路。痰湿为患，阻滞气机，气行则血行，气机不利，必将影响血行，导致瘀血，舌暗，有瘀斑即为瘀血之象。川芎活血行气，丹参功善活血化瘀，三棱、莪术破血行气，消积止痛，水蛭破血消积，上五药合用，活血祛瘀；黄连苦寒，清热泻火，防止附子、肉桂等温阳之品过于燥热；木香行气，焦三仙健脾消食，二者合用，顾护胃气；珍珠母质重沉降，可镇心安神；甘草调和诸药。

医案二：吴某某，女，58 岁，住院患者。

主诉：阵发性胸闷、憋气 10 年，加重 5 小时。

现病史：患者 10 年前无明显诱因出现阵发性胸闷、憋气，于我院诊断为“冠心病”。3 月前咳嗽、腹泻后出现阵发性胸闷、憋气加重，伴大汗淋漓及后背疼痛，于济南四院住院治疗，诊断为“冠心病 急性右室心肌梗死”，给予主动脉球囊反搏、呼吸机辅助呼吸、血液净化、抗炎、强心、利尿等治疗（具体不详），经治疗好转后出院，出院后坚持口服拜阿司匹林、欣康、立普妥等药物治疗，平素病情尚平稳。5 小时前患者无明显诱因再次感阵发性胸闷、憋气明显加重，不能耐受，自服上述药物效果不佳；无胸痛及肩背部放射痛，无咳嗽咳痰，无发热，无头晕头痛，无意识及肢体活动障碍，无腹痛腹泻，来我院急诊就诊，为进一步诊治收入我科。患者自发病以来，饮食尚可，夜眠欠佳，二便正常，体重及情绪无明显变化。

既往史：既往身体状况一般，高胆固醇血症病史2年，服用舒降之效果不佳。否认高血压、2型糖尿病等病史，否认慢性支气管炎、肾病、胃病等病史。否认肝炎、结核等传染病史。无外伤、手术及输血史。自诉青霉素过敏史。预防接种史随当地进行。

查体：T 36.8 ℃ P 66 次/分 R 19 次/分 BP 143/80 mmHg 中年女性，神志清，精神差，发育正常，营养可，平车推入病房，查体合作。全身皮肤黏膜无黄染、皮疹及出血点，浅表淋巴结未触及肿大。头颅无畸形，眼睑无浮肿，巩膜无黄染，双侧瞳孔等大等圆，对光反射存在。双侧鼻唇沟对称，口唇无紫绀，咽无充血，伸舌居中，鼓腮示齿正常，颈静脉无怒张，甲状腺无肿大，气管居中，肝颈静脉回流征（-）。胸廓对称无畸形，双肺触觉语颤、呼吸动度正常，双肺叩诊清音，双肺呼吸音清，双肺未闻及干湿性啰音。心界无扩大，心率66次/分，律齐，A2 > P2，各瓣膜听诊区未闻及病理性杂音，无心包摩擦音。腹膨隆，未见胃肠型及蠕动波，无腹壁静脉曲张，腹软，无压痛、反跳痛，墨菲氏征（-），肝脾未触及，肝区及双肾区无叩痛，移动性浊音（-），肠鸣音正常。双下肢无水肿，脊柱、四肢无畸形，关节无红肿，无杵状指、趾，四肢肌力、肌张力正常，双侧巴氏征（-），脑膜刺激征（-）。

辅助检查：心电图2015.4.19（我科）：正常心电图。心脏彩超2014.2.25（济南四院）：心肌节段运动不良。左室舒张功能减退，二尖瓣返流（轻度）。

入院诊断：1. 冠心病 急性冠脉综合征 陈旧性右室心肌梗死 心功能Ⅲ级；2. 高胆固醇血症。

刻下症见：胸闷、憋气，不能平躺，心慌，活动后加重，乏力，汗出、夜间加重，眠差，舌暗红，苔薄黄，脉沉细。

综合脉症，四诊合参，本证当属祖国医学“喘证”范畴，证属阴阳俱虚，阴虚为主，当以滋阴降火为主要治疗原则，治以当归六黄汤加减，整方如下：

当归30 g	生地12 g	熟地9 g	黄芩15 g
黄连12 g	黄檗15 g	生黄芪20 g	麻黄根30 g

石斛 30 g　　　肉桂 3 g　　　生甘草 6 g

7 剂，免煎颗粒，开水冲服，日 1 剂

按：本例患者诊断较为明确，就是心力衰竭，根据慢性心衰的临床表现，现代中医学者大多数认为本病属本虚标实证，以心气虚阳虚为主，血瘀水停痰湿内阻为标。在临床上，慢性心衰病人，阳虚是其病机关键，喘促、浮肿是其主要的临床表现，温阳是本证的主要治法。而纵观本例患者，无论从症状还是舌脉都是以阴虚为主，这就与传统的认识不同。如果再一味地用温阳之法治疗，反而会加重患者的病情。肾阴亏虚，不能上制心火，水火失济，虚热内灼，心失所养，故见胸闷、憋气、心慌；心肾不交，水不济火，心火内动，扰动心神，故见眠差；肾阴亏虚不能于心火，虚火伏于阴分，助长阴分伏火，迫使阴液失守而盗汗；舌暗红、苔黄、脉细皆为阴虚火旺之象。治以当归六黄汤滋阴降火。方中当归养血增液，血充则心火可制，生地、熟地入肝肾而滋肾阴，三药合用，使阴血充则水能制火；黄连清泻心火，合以黄芩、黄檗泻火以除烦，清热以坚阴；黄芪一以益气实卫以固表，一以固未定之阴，且可合当归、熟地益气养血；石斛甘寒，益胃生津，滋阴清热；麻黄根味甘、涩，性平，功善固表止汗，无论寒热，均可应用；上药多为寒凉之品，故加用少量肉桂温阳散寒，防止寒凉太过；甘草调和诸药。方中养血育阴与泻火彻热并进，标本兼顾，使阴固而水能制火，热清则耗阴无由。

医案三：曹某某，女，80 岁，住院患者。

主诉：胸闷、憋气 30 年，加重伴咳痰半天。

现病史：患者 30 年前开始出现活动后胸闷、憋气症状，无胸痛及向肩背部放射，多次门诊就医，诊断为“冠心病 房颤”，间断口服药物（不详）治疗，间断好转。近 2 年反复出现夜间阵发性呼吸困难及尿少，下肢浮肿，活动耐力下降，病情缓解时仅可胜任轻度活动。半天前无明显诱因出现阵发性咳嗽，咯白色黏痰，同时胸闷、憋气加重，今急诊就医，为求进一步治疗收入我科。发病以来，饮食差，感上腹不适、隐痛，睡眠差。

既往史：高胆固醇血症病史 1 年，曾服用舒降之，效果差，改用立普妥。高血压病史 30 余年，最高 180/110 mmHg，近期口服伲福达、倍他乐克治疗，控制不详。数年前有脑梗死病史，遗留言语欠清晰后遗症。腰椎病史多年，平素腰部疼痛，活动受限。对头孢类、青霉素类过敏。

查体：BP 142/89 mmHg 老年女性，神志清，精神差，憋喘貌，语言清晰，咽部充血，口唇紫绀，右侧口角低，伸舌居中。颈软，颈静脉充盈，肝颈静脉返流征（+）。胸廓无畸形，双侧呼吸动度对称，触觉语颤均等，双肺叩清音，双肺呼吸音粗，左肺底可闻及少许湿性啰音，未闻及散在干性啰音。心前区无隆起，心尖搏动无弥散，心界左侧扩大，心率 102 次/分，律绝对不齐，各瓣膜未闻及病理性杂音，无心包摩擦音，剑下压痛（+），肝脏肋下 2 厘米，剑下 5 厘米，质韧，触痛（+），脾脏触诊不满意。移动性浊音阴性，双侧足背动脉未触及搏动，腰部活动受限。双下肢轻度水肿，脊柱、四肢无畸形，关节无红肿，无杵状指、趾，四肢肌力、肌张力正常，双侧巴氏征（-），脑膜刺激征（-）。

辅助检查：心脏彩超检查示：左室下壁节段性运动不良，左房大，主动脉瓣二尖瓣钙化，二尖瓣返流（中度），主动脉瓣返流（轻度），三尖瓣返流（轻度），肺动脉高压（轻度）。心电图示：快速房颤，ST－T 改变。化验示：BNP 581 pg/mL，鳞状上皮细胞 7.26 p/ul，白蛋白 34.4 g/L，白球比 1.0，糖化血红蛋白 6.5%，尿酸 372 umol/L，胱抑素 C 1.24 mg/L，磷酸肌酸激酶 15 U/L，超敏 C 反应蛋白 29.86 mg/L，单核细胞 0.87×10^{9}/L，红细胞计数 3.65×10^{12}/L，红细胞压积 34.9，凝血酶原比率 1.12，凝血酶时间 23.5 秒。

入院诊断：1. 冠心病 房颤 心功能Ⅳ级；2. 肺部感染；3. 高血压病 3 级。

刻下症见：憋喘、胸闷、心悸，不能平躺，咳嗽、咳痰，痰色白量多，夜眠差，双下肢轻度水肿，颈椎不适，饮食可，二便调，舌暗红，苔白腻，脉沉涩。

综合脉症，四诊合参，此病当属祖国医学“喘证”范畴，证属气虚血瘀，当以益气活血，止咳平喘为治疗原则，整方如下：

黄芪 30 g	麦冬 15 g	五味子 3 g	肉桂 9 g
川芎 15 g	丹参 20 g	水蛭 6 g	地龙 9 g
泽泻 15 g	黄连 6 g	木香 9 g	炙甘草 6 g
珍珠母 90 g	茯苓 30 g	金银花 20 g	车前子 30 g（包煎）

连翘 20 g	桔梗 20 g	枳壳 20 g	葶苈子 30 g(包煎)
杏仁 15 g	苏子 20 g	乌贼骨 30 g	焦三仙 30 g(各)
藿香 20 g	佩兰 20 g	羌活 20 g	白蔻仁 45 g(后入)
独活 20 g	生石膏 30 g	阿胶 50 g	冬瓜皮 30 g

上方药量×10，制作膏方，服用 30 天，每天 2 次，每次 1 匙

二诊时，患者咳嗽、咳痰减轻，睡眠明显改善，双下肢水肿缓解，现肩背部疼痛，大便偏干，舌脉同前。上方羌活、独活改为 30 g，改桔梗、连翘各为 30 g，加瓜蒌 30 g，仍制作膏方，继服 30 天。

按：肺主气，司呼吸，外合皮毛，内为五脏之华盖。患者年高体虚，肺气虚衰，气失所主而喘促、咳嗽；心脉上通于肺，肺病及脾，子盗母气，则脾气亦虚，脾虚失运，聚湿生痰，上渍于肺，肺气壅塞，津液失布，血行不利，则痰浊瘀血内生，痰瘀阻络，心脉痹阻，故见胸闷；气虚易致阳虚，阳虚水泛，则下肢水肿；痰瘀阻络，经络不通，不通则痛，故腰椎、颈椎疼痛；心脉痹阻，心神失养，故眠差；舌暗红，脉沉涩，亦为气虚血瘀之象。方中黄芪甘温，益气健脾，肉桂辛甘性热，用之温肾助阳，以化气行水，兼暖脾土，以温运水湿，二者配伍，温阳化气，温通经脉；麦冬可养心阴，滋胃阴，与黄芪合用，可补益心脾气之不足；五味子可补益心肾，收敛心气；川芎活血行气；丹参功善活血化瘀；水蛭、地龙为血肉有情之品，破血逐瘀，同时有助于收膏；珍珠母质重沉降，可镇心安神；茯苓利水渗湿，健脾宁心，藿香、佩兰、白蔻仁可健脾祛湿，理气和中，四者合用，以杜生痰之源；泽泻利水渗湿，化浊降脂，葶苈子泻肺平喘，利水消肿，冬瓜皮利尿消肿，车前子利水通淋，上四药共同利水祛湿，使邪有出路；金银花、连翘宣肺疏风，透邪外出；苏子、杏仁可降气消痰，止咳平喘；桔梗可宣肺祛痰利咽；枳壳可破气消积，化痰除痞；木香行气，使气顺则痰消；瓜蒌镇咳祛痰，润肠通便；羌活、独活可祛风除湿，治疗痹症，可改善颈椎、腰椎不适；黄连苦寒，清热泻火，生石膏可清肺泻火，二者可制约肉桂、阿胶等温燥之药补益太过；焦三仙健脾消食，乌贼骨制酸止痛，保护胃黏膜，可顾护脾胃。患者年老体虚，病情较重，病程日久，将上方制成膏方，缓缓图之。

医案四：朱某某，男，61岁，门诊患者。

主诉：阵发性胸闷、憋喘7天。

患者3年前被诊断为“慢性心力衰竭”，后未规律治疗，7天前出现阵发性胸闷、憋喘，全身乏力，口渴较甚，面色晦暗，双下肢轻度水肿，舌质暗红，苔薄黄，有裂纹，脉细弱。

综合脉症，四诊合参，此病当属祖国医学“喘证”范畴，证属气虚血瘀，当以益气活血，止咳平喘为治疗原则，整方如下：

柴胡 15 g	葛根 30 g	生地 25 g	玄参 15 g
麦冬 12 g	山药 20 g	茯苓 30 g	泽泻 30 g
川芎 15 g	丹参 15 g	黄芪 30 g	赤芍 15 g
白芍 15 g	香附 12 g	鸡血藤 30 g	地龙 6 g
乌贼骨 15 g	生甘草 6 g	天花粉 30 g	石斛 12 g
枇杷叶 30 g			

7剂，水煎服，日1剂

二诊：憋喘、口渴减轻，苔薄黄，稍腻，上方黄芪改为45 g、乌贼骨改为30 g，加知母20 g、葶苈子20 g、黄连15 g、黄芩15 g，7剂，水煎服，日1剂。

三诊：上述诸症均减轻，继服上方7剂，巩固疗效。

按：本例患者症状较多，但仔细分析可发现其主要病机为气虚，气虚无力推动血行，则产生瘀血；肺气亏虚，失于摄纳，故胸闷、憋喘；脾气亏虚，脾失健运，水湿内生，则水肿；气虚无力推动水行，津液不布，故口渴；舌质暗红，苔薄，有裂纹，脉细弱均为佐证。故重用黄芪以补气健脾，益气固表；山药性味平和，补益肺脾；柴胡升提，升举清阳，助全方位阳气之生发，枇杷叶降气下行，与柴胡一升一降，调畅气机；川芎活血行气，丹参功善活血化瘀，地龙为血肉有情之品，活血通络，鸡血藤补血行血，通经活络，香附为气病之主司，行气化瘀，上五药配伍行气活血；瘀血日久化热，故加赤芍清热凉血；白芍养血和血，防上药伤血；茯苓、泽泻健脾祛湿，利水消肿；玄参苦咸而凉，滋阴润燥，壮水制火；生地甘苦而寒，清热养阴，壮水生津，以增玄参滋阴润燥之力；麦冬甘寒，滋养肺胃阴津以润燥；石斛甘寒，益胃生津，滋阴清热；天花粉清热泻火，生津止渴；葛根升举阳气，生津止渴；乌贼骨制胃酸，止胃痛，顾护胃气；甘草益气健脾，调和诸药。二诊时患者舌苔黄腻，湿热较重，黄芩、黄连清热燥湿；知母清热泻火，滋阴润燥；考虑患者服药较多，也有苦寒之品，加强乌贼骨用量，顾护胃气。诸药合用，标本兼顾，气血同调，效果良好。

医案五：杜某某，女，79 岁，住院患者。

主诉：胸闷、憋气半年余，加重 1 天。

现病史：患者半年前无明显诱因出现活动后胸闷、憋气，无明显胸痛及肩背放射痛，无恶心、呕吐，无咳嗽、咳痰，夜间可平卧，未予重视及规范就诊。2 月前，患者无明显诱因突感胸闷、憋气加重，不能平卧，伴胸痛，无心慌，无恶心、呕吐，无头晕、头胀，省立医院就诊，行心电图提示下壁、侧壁心肌梗死，住院接受治疗，好转后出院。出院后未能按时服用口服药，今晨起床后，患者再次感胸闷、憋气加重，不能平卧，伴冷汗，咳吐大量黏白痰，无胸痛、胸闷，不能平卧，急诊就诊，予西地兰 + 速尿、喘定静脉注射，另予青霉素静脉注射，效果差，考虑慢性心衰急性发作合并重度感染，为求进一步诊治收入我科。症见：胸闷、憋气、呼吸稍促、心慌。患者自发病以来，神志清，精神差，饮食差，睡眠欠佳，大小便正常，近期体重无明显减轻。

既往史：平素健康状况一般。高血压病 4 年余，最高达 170/100 mmHg，未规律用药。高胆固醇血症病史 2 年余，曾服用舒降之疗效欠佳，近期服用立普妥治疗。脑梗死病史 2 年余，慢性胃炎病史 2 年。否认肝炎、结核等急慢性传染病史。无外伤、手术史，无输血史。否认药物及食物过敏史。预防接种史叙述不清。

个人史、月经婚育史、家族史：生于并久居济南，无疫区居住及接触史。否认吸烟、饮酒等不良嗜好。月经 14 4 ~ 6/28 ~ 30 50，停经后无阴道不规则流血史。已婚，配偶子女均身体健康。否认家族性传染病史及遗传病史。

查体：T 36.6 ℃ P 135 次/分 R 30 次/分 BP 167/113 mmHg 老年女性，神志清，精神差，呼吸稍促，发育正常，营养一般，平车推入病房，查体合作。全身皮肤、黏膜无黄染、皮疹及出血点。浅表淋巴结未触及肿大，头颅无畸形，睑结膜略苍白，巩膜无黄染，双侧瞳孔等大等圆，对光反射存在。双侧鼻唇沟对称，口唇轻度紫绀，咽无充血，伸舌居中，颈软，颈静脉无充盈，肝颈静脉返流征（-），气管居中。胸廓桶状，双侧呼吸动度对称，触觉语颤减弱，双肺叩清音，听诊双肺呼吸音粗，右肺可闻及散在湿性啰音。心前区无隆起，心尖搏动无弥散，未触及震颤，心界左侧扩大，心率135次/分，律齐，A2＞P2，心音低钝，各瓣膜听诊区未闻及病理性杂音，无心包摩擦音，周围血管征（-）。腹平坦，未见胃肠型及蠕动波，无腹壁静脉曲张，腹软，无压痛、反跳痛，墨菲氏征（-），肝脾肋下未触及，腹叩鼓，肝区及双肾区无叩痛，移动性浊音（-），肠鸣音正常。双下肢略水肿，双膝关节、双手指关节无肿大、压痛，无杵状指、趾，四肢肌力、肌张力正常。双侧巴氏征（-），脑膜刺激征（-）。

辅助检查：心电图（我科）：窦性心动过速，V2-V6导联ST-T改变；胸部CT示胸腔积液。

入院诊断：1. 冠心病 心肌梗死 慢性心力衰竭急性发作 心功能Ⅳ级；2. 肺部感染；3. 高血压病3级。

刻下症见：胸闷、憋喘，不能平躺，心慌，全身乏力，双下肢水肿，食少，伴口干，舌体胖，有瘀斑，苔白，脉沉缓。

综合脉症，四诊合参，此病当属祖国医学“喘证”范畴，证属血瘀饮停，当以活血化瘀，健脾化湿为治疗原则，整方如下：

黄芪45 g	麦冬15 g	五味子3 g	川芎15 g
丹参20 g	瓜蒌15 g	半夏15 g	酒大黄15 g
藿香15 g	佩兰15 g	泽泻20 g	葶苈子20 g（包煎）
白术15 g	桔梗12 g	枳壳12 g	生甘草6 g

7剂，水煎服，日1剂

按：患者久病体衰，气血亏虚，气虚无力推动血行，则瘀血内停，络脉不畅，故症见胸闷、憋喘；心失所养，故见心慌；脾气亏虚，健运失司，水液失布，饮停于内，则下肢浮肿；脾失健运，中焦气机不畅，则食少、乏力；水液失布，不能上承濡养，故口干；舌体胖，有瘀斑，苔白，脉沉缓均为血瘀饮停之象。方中黄芪可大补脾肺之气，以滋生化之源；麦冬可养心阴，滋胃阴，与黄芪合用，可补益心脾气之不足；五味子可补益心肾，收敛心气；白术苦温，健脾燥湿，加强益气助运之力；丹参活血化瘀，川芎行气，助丹参活血祛瘀；酒大黄功善活血，逐瘀通经；半夏燥湿化痰，降逆和胃；瓜蒌化痰散结，枳壳行气导滞，使气顺则痰消；藿香、佩兰芳香化浊，健脾祛湿；葶苈子泻肺平喘；泽泻利水渗湿；肺主通调水道，用桔梗宣肺行气；生甘草既可益气健脾，又能调和诸药。诸药合用，共奏益气化瘀，祛湿健脾之功。

医案六：石某某，男，68 岁，住院患者。

主诉：阵发性胸闷、憋气 2 月，加重 4 小时。

现病史：患者 2 月前出现阵发性胸闷、憋气，活动后加重，无胸痛及肩背部放射痛，无夜间阵发性呼吸困难，曾在呼吸科因“心衰 房颤 双侧胸腔积液”住院治疗，经利尿、胸腔闭式引流治疗后好转出院，出院后服用华法林 3.75 mg/日、波立维 75 mg/日、立普妥 20 mg/日、速尿 20 mg/日、安体舒通 40 mg/日等治疗，病情时有反复。4 小时前患者活动后出现胸闷、憋气较前加重，无胸痛及肩背部放射痛，伴双下肢轻度水肿，无咳嗽，无痰，无夜间阵发性呼吸困难，无发热，无恶心、呕吐，无腹胀、腹痛，在家服用上述药物效果不缓解，无晕厥，无言语不利及肢体活动障碍，为进一步诊治以“房颤 心力衰竭”收入院。患者自发病以来，饮食差，睡眠一般，大小便正常，体重无明显变化。

既往史：既往身体状况一般，高血压病史 20 余年，血压最高 170/100 mmHg，曾口服卡托普利咳嗽不耐受，近期先后服用复代文、拉西地平治疗。房颤 20 余年，平素无明显心悸等不适。高胆固醇血症 4 年，曾服用辛伐他汀效果差，规范服用立普妥调脂治疗。否认糖尿病、脑梗死、慢性肾脏病等病史。否认肝炎、结核等传染病史。无外伤史，2 年前右侧疝气在齐鲁医院行微创手术，否认其他手术史，无输血史。否认药物及食物过敏史。预防接种史随当地进行。

个人史、婚育史、家族史：长期居于济南，否认疫水及疫地接触史。吸烟 30 余年，少量饮酒。适龄结婚，配偶患有糖尿病，2 女均身体健康。否认家族中有遗传病及传染病史。

查体：T 36.9 ℃ P 56 次/分 R 20 次/分 BP 125/75 mmHg 老年男性，神志

清，精神欠佳，发育正常，营养良好，查体尚合作，步行入病房。全身皮肤、黏膜无黄染、皮疹及出血点。浅表淋巴结未触及肿大，头颅无畸形，眼睑无水肿，巩膜无黄染，双侧瞳孔等大等圆，对光反射存在。口唇轻度紫绀，咽充血，颈软，颈静脉无充盈，气管居中，甲状腺未触及肿大。听诊双肺呼吸音稍粗，双肺未闻及干啰音，双肺底少量湿啰音。心前区无隆起，心尖搏动无弥散，未触及震颤，心界左下扩大，心率67 次/分，心律不齐，各瓣膜听诊区未闻及病理性杂音，无心包摩擦音。腹膨隆，未见胃肠型及蠕动波，无腹壁静脉曲张，腹软，无压痛、反跳痛，墨菲氏征（-），肝脏肋下未触及，肝区及双肾区无叩痛，移动性浊音（-），肠鸣音正常。双下肢轻度水肿，脊柱、四肢无畸形，关节无红肿，无杵状指、趾，四肢肌力、肌张力正常，双侧巴氏征（-），脑膜刺激征（-）。

辅助检查：B 超（我科）：淤血肝，双侧胸腔积液（右侧显著）。心脏彩超（我院）：升主动脉增宽，左房大、右房大，主动脉瓣、二尖瓣钙化，主动脉瓣轻度返流，三尖瓣轻度返流，肺动脉轻度高压，心包少量积液，LVEF 0.73（房颤）。心电图（我科）：房颤，心率67 次/分，ST-T 改变。

入院诊断：1. 冠心病 心律失常 房颤 心功能Ⅳ级；2. 高血压3 级；3. 肺气肿合并肺大泡；4. 右侧股深动脉闭塞 左侧股深动脉粥样硬化性狭窄；5. 高胆固醇血症。

刻下症见：胸闷缓解，偶有心慌、憋气，不思饮食，睡眠差，舌淡胖，苔白滑，脉沉。

综合脉症，四诊合参，此病当属祖国医学“喘证”范畴，证属气阴两虚兼痰饮，当以益气养阴，活血化湿为治疗原则，整方如下：

黄芪30 g	麦冬15 g	五味子3 g	川芎15 g
丹参20 g	半夏9 g	陈皮15 g	焦三仙30 g(各)
乌贼骨30 g	木香15 g	砂仁12 g	连翘15 g
生甘草6 g	珍珠母20 g	藿香15 g	白蔻仁30 g(后入)
佩兰15 g			

5 剂，免煎颗粒，开水冲服，日1 剂

二诊：胸闷、憋气继续减轻，偶有心慌，饮食、睡眠改善，上方珍珠母改为30 g，加肉桂3 g，5剂，免煎颗粒。

三诊：无心慌、憋气，活动后胸闷，饮食、睡眠继续改善，上方肉桂改为6 g，加当归15 g，继服5剂。

四诊：症状继续改善，上方加石膏30 g、水蛭15 g、地龙20 g、僵蚕15 g、阿胶50 g，药量×10，制作膏方，长期服用。

按：气阴两虚，心脉失养，故胸闷、心慌；痰饮蕴肺，宣降不利，故见憋气；痰湿中阻，气机不畅，运化失司，不思饮食；心神失养，故眠差；舌淡胖，苔白滑，脉沉为痰湿蕴结之象。方中黄芪健脾补中，补气偏于行，麦冬养心阴，滋胃阴，二者合用可补益心脾气之不足及心胃阴虚；五味子可补益心肾，收敛心气；丹参活血化瘀，川芎行气，助丹参活血祛瘀；半夏燥湿化痰，降逆和胃；陈皮、木香理气，使气顺则痰消；白蔻仁辛温，理气宽中，燥湿解毒；藿香辛温，化湿醒脾，辟秽和中；佩兰辛平，芳香化湿，醒脾开胃；砂仁辛温，可化湿开胃；珍珠母质重沉降，安神定悸；“病痰饮者，当以温药和之”，肉桂辛热，补火助阳，振奋阳气，温阳化气以助利水；当归养血和血，使活血而不伤血；水蛭、地龙性走窜，善于通行经络，破血逐瘀之力较强，僵蚕微咸、辛，性平，化痰散结，石膏甘寒，清热泻火，上四药均清热活血，防止膏方滋腻碍胃；阿胶养血，兼以收膏；乌贼骨制胃酸，保护胃黏膜，焦三仙健脾消食，连翘防食积化热，三药合用，顾护胃气；生甘草调和诸药。诸药合用，共奏益气养阴，活血化湿之功。

第四节　眩晕

一、概念

眩晕是由于情志不舒、饮食内伤、体虚久病、失血劳倦及外伤、手术等病因，引起风、火、痰、瘀上扰清窍或精亏血少，清窍失养为基本病机，以头晕、眼花为主要临床表现的一类病证。眩即眼花，晕是头晕，两者常同时并见，故统称为“眩晕”，其轻者闭目可止，重者如坐车船，旋转不定，不能站立，或伴有恶心、呕吐、汗出、面色苍白等症状。

眩晕为临床常见病证，多见于中老年人，亦可发于青年人。本病可反复发作，妨碍正常工作及生活，严重者可发展为中风、厥证或脱证而危及生命。临床上用中医中药防治眩晕，对控制眩晕的发生、发展具有较好疗效。西医学中的高血压、低血压、低血糖、贫血、美尼尔氏综合征、脑动脉硬化、椎－基底动脉供血不足、神经衰弱等病，临床表现以眩晕为主要症状者，可参照本节辨证。

眩晕病证，历代医籍记载颇多。《内经》对其涉及脏腑、病性归属方面均有记述，如《素问・至真要大论》认为"诸风掉眩，皆属于肝"，指出眩晕与肝关系密切。《灵枢・卫气》认为"上虚则眩"，《灵枢・海论》认为"脑为髓海"，而"髓海不足，则脑转耳鸣"，认为眩晕一病以虚为主。汉代张仲景认为痰饮是眩晕发病的原因之一，为后世"无痰不作眩"的论述提供了理论基础，并且用泽泻汤及小半夏加茯苓汤治疗眩晕。宋代以后，进一步丰富了对眩晕的认识。严用和《重订严氏济生方・眩晕门》中指出"所谓眩晕者，眼花屋转，起则眩倒是也，由此观之，六淫外感，七情内伤，皆能导致"，第一次提出外感六淫和七情内伤致眩说，补前人之未备，但外感风、寒、暑、湿致眩晕，实为外感病的一个症状，而非主要证候。元代朱丹溪倡导痰火致眩学说。《丹溪心法・头眩》说："头眩，痰挟气虚并火，治痰为主，挟补气药及降火药。无痰不作眩，痰因火动，又有湿痰者，有火痰者。"明代张景岳在《内经》"上虚则眩"的理论基础上，对下虚致眩作了详尽论述。他在《景岳全书・眩晕》中说："头眩虽属上虚，然不能无涉于下。盖上虚者，阳中之阳虚也；下虚者，阴中之阳虚也。阳中之阳虚者，宜治其气，如四君子汤……归脾汤、补中益气汤……阴中之阳虚者，宜补其精，如……左归饮、右归饮、四物汤之类是也。然伐下者必枯其上，滋苗者必灌其根。所以凡治上虚者，犹当以兼补气血为最，如大补元煎、十全大补汤诸补阴补阳等剂，俱当酌宜用之。"张氏从阴阳互根及人体是一有机整体的观点，认识与治疗眩晕，实是难能可贵，并认为眩晕的病因病机"虚者居其八九，而兼火兼痰者，不过十中一二耳"。他详细论述了劳倦过度、饥饱失宜、呕吐伤上、泄泻伤下、大汗亡阳、眴目惊心、焦思不释、被殴被辱气夺等皆伤阳中之阳，吐血、衄血、便血、纵欲、崩淋等皆伤阴中之阳而致眩晕。龚廷贤《寿世保元・眩晕》集前贤之大成，对眩晕的病因、脉象都有详细论述，并分证论治眩晕，如半夏白术汤证（痰涎致眩）、补中益气汤证（劳役致眩）、清离滋饮汤证（虚火致眩）、十全大补汤证（气血两虚致眩）等，至今仍值得临床借鉴。至清代对本病的认识更加全面，直到形成了一套完整的理论体系。

二、诊断要点

1. 头晕目眩，视物旋转，轻者闭目即止，重者如坐车船，甚则仆倒。

2. 可伴有恶心呕吐，眼球震颤，耳鸣耳聋，汗出，面色苍白等。

3. 多慢性起病，反复发作，逐渐加重。也可见急性起病者。

4. 查血红蛋白、红细胞计数，测血压，作心电图、颈椎 X 线摄片、头部 CT、MRI 等项检查，有助于明确诊断。

5. 应注意排除颅内肿瘤、血液病等。

三、辨治要点

眩晕病位虽在清窍，但与肝、脾、肾三脏功能失常关系密切。肝阴不足，肝郁化火，均可导致肝阳上亢，其眩晕兼见头胀痛，面潮红等症状。脾虚气血生化乏源，眩晕兼有纳呆，乏力，面色㿠白等；脾失健运，痰湿中阻，眩晕兼见纳呆，呕恶，头重，耳鸣等；肾精不足之眩晕，多兼腰酸腿软，耳鸣如蝉等。

治疗主要补虚而泻实，调整阴阳。虚证以肾精亏虚、气血衰少居多，精虚者填精生髓，滋补肝肾；气血虚者宜益气养血，调补脾肾。实证则以潜阳、泻火、化痰、逐瘀为主要治法。

四、医案介绍

医案一：王某，女，25 岁，门诊患者。

主诉：头晕 2 月余。

患者 2 月前出现头晕，曾出现黑曚，伴有四肢发凉，手麻，行颅脑 CT 检查，结果示未见明显异常，为进一步诊治，前来就诊。刻下症见：头晕，失眠，畏寒，肢冷，伴有双手麻木，疲乏无力，舌质暗红，苔白，脉细弱。

综合脉症，四诊合参，本证当属祖国医学“眩晕”范畴，证属气血两虚，当以益气养血为主要治疗原则，方用补中益气汤合四物汤加减，整方如下：

黄芪 30 g　当归 30 g　桂圆肉 20 g　生地 20 g
白芍 20 g　川芎 20 g　肉桂 20 g　远志 15 g
木香 15 g　升麻 6 g　柴胡 9 g　桑枝 15 g
木瓜 15 g　生甘草 6 g

5 剂，水煎服，日 1 剂

二诊：头晕减轻，睡眠改善，仍畏寒，肢冷，上方加制附子 20 g、僵蚕 15 g、水蛭 12 g，药量×10，制成膏方，长期服用。

按：气血乃人之根本，气血亏虚，头窍失养，则头晕；气血两虚，失于温煦，故畏寒肢冷；四肢失于濡养，故麻木；舌暗、苔白、脉细弱俱为佐证。治宜益气养血，方用补中益气汤合四物汤加减。方中黄芪补中益气、升阳固表；柴胡、升麻升举清阳，濡养头窍；桂圆肉补益气血，健运脾胃；当归补血和血，白芍养血柔肝，川芎活血行气，畅通气血；方中不用熟地而用生地，一则患者脾胃本已虚弱，而熟地过于滋腻，容易碍脾，一则生地可滋阴养血，清热泻火，又防诸药甘温化热；附子辛甘性热，用之温肾助阳；肉桂性温，温补阳气，使四肢得温；远志益智安神；木瓜舒筋活络；桑枝化气行水，通行经络；木香行气导滞，使补而不滞；僵蚕、水蛭活血逐瘀，使补而不滞，同时有助于收膏；全方补而不滞，滋而不腻，效果良好。

医案二：唐某某，女，54 岁，门诊患者。

主诉：阵发性头晕 4 年余。

患者 4 年前出现阵发性头晕、头胀，平素眠差，前来就诊。刻下症见：头晕、头胀，纳眠差，眼睑浮肿，颈椎不适，舌淡红，苔薄黄，脉沉弦。

综合脉症，四诊合参，本证当属祖国医学“眩晕”范畴，证属肝阳上亢，当以平肝息风为主要治疗原则，方用天麻钩藤饮加减，整方如下：

天麻 15 g　黄连 12 g　黄芩 15 g　钩藤 45 g（后入）
泽泻 30 g　川芎 30 g　丹参 30 g　白术 15 g
茯苓 15 g　木香 9 g　砂仁 6 g　车前子 15 g（包煎）
杜仲 15 g　牛膝 15 g　乌贼骨 30 g　生甘草 9 g

羌活 20 g　　桑枝 30 g　　葛根 30 g　　石菖蒲 15 g
远志 12 g

5 剂，水煎服，日 1 剂

二诊：未再头胀，时有头晕，睡眠改善，饮食尚可，上方继服 7 剂，巩固疗效。

按：肝阳上亢，风阳上扰，则头晕、头胀；肝阳偏亢，影响神志，故失眠；肝阳亢盛，横逆犯脾，脾失健运，水湿内生，故水肿；湿邪阻络，不通则痛，故颈椎不适。方用天麻钩藤饮加减。方中天麻、钩藤均有平肝息风之效，故重用二药；黄连、黄芩清热泻火，使肝经不致偏亢；白术、茯苓、砂仁健脾化湿，泽泻、车前子清热利湿，使湿热从水道排除；木香行气，使气顺则湿祛；肝阳上亢，皆因肝肾阴虚，无以制阳，故加杜仲、牛膝，补肝肾、强筋骨；羌活用到 20 g，剂量中等，主要用来祛湿通络而止痛；葛根舒筋活络，除湿止痹；桑枝利水通络；石菖蒲、远志安神益智；热邪亢盛，瘀阻经络，故加川芎、丹参活血化瘀；乌贼骨制胃酸，止胃痛，顾护胃气；甘草益气健脾，调和诸药。诸药合用，平肝息风，健脾化湿，效果良好。

医案三：宁某某，女，46 岁，住院患者。

主诉：阵发性胸闷、后背部胀痛 5 年，加重伴头晕、恶心、呕吐 3 天。

现病史：患者 5 年前无明显诱因，出现活动后阵发性胸闷、气短症状，有时伴有后背部胀痛，无明显前胸痛，每次持续 3 ~ 5 分钟，休息或含服速效救心丸后即可缓解，曾于我院就诊。根据家族史、症状、体征及辅助检查，诊断为“冠心病”，经住院治疗后好转。出院后未遵医嘱服药，自行服用诺迪康、速效救心丸等药物维持治疗，期间病情曾有反复，未就医。近 3 天来，无明显诱因出现咳嗽、耳鸣、头晕、咽痛，自行服用牛黄解毒片、左氧氟沙星胶囊治疗 3 天无效，且病情逐渐加重。7 小时前开始出现天旋地转、恶心、呕吐，大汗，呕吐物为胃内容物，吐后症状未见减轻。头晕与颈部活动、体位变化明显相关，无头痛，无发热，无明显胸痛及肩部放射痛，无黑矇、晕厥及肢体活动不灵。急诊入院，测血压 120/80 mmHg，为求进一步治疗，收入我科。发病以来，精神可，大小便正常，睡眠差，近来体重、情绪等无明显改变。

既往史：患者既往身体状况一般。有高胆固醇血症病史5年余，应用辛伐他汀效果欠佳。否认高血压病、糖尿病、脑血管病、慢性肝病、慢性肾病等病史。否认肝炎、结核等传染病史。无手术外伤史，无输血史。对青霉素类、头孢类、红花类活血药物过敏，否认其他药物过敏史。预防接种史叙述不祥。

个人史、月经婚育史、家族史：出生并长期居于济南，否认疫水及疫地接触史，无饮酒吸烟史。月经史13 3～5/28～30 45，无停经后不规则阴道流血，适龄结婚，配偶及子女身体健康。否认家族性遗传病史。

查体：T 36.5 ℃ P 63 次/分 R 20 次/分 BP 120/66 mmHg 中年女性，神志清，精神可，呼吸平稳，发育正常，营养良好，平车推入病房，自主体位，查体合作。全身皮肤、黏膜无黄染、皮疹及出血点，浅表淋巴结未触及肿大。头颅无畸形，眼睑无水肿，睑结膜无苍白，巩膜无黄染，双瞳孔等大等圆，对光反射正常存在。口唇无紫绀，伸舌居中，咽无充血，扁桃体不大，颈软，颈静脉无怒张，气管居中，甲状腺不肿大。胸廓对称，双侧呼吸动度、触觉语颤对称，双肺叩清音，听诊双肺呼吸音清，双肺可闻及散在干啰音，未闻及湿啰音。心前区无隆起，心尖搏动无弥散，未触及震颤，心界无扩大，心率63次/分，律齐，A2 > P2，各瓣膜听诊区未闻及病理性杂音，无心包摩擦音，周围血管征（－）。腹平坦，未见肠型及蠕动波，无腹壁静脉曲张，腹软，无压痛、反跳痛，墨菲氏征阴性，麦氏点无压痛，肝脾肋下未及，腹叩鼓，肝肾区无叩痛，移动性浊音（－），肠鸣音正常。肛门、直肠、外生殖器正常。脊柱、四肢无畸形，关节无红肿，无杵状指、趾，四肢肌力、肌张力正常，双下肢无水肿。腹壁、肱二头肌、肱三头肌、膝腱、跟腱反射正常，巴氏征（－），脑膜刺激征（－）。

辅助检查：我科心电图：窦性心律，Ⅲ导联、V_1导联T波倒置。颈椎MR：轻度椎间盘突出。

入院诊断：1. 冠心病 心功能代偿期；2. 高胆固醇血症；3. 呼吸道感染。

刻下症见：头晕较前减轻，但仍有头晕阵发，视物旋转，伴心悸胸闷，恶心、无呕吐，心肺查体无明显变化，双下肢水肿，下肢无力。舌紫暗，苔黏腻，脉滑。

综合脉症，四诊合参，本证当属祖国医学“眩晕”范畴，证属痰湿中阻，当以健脾利水，清热燥湿为主要治疗原则，方用泽泻汤加味，整方如下：

炒泽泻 60 g　白术 12 g　半夏 9 g　黄芩 20 g
怀牛膝 15 g　珍珠母 30 g　生甘草 12 g

7 剂，水煎服，日 1 剂

二诊：胸闷、头晕好转，仍下肢乏力，上方加丹参 20 g、川芎 20 g，7 剂继服。

三诊：未再胸闷，头晕继续减轻，下肢乏力有所好转，继服上方，巩固疗效。

按：脾胃虚弱，健运失司，以致水谷不化精微，聚湿生痰，痰湿中阻，浊阴不降，引起眩晕；痰湿上犯心胸，阻遏心阳，气机不畅，心脉痹阻，心失所养，故胸闷、心悸；中焦气机不畅，故恶心；水湿泛溢肌肤，故水肿；舌紫暗，苔黏腻，脉滑为痰湿中阻之象。方中重用泽泻，利水渗湿，白术健脾祛湿，二药配伍，一者重在祛湿，使已停之饮从小便而去，一者重在健脾，使水湿既化而不聚；怀牛膝祛湿利尿，使湿邪自小便而去；半夏温燥，善于燥湿化痰，降逆散结；黄芩苦寒，可清热燥湿；珍珠母质重沉降，镇心定眩；川芎辛温香燥，走而不守，既能行散，上行可达巅顶，行气利水；丹参活血散瘀，通行经络；甘草调和诸药。诸药合用，共奏健脾利水，清热燥湿之功。

医案四：李某某，女，61 岁，门诊患者。

主诉：头晕、头胀 3 个月。

患者自述近 3 个月来头晕，头胀，测血压 125/80 mmHg 左右，为进一步诊治，前来就诊。刻下症见：头晕、头胀，眠差，耳鸣，血脂稍高，舌红，苔薄白，脉弦。

综合脉症，四诊合参，本证当属祖国医学“眩晕”范畴，证属肝阳上亢，当以平肝潜阳为主要治疗原则，方用泽泻汤加味，整方如下：

制首乌 100 g　草决明 100 g　泽泻 100 g　水蛭 60 g
三七 60 g　珍珠母 300 g

上方 1 剂，磨超微粉，每次 5 g，每日 2 次

二诊：上述症状已明显减轻，现口干黏，予上方加石斛 300 g、黄芩

100 g。

按：肝阳上亢，阳升风动，上扰清窍，故头晕、头胀、耳鸣；肝火扰心，心神不宁，故睡眠差；舌红，苔薄白，脉弦为肝阳上亢之象。方中制首乌苦甘，养血滋阴，滋补肝肾，安神，对肝肾阴虚、肝阳上亢引起的眩晕、耳鸣有较好的疗效，同时可以化浊降脂；草决明苦寒，清肝明目，又能降血脂；珍珠母质重沉降，平肝潜阳，镇心安神；石斛味甘，可益胃生津，滋阴清热；黄芩苦寒，善清热泻火；泽泻、水蛭、三七经现代药理学研究证明均有降低血脂的功效。诸药合用，共奏平肝潜阳之功。

医案五：李某某，男，72 岁，门诊患者。

主诉：头晕多年，加重伴纳差 1 周。

患者平素血压偏低，平时血压约 90/50 mmHg，经常头晕，近 1 周来患者头晕加重，伴有食欲差，为进一步诊治，前来就诊。刻下症见：头晕，测血压 89/52 mmHg，纳差，全身乏力，眠差，口干，舌质红，苔薄黄，脉弱。

综合脉症，四诊合参，本证当属祖国医学“眩晕”范畴，证属脾胃虚弱，中气亏虚，当以补中益气为主要治疗原则，方用补中益气汤加减，整方如下：

黄芪 45 g	党参 20 g	白术 12 g	川芎 15 g
当归 12 g	熟地 15 g	肉桂 12 g	柴胡 9 g
升麻 6 g	木香 9 g	生甘草 6 g	连翘 20 g
乌贼骨 30 g	远志 12 g	石斛 15 g	焦三仙 30 g(各)
杜仲 20 g	仙灵脾 20 g	桔梗 9 g	

5 剂，水煎服，日 1 剂

二诊：乏力好转，头晕、纳差减轻，仍口干、眠差，上方石斛改为 30 g，加珍珠母 40 g，药量 ×10，制成膏方，长期服用。

按：脾胃为后天之本，气血化生之源，患者平素脾胃虚弱，中气亏虚，气血化生不足，故头晕、乏力；脾胃虚弱，脾失健运，不能为胃行其津液，故纳差，口干；心失所养，心神不宁，故眠差；水谷郁而化热，故舌红苔黄。治宜补中益气，方用补中益气汤加减。方中黄芪补中益气、升阳固表；党参、白术、甘草甘温益气，补益脾胃；当归、熟地补血和营，川芎行气活血，使补血而不滞血；升麻、柴胡协同参、芪升举清阳；肉桂、杜仲、仙灵脾温补肾阳，以资先天；木香行气健脾，使补而不滞；连翘清热；远志安神定志；石斛滋阴生津；桔梗宣肺行气，上提诸药；焦三仙消食健脾，乌贼骨制酸止痛，二者合用，顾护胃气；珍珠母质重沉降，镇心安神；甘草调和诸药。诸药合用，共奏补中益气之功。

医案六：马某某，女，46 岁，门诊患者。

主诉：头晕 10 年，加重伴晕厥 1 天。

患者自述 10 年前开始出现头晕，有时伴晕厥，约每年 2 次，多在排尿后晕厥，今晨排尿后患者再次出现晕厥 1 次，1 分钟后自行醒来，为进一步诊治，前来就诊。刻下症见：头晕，头胀，心慌，平素怕冷，腹泻，舌质淡，胖大，边有齿痕，苔薄白，脉弱。颅脑 CT 示腔隙性脑梗死。

综合脉症，四诊合参，本证当属祖国医学“眩晕”范畴，证属脾胃虚弱，清阳不升，当以补中益气，升举阳气为主要治疗原则，方用补中益气汤加减，整方如下：

黄芪 30 g	党参 15 g	白术 12 g	茯苓 6 g
桂圆 15 g	当归 20 g	柴胡 15 g	升麻 6 g
连翘 15 g	乌贼骨 30 g	藿香 20 g	焦三仙 20 g（各）
佩兰 15 g	白蔻仁 20 g（后入）		

7 剂，水煎服，日 1 剂

二诊：未再晕厥，头晕减轻，仍怕冷、腹泻，上方加附子 12 g（先煎）、肉桂 6 g，7 剂，水煎服。

三诊：诸症减轻，上方药量 ×10，制成膏方，长期服用，巩固疗效。

按：脾胃虚弱，清阳不升，故头晕；脾胃虚弱，水湿内生，健运失司，故腹泻；脾胃虚弱，失于温煦，故平素怕冷；舌质淡，胖大，边有齿痕，苔薄白，脉弱为脾虚之象。方中黄芪补中益气、升阳固表；党参、白术、茯苓甘温益气，补益脾胃；当归补血和营，桂圆补益气血，健运脾胃；升麻、柴胡协同参、芪升举清阳；白蔻仁、藿香、佩兰芳香温燥，健脾化湿；附子大辛大热，温阳补火，肉桂补火助阳，引火归元，二药合用，温阳散寒；湿邪瘀久化热，用连翘清热，防食积化热，焦三仙消食健脾，乌贼骨制酸止痛，三者合用，顾护胃气。诸药合用，共奏补中益气，升举阳气之功。

第五节　不寐

一、概念

不寐是以经常不能获得正常睡眠为特征的一类病证。主要表现为睡眠时间、深度的不足，轻者入睡困难，或寐而不酣，时寐时醒，或醒后不能再寐，重者彻夜不寐，常影响人们的正常工作、生活、学习和健康。西医学的神经官能症、更年期综合征、慢性消化不良、贫血、动脉粥样硬化症等以不寐为主要临床表现时，可参考本篇内容辨证论治。

不寐在《内经》中称为“目不瞑”“不得眠”“不得卧”，并认为不寐原因主要有两种，一是其他病证影响，如咳嗽、呕吐、腹满等，使人不得安卧；二是气血阴阳失和，使人不能入寐，如《素问·病能论》曰：“人有卧而有所不安者，何也？……脏有所伤及，精有所寄，则安，故人不能悬其病也。”《素问·逆调论》还记载有“胃不和则卧不安”是指“阳明逆不得从其道”，“逆气不得卧，而息有音者”。后世医家延伸为凡脾胃不和，痰湿、食滞内扰，以致寐寝不安者均属于此。《难经·四十六难》认为老人不寐的病机为“血气衰，肌肉不滑，荣卫之道涩，故昼日不能精，夜不得寐也”。汉代张仲景在《伤寒杂病论》中记载了用黄连阿胶汤及酸枣仁汤治疗不寐，至今临床仍有应用价值。《古今医统大全·不得卧》较详细地分析了不寐的病因病机，并对临床表现及其治疗原则作了较为详细的论述。张景岳《景岳全书·不寐》较全面地归纳和总结了不寐的病因病机及其辨证施治方法，“寐本乎阴，神其主也，神安则寐，神不安则不寐，其所以不安者，一由邪气之扰，一由营气不足耳”，还认为“饮浓茶则不寐，心有事亦不寐者，以心气之被伐也”。《景岳全书·不寐·论治》中指出“无邪而不寐者……宜以养营气为主治……即有微痰微火皆不必顾，只宜培养气血，血气复则诸症自退，若兼顾而杂治之，则十曝一寒，病必难愈，渐至元神俱竭而不可救者有矣”；“有邪而不寐者，去其邪而神自安也”。

二、诊断要点

1. 轻者入睡困难或睡而易醒，醒后不寐，连续 3 周以上，重者彻夜难眠。

2. 常伴有头痛、头昏、心悸、健忘、神疲乏力、心神不宁、多梦等症。

3. 本病证常有饮食不节，情志失常，劳倦，思虑过度，病后体虚等病史。

三、辨治要点

本病辨证首分虚实。虚证，多属阴血不足，心失所养，临床特点为体质瘦弱，面色无华，神疲懒言，心悸健忘。实证为邪热扰心，临床特点为心烦易怒，口苦咽干，便秘溲赤。次辨病位，病位主要在心。由于心神的失养或不安，神不守舍而不寐，且与肝胆脾胃肾相关。急躁易怒而不寐，多为肝火内扰；脘闷苔腻而不寐，多为胃腑宿食，痰热内盛；心烦心悸，头晕健忘而不寐，多为阴虚火旺，心肾不交；面色少华、肢倦神疲而不寐，多属脾虚不运，心神失养；心烦不寐，触事易惊，多属心胆气虚等。

治疗当以补虚泻实，调整脏腑阴阳为原则。实证泻其有余，如疏肝泻火，清化痰热，消导和中；虚证补其不足，如益气养血，健脾补肝益肾。在泻实补虚的基础上安神定志，如养血安神，镇惊安神，清心安神。

四、医案介绍

医案一：郁某某，男，49 岁，门诊患者。

主诉：失眠 1 月余。

患者近 1 月来夜间难以入睡，心烦难耐，曾服用佳乐定，用药时有效，停药后复又失眠，遂来就诊。刻下症见：失眠，偶有心悸，心烦，头晕，舌红，苔薄黄，脉弦细。

综合脉症，四诊合参，本证当属祖国医学“不寐”范畴，证属肝血不足，虚热内扰证，当以养血安神，疏肝解郁为主要治疗原则，治以酸枣仁汤加减，整方如下：

川芎 20 g　　酸枣仁 30 g　　知母 15 g　　珍珠母 60 g

郁金 30 g　　香附 15 g　　玫瑰花 15 g　　炙甘草 6 g

7 剂，免煎颗粒，开水冲服，日 1 剂

按：本证皆由肝血不足，肝郁化火而致。肝藏血，血舍魂；心藏神，血养心。肝血不足，则魂不守舍，心失所养；肝血不足，肝失疏泄，郁而化火，热扰心神，故虚烦失眠、心悸不安；血虚无以荣润于上，每头目眩晕；舌红，脉弦细乃血虚肝旺之症。治宜养血安神，疏肝解郁。方中酸枣仁甘酸质润，入心、肝之经，养血补肝，宁心安神；知母苦寒质润，滋阴润燥，清热除烦；川芎辛散，调肝血而疏肝气，与大量酸枣仁相伍，辛散与酸收并用，补血与行血结合，具有养血调肝之妙；珍珠母质重沉降，镇心安神；香附归肝、脾、三焦经，功善疏肝解郁，理气宽中，郁金、玫瑰花理气和血，与香附同用，加强疏肝解郁之功；甘草调和诸药。诸药相伍，标本兼治，养中兼清，补中有行，共奏养血安神，疏肝解郁之效。

医案二：王某某，女，74 岁，住院患者。

主诉：阵发性胸闷、胸痛 20 年余，加重 1 天。

现病史：患者 20 余年前无明显诱因感阵发性胸闷、胸痛，为心前区闷痛，伴左肩部不适，出汗较多，多于晨起活动后发作，数日发作一次，每次持续约十分钟，曾于我院门诊就医，心电图示“冠供不足”，间断服用阿司匹林、复方丹参滴丸等药，症状控制可。昨日白天无明显诱因出现阵发性胸闷、憋气加重，心前区闷痛，先后发作 2 次，第 1 次持续半小时，第 2 次持续 40 分钟，伴全身乏力、出汗，视物模糊，无胸痛及肩背部疼痛发作，均经服用复方丹参滴丸 10 余粒后症状缓解。患者于今日下午 1 时许活动后再次胸闷憋气不适持续 10 余分钟，经休息后症状缓解。于晚 6：40 再次胸闷憋气加重，心前区闷痛，持续约 40 分钟，伴恶心，呕吐 1 次，为胃内容物，腹部不适，大便 1 次，为大量稀便，无发热，无咳嗽咳痰，无晕厥及意识肢体活动障碍，无夜间阵发性呼吸困难，服用复方丹参滴丸 15 粒后症状缓解，来我院急诊就诊，测血压 170/80 mmHg，为进一步诊治收入院。患者自发病以来，神志清，精神差，食欲不振，夜眠欠佳，大小便无异常，体重无明显减轻。

既往史：患者既往身体状况一般，高血压病 20 余年，血压最高 220/110 mmHg，现服用洛汀新等 ACEI 类出现咳嗽不能耐受，近期服用倍博特，血压控制正常。高胆固醇血症病史5年余，曾服用辛伐他汀，效果欠佳。否认糖尿病、慢性支气管炎、肾病等病史。否认肝炎、结核等传染病史。否认外伤、手术史。无输血史，无药物及食物过敏史。预防接种史随当地进行。

个人史、月经婚育史、家族史：长期居于济南，否认疫水及疫地接触史，月经史：17 3~5/28~30 45，绝经后无不规则阴道流血。适龄结婚，配偶因脑膜瘤去世多年。2子2女身体健康。否认家族遗传病及传染病史。

查体：T 36.2 ℃ P 62次/分 R 18次/分 BP 141/69 mmHg 老年女性，神志清，精神差，发育正常，营养良好，平车推入病房，自主体位，查体合作。全身皮肤、黏膜无黄染、皮疹、出血点，浅表淋巴结未触及肿大。头颅无畸形，眼睑无水肿，巩膜无黄染，睑结膜无苍白，双侧瞳孔等大等圆，对光反射存在。口唇略紫绀，咽无充血，伸舌居中，颈软，颈静脉无怒张，气管居中，甲状腺不肿大。胸廓对称无畸形，双侧呼吸动度对称，触觉语颤正常存在，双肺叩清音，听诊双肺呼吸音粗，未闻及干湿性啰音。心前区无隆起，心尖搏动无弥散，未触及震颤，心界无扩大，心率62次/分，律齐，A2>P2，各瓣膜听诊区未闻及病理性杂音，无心包摩擦音，周围血管征（-）。腹平坦，未见胃肠型及蠕动波，无腹壁静脉曲张，腹软，无压痛、反跳痛，墨菲氏征（-），肝脾肋下未触及，腹叩鼓，肝区及双肾区无叩痛，移动性浊音（-），肠鸣音正常。双下肢无水肿，脊柱、四肢无畸形，关节无红肿，无杵状指、趾，四肢肌力、肌张力正常。双侧巴氏征（-），脑膜刺激征（-）。

辅助检查：心电图（我科）：窦性心律，Ⅲ avF 呈 QS 波。

入院诊断：1. 冠心病 急性冠脉综合征 心功能Ⅰ级；2. 高血压病3级；3. 高胆固醇血症。

刻下症见：睡眠差，夜梦多，胸闷减轻，未再胸痛，大便困难，3日一行，舌红，苔黄，脉沉。

综合脉症，四诊合参，本证当属祖国医学“不寐”范畴，证属肝火扰心证，当以清肝泻火，养血安神为主要治疗原则，整方如下：

黄芪30 g	麦冬15 g	五味子3 g	川芎20 g
丹参20 g	木香12 g	桔梗10 g	生甘草20 g
炒枣仁30 g	炒栀子20 g	柴胡9 g	珍珠母60 g

茯神木 30 g　　石菖蒲 30 g　　制远志 20 g　　紫石英 30 g
炒枳实 30 g　　薤白 20 g　　苏梗 20 g　　焦三仙 15 g(各)

7 剂，免煎颗粒，开水冲服，日 1 剂

二诊：睡眠改善，胸闷减轻，仍大便干，上方加瓜蒌 30 g、麻仁 30 g，7 剂，免煎颗粒，日 1 剂。

三诊：睡眠可，未再胸闷，大便 2 日一行，上方继服，巩固疗效。

按：肝郁化火，邪火扰动心神，心神不宁；肝郁化火，损伤心血，心神失养，故眠差；心血损伤，心脉失养，故胸闷；热邪伤津，津枯肠燥，故大便干。方中栀子苦寒，清热泻火；酸枣仁甘酸质润，入心、肝之经，养血补肝，宁心安神；茯神木甘平，宁心，安神，主治各种失眠；远志苦温，安神益智，疏肝解郁；石菖蒲益智醒神，理气活血；珍珠母、紫石英质重沉降，镇心安神；柴胡舒畅肝经之气，清解肝中郁热；黄芪甘温，补中益气，麦冬甘寒，滋养肺胃阴津，五味子酸温，敛肺止汗，生津止渴，三药合用，益气养阴，令气阴两复，肺润津生；川芎味辛，性温，归肝、胆、心包经，功效活血行气，祛风止痛，本品辛散温通，既能活血化瘀，又能行气止痛；丹参味苦，性微寒，归心、心包、肝经，可活血调经，祛瘀止痛；薤白通阳散结，行气止痛，因本品辛散苦降，温通滑利，善散阴寒之凝滞，行胸阳之壅结，故为治胸痹之要药；苏梗理气宽中，枳实降逆下气，木香行气导滞，三药合用，调畅气机；瓜蒌宽胸散结，润肠通便；麻仁性味甘平，质润多脂，功善润肠通便；肺与大肠相表里，桔梗开宣肺气；焦三仙健脾消食，顾护胃气；甘草调和诸药。本例患者年老体衰，正气已虚，因此并未使用大量苦寒之品祛邪，以防进一步损伤正气。诸药合用，共奏清肝泻火，养血安神之功。

医案三：王某某，女，68 岁，住院患者。

主诉：阵发性胸闷、憋气 20 余年，加重伴心慌、乏力 1 周。

现病史：患者 20 年前开始出现胸闷、气短，多于活动后出现，行心电图检查示 ST－T 改变，诊断为冠心病，并多次住院治疗，平常间断服用拜阿司匹林、倍他乐克缓释片、螺内酯等药物，症状仍时有发作。2 月前患者活动后感胸闷、气短较前加重，快步行走及爬楼时均出现，有时伴有后背痛，发作时偶有恶心，在我院住院治疗。2015.01.05 心电图（我院）：ST－T 改变，诊断为冠心病，经营养心肌、调脂、降压等治疗，症状缓解后出院，出院后常规服用倍博特、倍他乐克口服治疗。1 周前，患者出现胸闷、憋气，步行五六步即可出现，伴乏力，偶有心慌，无胸痛及肩背部放射痛，无咳嗽、咳痰。口服药物治疗后，未见好转，今日为进一步治疗收入院。患者自发病以来，饮食少，睡眠差，大小便正常，体重未有明显变化。

既往史：平素健康状况一般。高血压病史 40 余年，血压最高 190/120 mmHg，曾口服卡托普利出现咳嗽不能耐受，目前口服倍博特降压治疗，血压控制尚可。股骨头坏死病史 7 年余。高胆固醇血症病史 5 年，曾服用舒降之治疗，效果不佳。慢性胃炎病史 1 余年。否认肝炎、结核等传染病史。否认重大外伤史、手术史、输血史。对青霉素、红花黄色素过敏。否认食物及其他药物过敏史。预防接种随当地进行。

个人史、月经婚育史、家族史：出生并长期居于济南，否认疫水及疫地接触史。无吸烟、饮酒史。已婚，配偶及子女体健，否认家族中有遗传病及传染病史。

查体：T 36.5 ℃ P 71 次/分 R 18 次/分 BP 160/110 mmHg 老年女性，神志清，精神欠佳，发育正常，腹型肥胖，自动体位，查体合作。全身皮肤、黏膜无黄染，全身皮肤无皮疹。浅表淋巴结未触及肿大，头颅无畸形，眼睑无水肿，巩膜无黄染，睑结膜无苍白，双侧瞳孔等大等圆，对光反射存在。口唇无紫绀，咽略充血，颈软，颈静脉无怒张，气管居中。胸廓对称无畸形，双侧呼吸动度对称，触觉语颤正常存在，双肺叩清音，听诊双肺呼吸音清，未闻及干湿性啰音，心前区无隆起，心尖搏动无弥散，未触及震颤，心界无扩大，心率 71 次/分，律齐，A2 > P2，各瓣膜听诊区未闻及病理性杂音，无心包摩擦音。腹略膨隆，未见胃肠型及蠕动波，无腹壁静脉曲张，腹软，无压痛及反跳痛，墨菲氏征（ - ），肝脾未触及，肝区及双肾区无叩痛，移动性浊音（ - ），肠鸣音正常。双下肢轻度水肿，脊柱、四肢无畸形，关节无红肿，无杵状指、趾，四肢肌力、肌张力正常。双侧巴氏征（ - ），脑膜刺激征（ - ）。

辅助检查：心电图（我院）：窦性心律 大致正常心电图。

入院诊断：1. 冠心病 不稳定型心绞痛；2. 高血压病 3 级；3. 高胆固醇血症；4. 2 型糖尿病；5. 慢性胃炎。

刻下症见：胸闷、憋气减轻，未再心慌，睡眠差，夜间难以入睡，乏力，饮食差，双下肢水肿，舌红，苔薄黄，脉沉。

综合脉症，四诊合参，本证当属祖国医学“不寐”范畴，证属肝火扰心证，当以清肝泻火，养血安神为主要治疗原则，整方如下：

黄芪 30 g	麦冬 15 g	五味子 5 g	川芎 20 g
丹参 20 g	栀子 20 g	柴胡 10 g	炒枣仁 30 g
茯神 30 g	石菖蒲 15 g	远志 15 g	紫石英 30 g
木香 10 g	生甘草 6 g	珍珠母 60 g	知母 20 g
当归 30 g	元胡 20 g	杜仲 15 g	葶苈子 30 g(包煎)
泽泻 30 g	连翘 15 g	车前子 30 g(包煎)	

7 剂，水煎服，日 1 剂

二诊：睡眠改善，饮食尚可，夜间可间断入睡，稍有汗出，活动后胸闷，仍有乏力，上方加浮小麦 30 g、枇杷叶 30 g、牛膝 15 g，继服 7 剂。

按：肝郁化火，邪火扰动心神，心神不宁；肝郁化火，损伤心血，心神失养，故眠差；心血损伤，心脉失养，故胸闷、憋气；肝郁乘脾，脾失健运，则饮食差、水肿。方中黄芪甘温，补中益气，麦冬甘寒，滋养肺胃阴津，五味子酸温，敛肺止汗，生津止渴，三药合用，益气养阴，令气阴两复，肺润津生；川芎味辛，性温，归肝、胆、心包经，功效活血行气，祛风止痛，本品辛散温通，既能活血化瘀，又能行气止痛；丹参味苦，性微寒，归心、心包、肝经，可活血调经，祛瘀止痛；元胡性温，味辛苦，入心、脾、肝、肺，是活血化瘀、行气止痛之妙品；栀子苦寒，清热泻火；知母清热泻火，滋阴润燥；酸枣仁甘酸质润，入心、肝之经，养血补肝，宁心安神；茯神甘平，宁心，安神，主治各种失眠；远志苦温，安神益智，疏肝解郁；石菖蒲益智醒神，理气活血；珍珠母、紫石英质重沉降，镇心安神；柴胡舒畅肝经之气，清解肝中郁热；木香行气导滞，调畅气机；当归养血增液，血充则心火可制；连翘辛散，清热泻火；杜仲、牛膝祛风湿，补肝肾，强筋骨；泽泻利水渗湿，化浊降脂，葶苈子泻肺平喘，利水消肿，车前子利水通淋，上三药共同利水祛湿，使邪有出路；甘草益气健脾，调和诸药。诸药合用，共奏清肝泻火，养血安神之功。

第六节　头痛

一、概念

头痛是指由于外感与内伤，致使脉络拘急或失养，清窍不利所引起的以头部疼痛为主要临床特征的疾病。头痛既是一种常见病证，也是一个常见症状，可以发生于多种急慢性疾病过程中，有时亦是某些相关疾病加重或恶化的先兆。西医学中的偏头痛，还有国际上新分类的周期性偏头痛、紧张性头痛、丛集性头痛及慢性阵发性偏头痛等，凡符合头痛证候特征者均可参考本节辨证论治。

我国对头痛病认识很早，在殷商甲骨文就有“疾首”的记载。《内经》称本病为“脑风”“首风”。《素问·风论》认为其病因乃外在风邪寒气犯于头脑而致。《素问·五脏生成》还提出“是以头痛巅疾，下虚上实”的病机。汉《伤寒杂病论》在太阳病、阳明病、少阳病、厥阴病篇章中较详细地论述了外感头痛病的辨证论治。隋《诸病源候论》已认识到“风痰相结，上冲于头”可致头痛。宋《三因极一病证方论》对内伤头痛已有较充分的认识，认为“有气血食厥而疼者，有五脏气郁厥而疼者”。金元以后，对头痛病的认识日臻完善。《东垣十书》指出外感与内伤均可引起头痛，据病因和症状不同而有伤寒头痛、湿热头痛、偏头痛、真头痛、气虚头痛、血虚头痛、气血俱虚头痛、厥逆头痛等，还补充了太阴头痛和少阴头痛，从而为头痛分经用药创造了条件。《丹溪心法》认为头痛多因痰与火。《普济方》认为：“气血俱虚，风邪伤于阳经，入于脑中，则令人头痛。”明《古今医统大全·头痛大法分内外之因》对头痛病进行总结说：“头痛自内而致者，气血痰饮、五脏气郁之病，东垣论气虚、血虚、痰厥头痛之类是也；自外而致者，风寒暑湿之病，仲景伤寒、东垣六经之类是也。”另外，文献有头风之名，实际仍属头痛。正如《证治准绳·头痛》所说：“医书多分头痛、头风为二门，然一病也，但有新久去留之分耳。浅而近者名头痛，其痛卒然而至，易于解散速安也；深而远者为头风，其痛作止不常，愈后遇触复发也。皆当验其邪所从来而治之。”

二、诊断要点

1. 以头痛为主症，表现为前额、额颞、巅顶、顶枕部甚至全头部疼痛，头痛性质或为跳痛、刺痛、胀痛、昏痛、隐痛、空痛。或突然发作，或反复发作。疼痛持续时间可以数分钟、数小时、数天或数周不等。

2. 有外感、内伤引起头痛的因素，或有反复发作的病史。

3. 检查血常规、测血压，必要时做脑脊液、脑血流图、脑电图检查，有条件时做经颅多普勒、颅脑 CT 和 MRI 检查，有助于排除器质性疾病，明确诊断。

三、辨治要点

头痛的治疗须分内外虚实，外感所致属实，治疗当以祛邪活络为主，视其邪气性质之不同，分别采用祛风、散寒、化湿、清热等法，外感以风为主，故强调风药的使用。内伤所致多虚，治疗以补虚为要，视其所虚，分别采用益气升清、滋阴养血、益肾填精，若因风阳上亢则治以息风潜阳，因痰瘀阻络又当化痰活血为法。虚实夹杂，扶正祛邪并举。

四、医案介绍

医案一：李某某，女，54 岁，门诊患者。

主诉：头痛 3 天。

患者 3 天前外出爬山，外感风热，后出现头痛、头晕，3 天来未缓解，前来就诊。刻下症见：两侧及巅顶胀痛，头晕，两眼发胀，舌暗，苔黄，脉沉弦。

综合脉症，四诊合参，本证当属祖国医学“头痛”范畴，证属风热头痛，当以疏风清热为主要治疗原则，方用芎芷石膏汤加减，整方如下：

川芎 15 g	白芷 20 g	生石膏 40 g	蔓荆子 20 g
白蒺藜 20 g	菊花 20 g	乌贼骨 20 g	生甘草 6 g

3 剂，免煎颗粒，开水冲服，日 1 剂

按：“伤于风者，上先受之”，风邪挟热，上犯于头，侵扰清空，清阳之气受阻，气血不畅，阻遏络道而发为头痛。其病机以风为主，故治疗时应加强风药的使用。川芎辛温香燥，走而不守，能行能散，上行可达巅顶，祛风止痛，白芷辛温，祛风止痛，川芎、白芷善止头痛，但偏于辛温，故伍以菊花、石膏校正其温性，变辛温为辛凉，疏风清热而止头痛；蔓荆子辛能散风，微寒清热，轻浮上行，主散头面之邪，有祛风止痛之效，白蒺藜主入肝经，平肝祛风，去除肝经热邪，二者配伍祛风清热而止头痛；乌贼骨制胃酸，止胃痛，防上药损伤胃气；生甘草清热解毒，调和诸药。诸药合用，疏风清热，但多为辛香凉燥之品，长期服用，恐伤阴津，故只开3剂，中病即止。

医案二：马某某，女，37岁，门诊患者。

主诉：阵发性头痛10年余。

患者10年前开始出现头痛，呈阵发性，劳累时易发作，发作时伴呕吐，行颅脑CT及MRI检查，未出现明显异常，前来就诊。刻下症见：头痛昏蒙，胸胁痞闷，纳呆恶心，伴颈椎不适，舌红，苔薄黄，脉滑。

综合脉症，四诊合参，本证当属祖国医学“头痛”范畴，证属痰浊头痛，当以燥湿化痰，通窍止痛为主要治疗原则，方用二陈汤合芎芷石膏汤加减，整方如下：

川芎 20 g	白芷 15 g	生石膏 30 g	菊花 15 g
白蒺藜 15 g	蔓荆子 15 g	半夏 9 g	陈皮 12 g
乌贼骨 30 g	羌活 20 g	葛根 30 g	焦三仙 20 g(各)
生甘草 9 g	桑枝 30 g	桂枝 12 g	

7剂，水煎服，日1剂

二诊：头痛减轻，仍有恶心纳呆，上方加香薷12 g，行水散湿，温胃调中，继服7剂，巩固疗效。

按：痰蒙清窍，清阳之气受阻，气血不畅，阻遏络道而发为头痛，痰浊中阻，阻遏气机，故痞闷、恶心，治疗宜以祛湿为主。半夏辛温性燥，最善燥湿化痰，且能降逆和胃而止呕；陈皮理气燥湿，使气顺而痰消；《丹溪心法》提出“头痛需用川芎”，川芎辛温香燥，走而不守，能行能散，上行可达巅顶，行气止痛，《本草汇言》“白芷，上行头目，下抵肠胃，中达肢体，遍通肌肤以至毛窍，而利泄邪气”，同时白芷辛温，可燥湿祛痰；川芎、白芷善止头痛，但偏于辛温，故伍以菊花、石膏校正其温性；“伤于风者，上先受之”，风为百病之长，蔓荆子辛能散风，微寒清热，轻浮上行，主散头面之邪，有祛风止痛之效，白蒺藜主入肝经，平肝祛风，二者配伍祛风而止头痛；痰湿阻络，不通则痛，故颈椎不适，羌活用到20 g，剂量中等，主要用来祛湿通络而止痛；葛根舒筋活络，除湿止痹；桑枝利水通络；桂枝温阳化气以行水；乌贼骨制酸止痛，焦三仙健脾消食，二者合用，顾护胃气；生甘草调和诸药。诸药配伍，燥湿化痰，通窍止痛，效果显著。

医案三：孙某某，男，49岁，住院患者。

主诉：阵发性胸闷、憋气5年余，加重伴左下肢疼痛、发热3天。

现病史：患者5年前劳累后感胸闷、憋气，无胸痛，休息后好转。无头晕、头胀，无恶心呕吐，无咳嗽咳痰，无发热。间断口服药物治疗（药名不详）。多次于我科住院，明确冠心病的诊断。3天前无明显诱因发热，热峰39.5 ℃。于省立医院就诊，化验血象高，考虑上感，静点阿奇霉素等药物，效果不佳，体温仍时有升高，左下肢出现红肿胀痛，考虑丹毒，加用喹诺酮类抗生素。昨晚仍有发热，伴胸闷、憋气，心前区不适，今日门诊就诊，为进一步诊治收入我科。刻下症见：胸闷、憋气。

既往史：既往体质一般，高胆固醇血症病史3年余，口服舒降之效果不佳，现口服立普妥治疗。无高血压病史。无糖尿病、慢性肾病病史。否认肝炎、结核等传染病病史。无药物过敏史。预防接种史叙述不清。

个人史、婚育史、家族史：长期居于济南，否认疫水及疫地接触史，吸烟20余年，30支/天。饮酒史20余年，每日半斤白酒。适龄结婚，配偶及子女均体健，否认家族中有遗传病史。

查体：T 37.5 ℃ P 67次/分 R 19次/分 BP 125/70 mmHg 中年男性，神志清，精神可。发育正常，营养一般。查体合作。全身皮肤、黏膜无黄染、皮疹及出血点，浅表淋巴结未触及肿大。头颅无畸形，眼睑无水肿，球结膜无水肿，睑结膜无苍白，巩膜无黄染，双侧瞳孔等大等圆，对光反射正常存在。口唇无紫绀，咽无充血，颈软，颈静脉无怒张，气管居中，甲状腺不肿大。胸廓对称，双侧呼吸动度、触觉语颤对称，双肺叩清音，听诊双肺呼吸音清，未闻及干湿性啰音。心前区无隆起，心尖搏动无弥散，未触及震颤，心界无明显扩大，心率67次/分，律齐，A2＞P2，各瓣膜听诊区未闻及病理性杂音，腹平坦，腹软，无压痛及反跳痛，肝脾肋下未触及，肝区及双肾区无叩痛，移动性浊音（－），肠鸣音正常。肛门、直肠、外生殖器未查。脊柱、四肢无畸形，无杵状指，双侧肌力及肌张力正常。左小腿红肿，皮温高，无皮疹，无破溃，无渗液。双侧巴氏征（－），脑膜刺激征（－）。

辅助检查：心电图（我科）示：正常心电图。

入院诊断：1. 冠心病 心功能Ⅱ级；2. 高胆固醇血症；3. 左下肢丹毒。

刻下症见：头痛、头晕，未再胸闷、憋气，未再发热，左下肢疼痛明显减轻，已无红肿，睡眠差，多梦，口苦，舌红，苔黄，脉弦。

综合脉症，四诊合参，本证当属祖国医学“头痛”范畴，证属肝阳头痛，当以平肝潜阳，通络止痛为主要治疗原则，整方如下：

黄连12 g	黄芩15 g	泽泻30 g	钩藤45 g（后入）
川芎30 g	丹参20 g	白蒺藜15 g	蔓荆子15 g
木香9 g	生甘草6 g	苏木20 g	鸡血藤30 g
杜仲12 g	牛膝15 g	桑寄生30 g	焦三仙30 g（各）
乌贼骨30 g	远志30 g	珍珠母60 g	水蛭9 g
僵蚕9 g	板蓝根30 g	虎杖30 g	连翘30 g
生石膏45 g			

7剂，水煎服，日1剂

二诊：头痛减轻，睡眠有所改善，左下肢疼痛进一步减轻，仍口苦，上方水蛭改为20 g、僵蚕改为20 g，加地龙30 g、郁金30 g、香附15 g、玫瑰花15 g，药量×10，制作膏方。

按：肝阳上亢，风热上炎，清阳之气受阻，气血不畅，阻遏络道，故发为头痛；热扰心神，心神不宁，则眠差、多梦；舌红，苔黄，脉弦为肝阳上亢之象。方中钩藤入肝经，可清肝热，平肝阳，用治肝火上炎或肝阳上亢之头痛、眩晕等症；黄芩、黄连苦寒，清泻肝胆实火；泽泻清热利湿，使邪有出路；川芎辛温，活血行气，祛风止痛；丹参苦，微寒，可活血调经，祛瘀止痛，本品善于通行血脉，祛瘀止痛，广泛用于各种瘀血病证；苏木活血祛瘀，鸡血藤补血行血，通经活络；蔓荆子辛能散风，微寒清热，轻浮上行，主散头面之邪，有祛风止痛之效，白蒺藜主入肝经，平肝祛风，二者配伍祛风而止头痛；木香辛行苦泄，性温通行，芳香行散，功可行气止痛；生石膏辛、甘，微寒，清热泻火；杜仲、牛膝、桑寄生祛风湿，补肝肾，强筋骨；远志苦、辛、温，安神益智；珍珠母质重沉降，镇心安神；板蓝根、连翘清热解毒，虎杖微苦微寒，清热解毒，散瘀止痛，三药合用，主要治疗丹毒；僵蚕祛风止痛，化瘀散结，水蛭善于通行经络，逐瘀止痛，地龙通经活络，力专善走，周行全身，以行药力，三药合用，活血化瘀，同时可增加出膏量；郁金、香附、玫瑰花疏肝解郁，清解肝中郁热，调畅气机；焦三仙健脾消食，乌贼骨制酸止痛，二者用来顾护胃气；甘草调和诸药。诸药合用，共奏平肝潜阳，通络止痛之功。

第三章　脾胃肝胆病证

脾胃病证是指在感受外邪、内伤饮食、情志不遂、脏腑失调等病因的作用下，发生在食管、脾胃、肠道的一类内科病证。

脾、胃、大肠、小肠是人体消化、吸收的主要脏器。机体的消化运动，主要依赖于胃的受纳、腐熟水谷，脾的运化水谷精微，小肠的受盛化物，泌别清浊，大肠的传化糟粕等生理功能互相密切配合，从而将饮食中的营养成分加以吸收、输布，化生气血，充养脏腑、四肢百骸，维持生命活动正常进行，同时将饮食中的废物下行，排出体外。若这一正常生理功能失常，则出现胃的腐熟、受纳异常与气失和降，小肠泌别失职，大肠传导异常等而出现相应病变。

脾胃病证的病因：多因饮食失宜、情志所伤、劳逸太过、六淫侵袭和他脏病变引起的气机失常、痰饮内生、瘀血累及而发病。

脾胃病证的病理：脾、胃、肠道的生理功能失常，导致气机阻滞，升降失常，形成湿阻、食积、火郁、痰结、瘀血等病理产物，引起胃肠病变并可累及他脏。包括如下脾、胃、小肠、大肠病机。

脾的病变，为脾气虚（脾运不健、气血亏虚、中气下陷、脾不统血），脾阳虚（中焦虚寒、水湿潴留），脾为湿困。

胃功能失调，主要是受纳和腐熟功能异常或胃失和降而致胃气上逆等病理变化，主要为胃热内盛，寒邪犯胃，食滞中阻，胃气虚，胃阴虚。

小肠受盛失司，则上为呕吐，下为泄泻；化物无权则粪便中常见不消化食物，甚则完谷不化，泌别清浊失司则有腹痛、泄泻之疾。

大肠传导太快，津液来不及吸收，则为腹泻；传导太慢，津液吸收过多，则便秘。

胃肠病证的最显著证候学特点是食欲不振，脘腹疼痛，大便异常。一般病变发展较缓慢，病程长，病情易反复发作，时好时坏。但也有急症如急性胃脘痛、急性腹痛、急性泄泻等，起病急骤，传变迅速，病程较短。

对脾胃病证的辨证，首先要抓住主症。胃肠病证有其特殊的临床表现，如恶心、呕吐、排便异常等。同时近年来应用胃肠内窥镜、组织细胞病理检查等，为辨证提供了更为准确的直观依据。其次，要了解次症和病史，问清诱发原因，特别是问清发病与饮食的关系和与冷热的关系。第三，要辨是虚是实，是寒是热，在气在血，在脏在腑。

脾胃病证的治疗原则包括：保护胃气，即在治病时不仅不可克伐胃气，且要时刻注意顾护胃气；同时在治疗各种慢性胃肠病证时，不论攻泻或补益，若要长期服用中药，须加入和胃之品。调理升降，是指若升降不及当补益，升降反作当纠正。调整阴阳平衡，是指通过寒温相适，升降并用，补虚泻实，以达到阴阳相对平衡。同时要注意对急症的处理，对急症应治以“急则治其标”，待急症改善后，调整胃肠治其本。

对脾胃病证患者的调护，应着重饮食调理、生理调摄和精神调护几个方面。其中，饮食调理具有首要作用，要根据病人平素的体质和病情不同来选择饮食。若平素脾胃虚寒或寒证的病人，宜多食性味辛热的葱、姜、韭、蒜、胡椒等；若脾胃虚弱的病人，宜以红枣、山药、扁豆、芡实、莲子肉等为辅助食品；若胃热素盛的病人，宜食梨、藕、甘蔗、蜂蜜等甘寒生津之品；若气机阻滞的病人，宜多食萝卜、佛手、金橘或用金橘皮做成的调料。此外，药菜、药点、药饭、药粥、药酒、药茶等亦可酌情选用。

饮食宜忌包括：饮食适量，有节制，忌暴饮暴食；饮食要清洁卫生，忌吃变质馊腐食物；饮食要五味无偏，忌偏食异食；饮食宜冷热相宜，忌寒温不调；进餐时间有规律，勿吃零食；饮食宜细嚼慢咽，忌狼吞虎咽；进餐时应心情舒畅、愉快，忌进食时思虑、恼怒。

生活调摄包括：顺应四时，起居有常，适当锻炼，劳逸结合，食后轻微活动，不宜剧烈活动或马上从事脑力劳动。

精神调护主要指调畅情志，保持心情舒畅，少思虑、少恼怒，这些对脾胃病证的防治具有重要意义。

肝胆病证是因七情失调、饮食不节、感受外邪或劳倦内伤所致的以肝胆疏泄失常、气血津液失调、阴阳失和为病理特征的一类病证。肝为将军之官，谋虑出焉，胆为中正之官，决断出焉。肝胆相表里，经脉相互络属，同具木火之气。临床上肝与胆的病证常相互并见，故合称肝胆病证。

就生理特性而言，肝为刚脏，性喜升动，喜条达而恶抑遏，肝体阴用阳。而肝的生理功能则为主藏血和主疏泄。肝主藏血包含三方面作用：一是可以阴柔之质，使肝之升动之性冲和条达而不亢逆为害；二是调节体内血量的分布与分配，保证机体在不同生理状态下，机体各部分对血液需求的相应满足；三是藏血宁血，防止出血。肝主疏泄有以下几方面内涵：一是调畅气机。脏腑经络器官的功能活动，有赖于气机出入的有序、肝之疏泄功能正常。若肝失疏泄，气机失调，可导致肝气郁结；肝之疏泄太过，则肝气上逆或横逆，凌犯他脏。二是促进津血输布。气行则津血得行，气郁则血行不畅，津液停著为痰、为瘀。三是促进脾胃运化之职。肝之疏泄条达，有助于胆汁的分泌排泄，从而促进脾胃对水谷的消化吸收，肝之疏泄条达，气机调畅，脾胃升降和合，水谷精微受纳运化敷布正常。若疏泄不及，则胆汁排泌不畅，而致胆胀、黄疸诸证。四是疏调情志。肝之疏泄与情志两者是相互作用，互为因果的关系。肝疏泄失调，气机不畅可致气郁，情志不畅，反之亦然。胆附于肝，与肝相连，胆有储存和排泄胆汁的生理功能，胆并主决断。《校正图注脉决·脏腑各司图》指出：“胆者，肝之府。肝藏血，胆之精气，藉肝之余气，溢于胆，积聚而成。”可见，胆汁化生与排泄是由肝之疏泄功能调控。

肝胆病证的基本病机是气机郁滞，气血水津运行敷布失调，或留著成痰、成瘀，或阴阳失衡，气逆阳亢，甚而肝风内动致脏腑功能失调，脏腑器官及筋脉、五官失养。因此，本系统的病证可分为两大类：一是以气郁、湿郁、血瘀，甚至气血水淤积成鼓，或气血水淤久化毒，或气血湿毒内结蕴积成癌，以不通、郁滞为特点的病证。一是以外感内伤致阴血亏虚或不能濡养肢体筋脉之血虚生风，或不能制约阳气致阳亢化风的风证，如眩晕、颤病、痉病之类。“鼓”“风”证至今仍属内科四大难证之列。

肝胆病证的治疗以疏通气机、调和脏腑气血阴阳为原则。疏理肝气在用药时应考虑配伍柔肝护阴之品，以防疏泄太过。肝胆疏泄失职以疏肝利胆、理气通降为法。此外，肝脏病变常涉及脾胃。仲景曾言：“见肝之病，知肝传脾，当先实脾。”临床上肝与脾在生理上可谓“土疏木荣”“木疏土健”，在病理上可见“木郁克土”“土壅木郁”“土虚木贼”。肝藏血，脾统血，肝司疏泄，脾主运化，直接影响气血运行之畅达及气血之生化。肝脾不和，血行不畅，瘀阻脉络，常可见舌质瘀斑，齿鼻衄血，肌肤甲错，颈臂赤缕等。因此病证虽有不同，然治则均以调和肝脾为要。

肝与肾是水与木的关系。肝肾同居下焦，肝藏血，肾藏精，精血同源可以互生，“乙癸同源，肝肾同治”。故对于肝阴血虚者，多以“滋肾养肝”“滋水涵木”为治则。水充则木荣，水亏则木槁。肾水充足则肝木繁荣，肝之体阴用阳的功能得以正常，晕颤诸风证难起。

肝胆病证的预防宜从避免饮食不节、不洁，注意调畅情志，预防感受外邪入手。避免过劳及精神刺激，戒酒，注意营养、合理饮食，适度体育锻炼，有助于病情的稳定和康复。

第一节　胃痛

一、概念

胃痛，又称胃脘痛。胃痛是由于胃气阻滞、胃络瘀阻、胃失所养，不通则痛导致的以上腹胃脘部发生疼痛为主症的一种脾胃肠病证。本病在脾胃肠病证中最为多见，发病率较高，中药治疗效果颇佳。本病证以胃脘部疼痛为主症，西医学中的急性胃炎、慢性胃炎、消化性溃疡、胃痉挛、胃下垂、胃黏膜脱垂症、胃神经官能症等疾病，当其以上腹部胃脘疼痛为主要临床表现时，均可参照本节辨证论治。

古典医籍中对本病的论述始见于《内经》，如："木郁之发……民病胃脘当心而痛，上支两胁，膈咽不痛，食饮不下。"《素问·至真要大论篇》也说"厥阴司天，风淫所胜……民病胃脘当心而痛"，说明胃痛与木气偏胜，肝胃失和有关。《素问·举痛论篇》还阐发了寒邪入侵，引起气血壅滞不通而作胃痛的机理。《伤寒论·辨厥阴病脉证并治》曰："厥阴之为病，消渴，气上撞心，心中疼热，饥而不欲食，食则吐蛔，下之，利不止。"其中的"心中疼"，即是胃痛，此为后世辨治寒热错杂胃痛提供了有益的借鉴。后世医家因《内经》胃脘当心而痛一语，往往将心痛与胃痛混为一谈，如《千金要方·卷十三·心腹痛》中有九种心痛，九种心痛是虫心痛、注心痛、风心痛、悸心痛、食心痛、饮心痛、冷心痛、热心痛、去来心痛。这里所说的心痛，实际上多指胃痛。《济生方·心腹痛门》对胃痛的病因作了较全面的论述：九种心痛"名虽不同，而其所致皆因外感，内沮七情，或饮啖生冷果实之类，使邪气搏于正气，邪正交击，气道闭塞，郁于中焦，遂成心痛"。《和剂局方》《太平圣惠方》《圣济总录》等书，采集了大量医方，其治胃痛，多用辛燥理气之品，如白豆蔻、砂仁、广藿香、木香、檀香、丁香、高良姜、干姜等。金元时期，《兰室秘藏·卷二》立"胃脘痛"一门，论其病机，则多系饮食劳倦而致脾胃之虚，又为寒邪所伤导致。论其治法，大旨不外益气、温中、理气、和胃等。《丹溪心法·心脾痛》谓："大凡心膈之痛，须分新久，若明知身受寒气，口吃冷物而得病者，于初得之时，当与温散或温利之药；若病之稍久则成郁，久郁则蒸热，热久必生火……"胃痛亦有属热之说，至丹溪而畅明。胃痛与心痛的混淆引起了明代医家的注意，如明代《证治准绳·心痛胃脘痛》中写道："或问丹溪言心痛即胃脘痛然乎？曰心与胃各一脏，其病形不同，因胃脘痛处在心下，故有当心而痛之名，岂胃脘痛即心痛者哉？"《医学正传·胃脘痛》更进一步指出前人以胃痛为心痛之非："古方九种心痛……详其所由，皆在胃脘，而实不在于心也。"从而对两病进行了较为明确的区分。

其后，《景岳全书·心腹痛》对胃痛的病因病机、辨证论治进行了较为系统的总结。清代《临证指南医案·胃脘痛》的"久痛入络"之说，《医林改错》《血证论》对瘀血滞于中焦，胀满刺痛者，采用血府逐瘀汤治疗，都做出了自己的贡献。

二、诊断要点

1. 上腹胃脘部疼痛及压痛。

2. 常伴有食欲不振，胃脘痞闷胀满，恶心呕吐，吞酸嘈杂等胃气失和的症状。

3. 发病常由饮食不节，情志不遂，劳累，受寒等诱因引起。

4. 上消化道X线钡餐透视、纤维胃镜及病理组织学等检查，查见胃、十二指肠黏膜炎症、溃疡等病变，有助于诊断。

三、辨治要点

胃痛的治疗，以理气和胃止痛为基本原则。旨在疏通气机，恢复胃腑和顺通降之性，通则不痛，从而达到止痛的目的。胃痛属实者，治以祛邪为主，根据寒凝、食停、气滞、郁热、血瘀、湿热之不同，分别用温胃散寒、消食导滞、疏肝理气、泄热和胃、活血化瘀、清热化湿诸法；属虚者，治以扶正为主，根据虚寒、阴虚之异，分别用温中益气、养阴益胃之法。虚实并见者，则扶正祛邪之法兼而用之。

四、医案介绍

医案一：刘某某，女，73岁，门诊患者。

主诉：胃痛10余年。

患者既往胃炎、胃溃疡、胃下垂病史10余年，平素胃痛，为进一步诊治，前来就诊。刻下症见：胃痛，纳差，眠差，伴口干、口渴，双下肢乏力，舌暗红，苔黄腻黑，脉濡。

综合脉症，四诊合参，本证当属祖国医学"胃痛"范畴，属于脾胃虚弱证，当以益气健脾，清热燥湿为治疗原则，整方如下：

党参9 g　　白术15 g　　茯苓12 g　　丹皮12 g

栀子 9 g	佩兰 12 g	薏苡仁 12 g	竹叶 15 g
菊花 12 g	枇杷叶 12 g	生地 30 g	玄参 9 g
地龙 9 g	苍术 15 g	瓜蒌 15 g	半夏 9 g
黄连 15 g	乌贼骨 30 g	连翘 30 g	焦三仙 30 g(各)
珍珠母 45 g			

7 剂，水煎服，日 1 剂

二诊：胃痛减轻，食欲可，双下肢仍乏力，上方加杜仲 15 g、牛膝 15 g，祛风湿，补肝肾，强筋骨，共 5 剂，水煎服，日 1 剂。

三诊：双下肢乏力减轻，现感头痛明显，上方加羌活 20 g、白芷 15 g，通窍止痛，祛风除湿，共 7 剂，水煎服，日 1 剂。

按：脾胃虚弱，不能升举阳气，故胃下垂；脾失健运，湿邪内生，阻遏气机，故胃痛、纳差；脾主四肢，脾胃虚弱，故下肢乏力；湿邪郁而化热，故舌红苔黄。治宜益气健脾，清热燥湿。党参甘温，补中益气，健脾养胃，白术苦温，健脾燥湿，加强益气助运之力，茯苓甘淡，健脾渗湿，苓术相配，则健脾祛湿之功益著，薏苡仁、佩兰、苍术健脾化湿，配合苓术健脾祛湿；瓜蒌清热化痰，宽胸散结；半夏降逆止呕，宽中散结；枇杷叶清热化痰，降逆止呕；竹叶清热除烦，利尿生津；黄连清热燥湿；丹皮清热凉血，活血散瘀；栀子苦寒，清热燥湿；菊花清热祛风，除湿止痛；连翘清热疏风，消肿散结；生地、玄参甘寒质润，养阴清热；珍珠母重镇安神；地龙清热息风，通络止痛；乌贼骨制酸止痛，焦三仙健脾消食，二者合用，顾护胃气，使祛邪而不伤正。

医案二：杨某，男，34 岁，门诊患者。

主诉：胃痛多年。

患者平素喜食冷饮，胃部隐隐作痛，喜温喜按，腹胀，近日多食冷饮，胃痛加重，前来就诊。刻下症见：胃痛，伴腹痛，腹胀，舌质红淡，边有齿痕，苔薄白，脉滑沉迟。

综合脉症，四诊合参，本证当属祖国医学“胃痛”范畴，属于脾胃虚寒证，当以温中健脾，燥湿化痰为治疗原则，方用理中汤合二陈汤加减，整方如下：

半夏9 g	陈皮15 g	白术6 g	茯苓9 g
木香9 g	砂仁10 g	黄芪30 g	党参15 g
黄精15 g	白芍30 g	元胡20 g	乌贼骨30 g
浙贝9 g	生龙骨30 g	生牡蛎30 g	柴胡12 g
枳壳12 g	生甘草9 g	干姜9 g	焦三仙30 g(各)

7剂，水煎服，日1剂

按：患者平素嗜食冷饮，损伤脾胃，中阳不振，寒从内生，运化失司，气机升降失常，不通则痛，脾失健运，痰浊内生，阻遏气机，故腹痛、腹胀。治宜温中健脾，燥湿化痰，方用理中汤合二陈汤加减。方中干姜大辛大热，可温运中焦，散寒通脉，燥湿化痰，党参补气健脾，协助干姜以振奋脾阳；白术健脾燥湿，以促进脾阳健运；黄芪甘温，补中益气，健脾养胃；半夏辛温性燥，最善燥湿化痰，且能降逆和胃；陈皮理气燥湿；木香行气健脾，使气顺而痰消；茯苓甘淡，健脾渗湿，与白术相配，则健脾祛湿之功益著；砂仁辛温芳香，行气宽中，和胃醒脾；浙贝味苦，化痰散结；枳壳下气化痰，消积散结，柴胡升阳上行，二者一升一降，调畅气机；元胡可行气止痛；黄精补中益气；生龙牡补虚止痛，软坚散结；白芍味甘，可以敛阴止痛，既能缓解疼痛，又防止半夏、白术等温燥之品伤阴；乌贼骨制酸止痛，焦三仙健脾消食，二者合用，顾护胃气，使祛邪而不伤正；甘草调和诸药，又能益气健脾。诸药合用，共奏温中健脾，燥湿化痰之功。

医案三：张某某，女，64岁，门诊患者。

主诉：胃痛2天。

患者2天前进食较多油条，后出现胃痛、胃胀，伴恶心，前来就诊。刻下症见：胃痛、胃胀，恶心，不欲饮食，无腹泻，无便秘，伴后背疼痛，舌暗红，苔白腻，脉沉缓。

综合脉症，四诊合参，本证当属祖国医学“胃痛”范畴，属于痰湿内蕴证，当以健脾祛湿，宽中散结为治疗原则，方用二陈汤加减，整方如下：

半夏9 g	陈皮15 g	白术6 g	茯苓9 g
木香9 g	砂仁6 g	厚朴12 g	元胡15 g
乌贼骨30 g	生龙骨30 g	生牡蛎30 g	白蔻仁12 g(后入)

黄连 9 g　　生甘草 12 g　　焦三仙 12 g（各）

7 剂，水煎服，日 1 剂

二诊：胃痛、胃胀及后背疼痛减轻，偶有恶心，睡眠较差，有时感右下肢麻木，舌暗红，苔白腻，脉沉。上方去黄连，防止黄连过于苦寒，损伤胃气。加羌独活 15 g，祛湿除痹，川芎 12 g，行气止痛，代赭石 30 g，旋覆花 12 g（包煎），降气止呕，琥珀粉 2 g（冲服），镇静安神，牛黄 1 g（冲服），清心豁痰，开窍化浊，7 剂，水煎服，日 1 剂。

三诊：睡眠改善，上方去旋覆花，防止沉降太过，加桔梗 15 g，化痰散结，兼能上行，与厚朴、代赭石等要合用，有升有降，调畅气机，加石斛 15 g，养阴生津，防止诸药过于燥烈伤阴。7 剂，水煎服，日 1 剂，7 剂尽服，患者痊愈。

按：痰湿中阻，气机升降失常，不通则痛，则胃痛、胃胀，舌苔白腻，脉沉缓均为佐证。治宜健脾祛湿，宽中散结，方用二陈汤加减。方中半夏辛温性燥，最善燥湿化痰，且能降逆和胃而止呕；陈皮理气燥湿，木香行气健脾，使气顺而痰消；白术苦温，健脾燥湿，加强益气助运之力；茯苓甘淡，健脾渗湿，苓术相配，则健脾祛湿之功益著；厚朴苦辛性温，下气除满，助半夏散结降逆；砂仁、白蔻仁健脾化湿，芳香化浊；元胡行气导滞，善治一身上下诸痛；龙骨、牡蛎质重沉降，在此用之以下气；痰湿郁而化热，故用黄连清热燥湿；焦三仙消食健脾，乌贼骨可制胃酸，止胃痛，顾护胃气；生甘草调和诸药。诸药合用，攻补兼施，效果良好。

医案四：李某，女，49 岁，门诊患者。

主诉：胃部不适 1 月余。

患者 1 月前开始出现胃部痞闷不舒，食欲差，自行服用健胃消食片，效果不佳，前来就诊。刻下症见：胃部痞闷不舒，食少纳呆，身体倦怠乏力，舌淡胖，苔薄黄，稍腻，脉滑。

综合脉症，四诊合参，本证当属祖国医学“胃痛”范畴，属于脾虚湿盛证，当以健脾祛湿为治疗原则，方用二陈汤加减，整方如下：

黄芪 30 g　　白术 10 g　　茯苓 10 g　　白芍 20 g

半夏 9 g　　陈皮 15 g　　木香 12 g　　砂仁 20 g

连翘 15 g　　　生甘草 3 g　　　焦三仙 15 g(各)

7 剂，免煎颗粒，开水冲服，日 1 剂

按：脾胃虚弱，脾失健运，湿浊内生，阻遏气机，导致本证，治宜健脾祛湿。黄芪补中益气，白术、茯苓甘温益气，补益脾胃，白芍养血和营，木香行气导滞，使补而不滞；半夏辛温性燥，最善燥湿化痰，且能降逆和胃；陈皮理气燥湿，使气顺而湿去；砂仁辛香温燥，健脾化湿；脾胃虚弱，易产生食积，故用焦三仙健脾消食；食积化热，故用连翘清解积热；生甘草益气健脾，调和诸药。全方健脾祛湿，作用平和，祛邪而不伤正，7 剂尽服，症状消失。

医案五：王某某，女，57 岁，门诊患者。

主诉：胃部不适 3 天。

患者自述 3 天来胃部感痞闷不舒，食欲不振，自行服用健胃消食片，效果欠佳，遂来就诊。刻下症见：胃部痞闷不舒，夜间加重，纳呆食少，饥不欲食，舌淡红，苔黄腻，脉滑数。

综合脉症，四诊合参，本证当属祖国医学“胃痛”范畴，属于湿热内盛，胃阴不足，当以清热燥湿，养阴清热为治疗原则，方用增液汤加减，整方如下：

生地 30 g　　　玄参 20 g　　　麦冬 20 g　　　石斛 30 g
黄连 15 g　　　黄芩 20 g　　　黄檗 20 g　　　郁金 30 g

3 剂，免煎颗粒，开水冲服，日 1 剂

按：湿热内盛，阻遏气机，故胃部痞闷不舒；湿热之邪损伤胃阴，胃阴不足，故饥不欲食，治宜清热燥湿，养阴清热。用甘寒之生地、玄参、麦冬、石斛滋养胃阴，清热泻火；黄芩、黄连、黄檗通泻三焦湿热；郁金味辛、苦，微寒，可利湿清热，行气散瘀，调畅气机。选用免煎颗粒，方便服用。

医案六：刘某某，男，70 岁，门诊患者。

主诉：胃疼 1 周。

患者近 1 周来感胃部疼痛不适，不欲进食，自行服用健胃消食片效果不佳，为进一步诊治前来就诊。刻下症见：胃疼，恶心，不欲饮食，伴后背疼痛，失眠，舌红，苔腻微黄，脉沉。

综合脉症，四诊合参，本证当属祖国医学“胃痛”范畴，属于痰湿内阻，当以益气健脾，祛湿通络为治疗原则，方用四君子汤合二陈汤加减，整方如下：

党参 12 g	白术 15 g	茯苓 15 g	桑白皮 9 g
陈皮 9 g	桔梗 12 g	连翘 30 g	白蔻仁 9 g(后入)
砂仁 6 g	生龙骨 30 g	生牡蛎 30 g	乌贼骨 30 g
珍珠母 60 g	紫石英 30 g	川芎 15 g	元胡 20 g
桑枝 20 g	羌活 15 g	独活 15 g	焦三仙 30 g(各)

7 剂，水煎服，日 1 剂

二诊：胃部不适减轻，睡眠有所改善，仍后背疼痛，上方羌活、独活改为 20 g，加桂枝 20 g，7 剂，水煎服。

按：湿邪内生，困遏脾阳，脾失健运，气机不畅，故胃疼、恶心、不欲饮食；湿邪流注经络，痹阻气血，故后背疼痛。舌红，苔腻微黄，脉沉为痰湿内阻之象。治宜益气健脾，祛湿通络。脾为生痰之源，用党参益气健脾，益气健脾，使湿无所聚，则痰无由生，兼顾其本；茯苓、白术益气健脾，燥湿利水；陈皮理气燥湿，使气顺而痰消；肺为贮痰之器，用桔梗化痰散结，宣散肺气，桑白皮利水消肿，泻肺平喘，连翘疏风清热，轻清宣肺，三药合用，通调水道；白蔻仁、砂仁行气宽中，燥湿化痰；焦三仙消食健脾，乌贼骨制酸止痛，二者合用，顾护胃气；羌活能上行巅顶，横行肢臂，善治上部之邪，独活善偏下行而入里，善治下部风湿之邪，二者配合，善治一身上下风湿之邪；桑枝利水消肿；桂枝辛温，通阳化气，温化水饮；川芎辛温香燥，走而不守，行气活血，祛风止痛；元胡行气活血，善治一身上下诸痛；生龙牡、珍珠母、紫石英质重沉降，镇心安神。诸药合用，共奏益气健脾，祛湿通络之功。

第二节　腹痛

一、概念

腹痛是指胃脘以下，耻骨毛际以上部位发生疼痛为主要表现的一种脾胃肠病证。多种原因导致脏腑气机不利，经脉气血阻滞，脏腑经络失养，皆可引起腹痛。文献中的“脐腹痛”“小腹痛”“少腹痛”“环脐而痛”“绕脐痛”等，均属本病范畴。内科腹痛作为临床上的常见症状，可见于西医学的许多疾病当中，如急慢性胰腺炎、胃肠痉挛、不完全性肠梗阻、结核性腹膜炎、腹型过敏性紫癜、肠易激综合征、消化不良性腹痛等，当这些疾病以腹痛为主要表现，并能排除外科、妇科疾病时，均可参考本节辨证论治。

《内经》已提出寒邪、热邪客于肠胃可引起腹痛，如《素问·举痛论》曰：“寒气客于肠胃之间，膜原之下，血不得散，小络急引故痛。……热气留于小肠，肠中痛，瘅热焦渴，则坚干不得出，故痛而闭不通矣。”并提出腹痛的发生与脾胃大小肠等脏腑有关。《金匮要略·腹满寒疝宿食病脉证治》对腹痛的病因病机和症状论述颇详，并提出了虚证和实证的辨证要点，如谓：“病者腹满，按之不痛为虚，痛者为实，可下之。舌黄未下者，下之黄自去。”“腹满时减，复如故，此为寒，当与温药。”前条还明确指出了攻下后“黄苔”消退与否是验证肠胃积滞是否清除的标志。同时还创立了许多行之有效的治法方剂，如治疗“腹中寒气，雷鸣切痛，胸胁逆满、呕吐”的附子粳米汤，治疗“心胸中大寒痛，呕不能食，腹中寒，上冲皮起，出见有头足，上下痛而不可触近”的大建中汤等。《诸病源候论·腹痛病诸候》首次将腹痛作为单独证候进行论述，并有急慢腹痛之论。《医学发明·泻可去闭葶苈大黄之属》明确提出了“痛则不通”的病理学说，并在治疗上确立了“痛随利减，当通其经络，则疼痛去矣”的治疗大法，对后世产生很大影响。

二、诊断要点

1. 以胃脘以下，耻骨毛际以上部位的疼痛为主要表现，腹壁按之柔软，可有压痛，但无肌紧张及反跳痛。

2. 常伴有腹胀、矢气，以及饮食、大便的异常等脾胃症状。

3. 起病多缓慢，腹痛的发作和加重，常与饮食、情志、受凉、劳累等诱因有关。

4. 腹部X线、B超、结肠镜、大便常规等有关化验检查能排除外科、妇科腹痛，以及其他内科病证中出现的腹痛症状。

三、辨治要点

腹痛的治疗以“通”为大法，进行辨证论治：实则泻之，虚则补之，热者寒之，寒者热之，滞者通之，瘀者散之。腹痛以“通”为治疗大法，系据腹痛痛则不通，通则不痛的病理生理而制定的。肠腑以通为顺，以降为和，肠腑病变而用通利，因势利导，使邪有出路，腑气得通，腹痛自止。但通常所说的治疗腹痛的通法，属广义的“通”，并非单指攻下通利，而是在辨明寒热虚实而辨证用药的基础上适当辅以理气、活血、通阳等疏导之法，标本兼治。例如《景岳全书·心腹痛》曰：“凡治心腹痛证，古云痛随利减，又曰通则不痛，此以闭结坚实者为言。若腹无坚满，痛无结聚，则此说不可用也。其有因虚而作痛者，则此说更如冰炭。”《医学真传·腹痛》谓：“夫通则不痛，理也。但通之之法，各有不同，调气以和血，调血以和气通也；下逆者使之上行，中结者使之旁达，亦通也；虚者助之使通，寒者温之使通，无非通之之法也。若必以下泄为通，则妄矣。”

四、医案介绍

医案一：齐某某，女，36 岁，门诊患者。

主诉：腹痛 1 周。

患者近 1 周来腹痛，伴睡眠差，为进一步诊治，前来就诊。刻下症见：腹痛，腰痛，睡眠差，舌暗红，苔腻，脉沉。

综合脉症，四诊合参，本证当属祖国医学“腹痛”范畴，属于湿邪阻络证，当以祛风除湿，通经止痛为治疗原则，整方如下：

黄芪 30 g	元胡 20 g	羌活 30 g	独活 30 g
木瓜 30 g	杜仲 15 g	牛膝 30 g	生甘草 15 g

7 剂，免煎颗粒，开水冲服，日 1 剂

按：患者风湿之邪内盛，流注经络，不通则痛，故腹痛、腰痛。治宜祛风除湿，通经止痛。羌活能上行巅顶，横行肢臂，善治上部之邪，独活善偏下行而入里，善治下部风湿之邪，二者配合，善治一身上下风湿之邪；杜仲、牛膝长于祛风湿、补肝肾、强筋骨；木瓜舒筋活络，和胃化湿；黄芪益气健脾，助上药化湿；元胡“行血中之气滞，气中血滞”，能治一身上下诸痛；生甘草益气健脾，调和诸药。诸药合用，共奏祛风除湿，通经止痛之功。

医案二：朱某某，女，60 岁，门诊患者。

主诉：腹部胀痛 2 周。

患者近 2 周来持续腹痛、腹胀，为进一步诊治，前来就诊。刻下症见：腹痛，腹胀，乏力，伴口干，平素不能吃辛辣热食，头晕，耳鸣，睡眠欠佳，小便次数多、短赤，大便干，舌红少苔，中间有裂纹，脉细。

综合脉症，四诊合参，本证当属祖国医学“腹痛”范畴，属于湿热积滞证，当以清热祛湿为治疗原则，整方如下：

黄连 15 g　　黄芩 15 g　　沙参 15 g　　石斛 20 g
天花粉 30 g　　厚朴 12 g　　杜仲 15 g　　牛膝 15 g
藿香 12 g　　酒大黄 15 g

7 剂，水煎服，日 1 剂

按：本例患者平素便有阴虚内热之基础，加之湿邪内生，形成本证，属本虚标实。湿邪内生，脾失健运，故腹痛、腹胀、乏力；阴虚内热，虚火内生，故口干、便干，头晕、耳鸣、眠差；阴损及阳，故小便次数多、短赤。治宜清热祛湿为主。石斛甘淡，可益胃生津，养阴清热；天花粉清热泻火，生津止渴；沙参养胃生津，滋阴润燥；黄芩、黄连清热燥湿，大黄清热泻火，泻热通便；杜仲、牛膝滋补肝肾，引火下行；厚朴行气宽中，祛湿健脾；藿香芳香化浊，行气健脾。诸药合用，共奏清热祛湿之功。

医案三：杨某某，男，60 岁，门诊患者。

主诉：腹胀 3 年余，加重伴恶心 1 周。

患者近 3 年来一直阵发性腹胀、腹痛，1 周前进食油腻之品后上述症状加重，伴有恶心，前来就诊。刻下症见：腹胀，腹痛，恶心，乏力，伴口苦，舌暗红，苔黄腻，脉弦。

综合脉症，四诊合参，本证当属祖国医学“腹痛”范畴，属于脾虚湿盛证，当以健脾祛湿，行气宽中为治疗原则，方用二陈汤加减，整方如下：

半夏 9 g　　陈皮 12 g　　白术 6 g　　茯苓 12 g

木香 12 g	砂仁 6 g	厚朴 15 g	槟榔 6 g
连翘 20 g	藿香 12 g	代赭石 30 g	旋覆花 30 g(包煎)
佩兰 12 g	酒大黄 9 g	郁金 30 g	白蔻仁 20 g(后入)
香附 15 g	柴胡 12 g	乌贼骨 30 g	生甘草 9 g

15 剂，水煎服，日 1 剂

按：本例患者为典型的脾虚湿盛证，脾胃虚弱，痰湿内生，阻遏气机，气机升降失常，故腹胀、恶心；湿壅木郁，肝失疏泄，郁而化热，则口苦，舌红，苔黄腻，脉弦，皆为佐证。治宜健脾祛湿，行气宽中，方用二陈汤加减。方中半夏辛温性燥，最善燥湿化痰，且能降逆和胃而止呕；陈皮理气燥湿；木香行气健脾，使气顺而痰消；白术苦温，健脾燥湿，加强益气助运之力，茯苓甘淡，健脾渗湿，苓术相配，则健脾祛湿之功益著；砂仁、白蔻仁、藿香、佩兰健脾化湿，芳香化浊；槟榔化痰消积；厚朴苦辛性温，下气除满，助半夏散结降逆；旋覆花苦辛性温，下气化痰，降逆止呕，代赭石甘寒质重，降逆下气，助旋覆花降逆化痰而止呕；湿壅木郁，肝失疏泄，用郁金、柴胡、香附，疏肝解郁，行气止痛；湿邪郁而化热，用连翘清热疏风，酒大黄清热化湿，乌贼骨制酸止痛，顾护胃气，使祛邪而不伤正；甘草调和诸药，又能益气健脾化痰。诸药合用，共奏健脾祛湿，行气宽中之功。

医案四：李某某，女，34 岁，门诊患者。

主诉：阵发性腹部疼痛 3 年，加重 7 天。

患者平素即有阵发性腹痛，多在食用油腻性食物后加重，7 日前食用大量油腻性食品，后腹痛，为进一步诊治，前来就诊。刻下症见：腹痛，腹泻，腹胀，舌质暗红，边有齿痕，苔薄黄，脉沉。

综合脉症，四诊合参，本证当属祖国医学“腹痛”范畴，属于脾胃虚弱证，当以补中益气，健脾化湿为治疗原则，方用补中益气汤加减，整方如下：

黄芪 15 g	党参 12 g	白术 6 g	茯苓 9 g
半夏 6 g	陈皮 12 g	木香 9 g	砂仁 6 g
连翘 15 g	白芍 30 g	葛根 30 g	焦三仙 30 g(各)
川芎 20 g	石菖蒲 15 g	地骨皮 15 g	生甘草 6 g

7 剂，水煎服，日 1 剂

按：患者平素脾胃虚弱，健运失司，多食肥甘厚味，易酿生湿热，湿热蕴脾，更使脾胃运化功能失常，气机不畅，故腹痛、腹胀；脾失健运，清浊不分，混杂而下，故腹泻。治宜补中益气，健脾化湿，方用补中益气汤加减。方中黄芪、党参甘温，补中益气，健脾养胃；白术苦温，健脾燥湿，加强益气助运之力，茯苓甘淡，健脾渗湿，苓术相配，则健脾祛湿之功益著；半夏辛温性燥，最善燥湿化痰，且能降逆和胃而止呕；湿邪内阻，气机不畅，故加陈皮理气燥湿，木香行气健脾，使气顺则湿祛；砂仁辛温芳香，行气宽中，和胃醒脾，下气止呕；川芎辛温香燥，走而不守，既能行散，上行可达巅顶，又入血分，下行可达血海，可行气止痛；湿邪上蒙清窍，故头痛，用石菖蒲开窍豁痰，葛根舒筋活络止痛；湿邪郁而化热，用地骨皮、连翘清热泻火；白芍味甘，可以敛阴止痛，既能缓解疼痛，又防止半夏、白术等温燥之品伤阴；焦三仙健脾消食；生甘草调和诸药，同时又能益气健脾。诸药合用，共奏补中益气，健脾化湿之功。

医案五：卢某某，男，58 岁，门诊患者。

主诉：腹痛 1 年余。

患者自述既往有胃炎、胃溃疡病史 1 年余，平素一直腹痛，烦躁易怒，为进一步诊治，前来就诊。刻下症见：腹痛，腹胀，拒按，恶心欲吐，腰痛，舌暗红，苔黄腻，脉弦。

综合脉症，四诊合参，本证当属祖国医学“腹痛”范畴，属于肝气郁滞证，当以疏肝解郁为治疗原则，方用柴胡疏肝散加减，整方如下：

柴胡 12 g	川芎 15 g	枳壳 12 g	香附 15 g
川楝子 15 g	黄芩 12 g	栀子 15 g	半夏 9 g
陈皮 12 g	茵陈 20 g	厚朴 20 g	乌贼骨 45 g
白芨 12 g	黄连 15 g	连翘 20 g	焦三仙 30 g(各)
草决明 20 g	生地龙 15 g	甘草 12 g	阿胶 50 g

上方药量 ×10，制作膏方，服用 30 天，每天 2 次，每次 1 匙

按：患者平素易怒伤肝，气机郁滞，肝失疏泄，气机升降失常，故腹胀、腹痛；气机阻遏，郁于中焦，湿热内生，故恶心。治宜疏肝解郁，清热利湿。柴胡疏肝解郁，使肝气调达，香附、川楝子条达肝气，与柴胡相配，疏肝解

郁；肝气郁久化热，故用草决明清肝泻火；气机郁遏，湿热内生，故用栀子、黄芩、黄连、茵陈、连翘清热利湿；中焦气机不利，半夏性燥，可化痰祛湿，降逆散结，调畅气机，厚朴苦辛，可下气除满，枳壳破气消积，下气除满，助半夏降逆散结；陈皮理气燥湿，气顺则湿祛；川芎行气止痛，地龙通行经络，活血止痛；白芨生肌止痛，对胃溃疡有良好效果，乌贼骨制酸止痛，保护胃黏膜，焦三仙健脾消食，上三药合用，顾护胃气；生甘草调和诸药；阿胶养血，兼能收膏。诸药合用，共奏疏肝解郁，清热利湿之功。

第三节　泄泻

一、概念

泄泻是以大便次数增多，粪质稀薄，甚至泻出如水样为临床特征的一种脾胃肠病证。是一种常见的脾胃肠病证，一年四季均可发生，但以夏秋两季较为多见。中医药治疗本病有较好的疗效。

《内经》称本病证为“飧泄”“濡泄”“洞泄”“注下”“后泄”等，且对本病的病机有较全面的论述，如《素问·生气通天论篇》曰：“因于露风，乃生寒热，是以春伤于风，邪气留连，乃为洞泄。”《素问·阴阳应象大论篇》曰“清气在下，则生飧泄”，“湿胜则濡泻。”《素问·举痛论篇》曰：“寒气客于小肠，小肠不得成聚，故后泄腹痛矣。”《素问·至真要大论篇》曰“诸呕吐酸，暴注下迫，皆属于热”，说明风、寒、热、湿均可引起泄泻。《素问·太阴阳明论篇》指出“饮食不节，起居不时者，阴受之……阴受之则入五脏……下为飧泄。”《素问·举痛论篇》指出“怒则气逆，甚则呕血及飧泄”，说明饮食、起居、情志失宜，亦可发生泄泻。另外《素问·脉要精微论篇》曰：“胃脉实则胀，虚则泄。”《素问·脏气法时论篇》曰：“脾病者……虚则腹满肠鸣，飧泄食不化。”《素问·宣明五气篇》谓“五气所病……大肠小肠为泄”，说明泄泻的病变脏腑与脾胃大小肠有关。《内经》关于泄泻的理论体系，为后世奠定了基础。

张仲景将泄泻和痢疾统称为下利。《金匮要略·呕吐哕下利病脉证治》中将本病分为虚寒、实热积滞和湿阻气滞三型，并且提出了具体的证治。如“下利清谷，里寒外热，汗出而厥者，通脉四逆汤主之”，“气利，诃梨勒散主之”，指出了虚寒下利的症状，以及治疗当遵温阳和固涩二法。又说“下利三部脉皆平，按之心下坚者，急下之，宜大承气汤”，“下利谵语，有燥屎也，小承气汤主之”，提出对实热积滞所致的下利，采取攻下通便法，即所谓“通因通用”法。篇中还对湿邪内盛，阻滞气机，不得宣畅，水气并下而致“下利气者”，提出“当利其小便”，以分利肠中湿邪，即所谓“急开支河”之法。张仲景为后世泄泻的辨证论治奠定了基础。《三因极一病证方论·泄泻叙论》从三因学说角度全面地分析了泄泻的病因病机，认为不仅外邪可导致泄泻，情志失调亦可引起泄泻。

《景岳全书·泄泻》说“凡泄泻之病，多由水谷不分，故以利水为上策”，并分别列出了利水方剂。《医宗必读·泄泻》在总结前人治泄经验的基础上，提出了著名的治泄九法，即淡渗、升提、清凉、疏利、甘缓、酸收、燥脾、温肾、固涩。其论述系统而全面，是泄泻治疗学上的一大发展，其实用价值亦为临床所证实。

本病可见于西医学中的多种疾病，如急慢性肠炎、肠结核、肠易激综合征、吸收不良综合征等，当这些疾病出现泄泻的表现时，均可参考本节辨证论治。应注意的是本病与西医腹泻的含义不完全相同。

二、诊断要点

1. 具有大便次数增多，粪质稀薄，甚至泻出如水样的临床特征。其中以粪质清稀为必备条件。

2. 常兼有脘腹不适，腹胀腹痛肠鸣，食少纳呆，小便不利等症状。

3. 起病或缓或急，常有反复发作史。常因外感寒热湿邪，内伤饮食情志，劳倦，脏腑功能失调等诱发或加重。

4. 大便常规、大便细菌培养、结肠 X 线及内窥镜等检查有助于诊断和鉴别诊断。

5. 需排除其他病证中出现的泄泻症状。

三、辨治要点

根据泄泻脾虚湿盛，脾失健运的病机特点，治疗应以运脾祛湿为原则。急性泄泻以湿盛为主，重用祛湿，辅以健脾，再依寒湿、湿热的不同，分别采用温化寒湿与清化湿热之法。兼夹表邪、暑邪、食滞者，又应分别佐以疏表、清暑、消导之剂。慢性泄泻以脾虚为主，当予运脾补虚，辅以祛湿，并根据不同证候，分别施以益气健脾升提，温肾健脾，抑肝扶脾之法，久泻不止者，尚宜固涩。同时还应注意急性泄泻不可骤用补涩，以免闭留邪气；慢性泄泻不可分利太过，以防耗其津气；清热不可过用苦寒，以免损伤脾阳；补虚不可纯用甘温，以免助湿。若病情处于寒热虚实兼夹或互相转化时，当随证而施治。

四、医案介绍

医案一：金某，女，73 岁，门诊患者。

主诉：腹泻 1 月余。

患者自述近 1 个月来持续腹泻，时有便感，为进一步诊治前来就诊。刻下症见：腹泻，腹胀，泻下不爽，舌胖、边有齿痕，苔白腻，脉濡。

综合脉症，四诊合参，本证当属祖国医学“泄泻”范畴，属于湿热泻，当以清热利湿为治疗原则，整方如下：

马齿苋 100 g　　黄檗 15 g　　苍术 20 g　　薏苡仁 30 g
牛膝 15 g　　当归 6 g　　生甘草 6 g

15 剂，水煎服，日 1 剂

按：脾胃虚弱，湿热之邪乘虚内犯，脾失健运，故泄泻；舌胖、边有齿痕，苔白腻，脉濡为脾虚湿盛之象。方中重用马齿苋清热利湿，兼能利尿，利小便以实大便；黄檗清利下焦湿热，薏苡仁健脾利湿，苍术苦辛温燥，最善燥湿健脾；牛膝利尿通淋，利小便实大便；长期泄泻，损伤阴血，用当归补血扶正；生甘草调和诸药。诸药合用，共奏清热利湿之功。

医案二：段某某，女，77 岁，门诊患者。

主诉：腹泻 3 天。

患者3天前进食油腻食品出现腹泻，未做特殊治疗，今日仍有腹泻，出现胸闷，前来就诊。刻下症见：腹泻，伴有不消化食物，胸闷，憋气，眠差，乏力，舌体胖大，有齿痕，苔白厚腻，脉滑。

综合脉症，四诊合参，本证当属祖国医学“泄泻”范畴，属于脾虚泻，当以健脾益气，和胃渗湿为治疗原则，方用平胃散加减，整方如下：

苍术12 g	厚朴20 g	陈皮12 g	制附子9 g(先煎)
珍珠母30 g	乌贼骨30 g	黄连6 g	焦三仙20 g(各)
炙甘草6 g	藿香15 g	佩兰15 g	白蔻仁30 g(后入)

5剂，水煎服，日1剂

二诊：仍有腹泻、胸闷，上方加制附子至20 g，加槟榔12 g、瓜蒌15 g、川楝子12 g，共5剂，水煎服，日1剂，顿服。

三诊：腹泻减轻，仍胸闷，伴咽干，上方加金樱子10 g、金银花20 g、连翘20 g、沙参20 g、麦冬20 g，免煎颗粒，2剂，日1剂。

四诊：上述症状减轻，继续服用上方免煎颗粒，2剂，日1剂。

按：脾胃虚弱，不能受纳水谷，也不能运化精微，反聚水成湿，积谷为滞，致脾胃升降失司，清浊不分，混杂而下，故腹泻；升降失司，气机不畅，心脉失养，故胸闷、憋气；痰湿扰心，心神不宁，故眠差；乏力、舌体胖大，有齿痕，苔白厚腻，脉滑均为脾虚之象。方中苍术苦辛温燥，最善燥湿健脾，厚朴苦温芳香，行气散满，助苍术除湿运脾；陈皮理气化滞，合厚朴以复脾胃之升降；甘草调补脾胃，和中气以助运化；白蔻仁、藿香、佩兰芳香化浊，和中健脾；制附子温阳利水，正所谓“病痰饮者，当以温药和之”，黄连善清中焦湿热，又能防附子温燥太过；珍珠母质重沉降，重镇安神；槟榔行气利水；瓜蒌化痰散结，宽中行气；川楝子归肝、小肠、膀胱经，行气止痛，尤善于治疗胸胁、脘腹胀痛；金樱子涩肠止泻，善治久泻久痢；金银花、连翘宣肺利咽；沙参、麦冬生津润燥；焦三仙消食健脾，乌贼骨制酸止痛，二者合用，顾护胃气；甘草调和诸药。诸药合用，共奏祛湿止泻，温阳健脾之功。

医案三：管某某，男，23岁，门诊患者。

主诉：腹泻1年，加重1个月。

患者自述近1年来反复腹泻，近1个月来加重，前来就诊。刻下症见：

腹泻，为每日早上醒后腹泻，泻前腹痛，泻后痛减，伴有口苦，偶有痤疮，舌胖大，暗红，苔黄厚，脉弦，左手涩滞。

综合脉症，四诊合参，本证当属祖国医学“泄泻”范畴，属于肾虚泻，当以温补脾肾，固涩止泻为治疗原则，方用四神丸合逍遥散加减，整方如下：

补骨脂 20 g	五味子 3 g	吴茱萸 9 g	白蔻仁 20 g（后入）
茯苓 30 g	薄荷 6 g	柴胡 6 g	黄连 10 g
肉桂 20 g	黄芩 20 g	连翘 20 g	制附子 20 g（先煎）
葛根 60 g	防风 20 g	白芍 20 g	生甘草 6 g

7 剂，水煎服，日 1 剂

二诊：口苦明显减轻，腹泻未见减轻，上方去茯苓、薄荷、柴胡，共 7 剂，水煎服，日 1 剂。

三诊：腹泻减轻，大便有时成形，继用上方 7 剂。

四诊：腹泻继续减轻，大便已成形，脸部出现痤疮，上方加干姜 9 g、生石膏 30 g，共 7 剂，水煎服，日 1 剂。

按：肾阳虚衰，火不温土，脾肾虚寒，肠道不固；脾失健运，湿壅木郁，肝失疏泄，肝气郁而化热，形成本证。治宜温肾健脾，疏肝解郁，方用四神丸合逍遥散加减。补骨脂辛苦性温，补命门之火以温养脾土，白蔻仁温中涩肠，与补骨脂相伍，既可增温肾暖脾之力，又能涩肠止泻；吴茱萸温脾暖胃以散阴寒，五味子酸温，固肾涩肠，合吴茱萸以助上两药温涩止泻之力；附子辛热，温肾助阳，肉桂辛甘大热，补火助阳，引火归元，散寒止痛，温通经脉，与附子合用，温经散寒；干姜散寒止痛，理气和胃；柴胡疏肝解郁，使肝气条达；白芍养血柔肝，缓急止痛；茯苓健脾益气，实土以御木侮；薄荷、连翘疏散郁遏之气，透达肝经郁热；黄芩、黄连清热泻火；防风祛风胜湿除痘；葛根美容养颜；生石膏收敛生肌祛痘；生甘草调和诸药，兼能益气健脾。诸药合用，共奏温肾健脾，疏肝解郁之功。

医案四：陈某某，男，89 岁，门诊患者。

主诉：腹泻 5 天。

患者近 5 天来腹泻，每日 2 ~3 次，伴有腹痛，今日腹泻次数增多，前来就诊。刻下症见：腹泻稀水样便，泻下急迫，腹痛，泻后痛减，舌暗红，有齿痕，苔黄腻，脉沉数。

综合脉症，四诊合参，本证当属祖国医学“泄泻”范畴，属于脾虚湿热泻，当以益气健脾，清热利湿为治疗原则，方用四君子汤合葛根芩连汤加减，整方如下：

黄芪 24 g	党参 15 g	白术 6 g	茯苓 20 g
木香 9 g	砂仁 6 g	白芍 12 g	乌贼骨 30 g
葛根 45 g	黄连 6 g	黄芩 12 g	藿香 12 g
佩兰 12 g	泽泻 30 g	生甘草 9 g	

3 剂，水煎服，日 1 剂

二诊：患者仍腹泻，稀水样，每日 2 ~ 3 次，食欲差，舌暗红，苔白滑，脉沉。上方加制附子 9 g（先煎）、干姜 6 g、白蔻仁 20 g（后入），水煎服，3 剂，日 1 剂。

按：脾胃虚弱，湿热之邪乘虚内犯，形成本证。湿热下注，水谷传导失司，清浊不分，故泄泻；湿热侵袭大肠，壅阻气机，故腹痛。治宜益气健脾，清热利湿，方用四君子汤合葛根芩连汤加减。方中黄芪、党参甘温，补中益气，健脾养胃，白术苦温，健脾燥湿，加强益气助运之力，茯苓甘淡，健脾渗湿，苓术相配，则健脾祛湿之功益著；木香行气健脾，使补而不滞；附子、干姜补火助阳，温暖脾土；砂仁、藿香、佩兰、泽泻健脾化湿，芳香化浊；白蔻仁健脾祛湿，理气宽中；葛根既可清热，又能升发脾胃清阳之气，止泻生津；黄芩、黄连苦寒燥湿，清热止泻，白芍苦酸，养血敛阴，可防止上述苦燥之品损伤阴血；乌贼骨制胃酸，止胃痛，顾护胃气；生甘草调和诸药，又能甘缓和中。诸药合用，共奏益气健脾，清热利湿之功。

第四节　便秘

一、概念

便秘是指由于大肠传导功能失常导致的以大便排出困难，排便时间或排便间隔时间延长为临床特征的一种大肠病证。便秘既是一种独立的病证，也是一种在多种急慢性疾病过程中经常出现的症状，中医药对本病证有着丰富的治疗经验和良好的疗效。西医学中的功能性便秘，即属本病范畴，肠易激综合征、肠炎恢复期、直肠及肛门疾病所致之便秘、药物性便秘、内分泌及代谢性疾病所致的便秘以及肌力减退所致的便秘等，可参照本节辨证论治。

《内经》中已经认识到便秘与脾胃受寒、肠中有热和肾病有关。例如《素问·厥论篇》曰："太阴之厥，则腹满胀，后不利。"《素问·举痛论篇》曰："热气留于小肠，肠中痛，瘅热焦渴，则坚干不得出，故痛而闭不通矣。"《灵枢·邪气脏腑病形》曰："肾脉微急，为不得前后。"张仲景对便秘已有了较全面的认识，提出了寒、热、虚、实不同的发病机制，设立了承气汤的苦寒泻下，麻子仁丸的养阴润下，厚朴三物汤的理气通下，以及蜜煎导诸法，为后世医家认识和治疗本病确立了基本原则，有的方药至今仍为临床治疗便秘所常用。李东垣强调饮食劳逸与便秘的关系，并指出治疗便秘不可妄用泻药。例如《兰室秘藏·大便结燥门》谓："若饥饱失节，劳役过度，损伤胃气，及食辛热厚味之物，而助火邪，伏于血中，耗散真阴，津液亏少，故大便燥结。""大抵治病，不可一概用巴豆、牵牛之类下之，损其津液，燥结愈甚，复下复结，极则以至引导于下而不通，遂成不救。"程钟龄的《医学心悟·大便不通》将便秘分为实秘、虚秘、热秘、冷秘四种类型，并分别列出各类的症状、治法及方药，对临床有一定的参考价值。

二、诊断要点

1. 大便排出困难，排便时间或/及排便间隔时间延长，粪质多干硬。起病缓慢，多属慢性病变过程。

2. 常伴有腹胀腹痛，头晕头胀，嗳气食少，心烦失眠，肛裂、出血、痔疮，以及汗出，气短乏力，心悸头晕等症状。

3. 发病常与外感寒热，内伤、饮食、情志，脏腑失调，坐卧少动，年老体弱等因素有关。

4. 纤维结肠镜等有关检查，常有助于便秘的诊断和鉴别诊断。

三、辨治要点

根据便秘实证邪滞大肠，腑气闭塞不通；虚证肠失温润，推动无力，导致大肠传导功能失常的基本病机，其治疗当分虚实而治，原则是实证以祛邪为主，据热、冷、气秘之不同，分别施以泻热、温散、理气之法，辅以导滞之品，标本兼治，邪去便通；虚证以养正为先，依阴阳气血亏虚的不同，主用滋阴养血、益气温阳之法，酌用甘温润肠之药，标本兼治，正盛便通。六腑以通为用，大便干结，解便困难，可用下法，但应在辨证论治基础上以润下为基础，个别证型虽可暂用攻下之药，也以缓下为宜，以大便软为度，不得一见便秘，便用大黄、芒硝、巴豆、牵牛之属。

四、医案介绍

病案一：李某某，男，7 岁，门诊患者。

主诉：大便干半年。

患者近半年来大便干，粪质较硬，为进一步诊治，前来就诊。刻下症见：大便干，排便困难，口渴，口臭，舌红，苔薄黄，脉沉。

综合脉症，四诊合参，本证当属祖国医学“便秘”范畴，属于胃火炽盛证，当以清热泻火，行气宽中为治疗原则，整方如下：

砂仁 6 g　　瓜蒌 20 g　　连翘 12 g

20 剂，免煎颗粒，开水冲服，日 1 剂

按：胃火炽盛，沿阳明胃经上行则口渴、口臭、头晕，下注则大便干燥。治宜行气宽中，清热泻火。砂仁芳香行散，降中有升，可行气宽中，健胃醒脾，瓜蒌入肺、胃经，可清热通便，连翘轻清宣散，疏风泻热，三药配伍，可获良效。

病案二：房某某，女，77 岁，门诊患者。

主诉：大便未行 3 天。

患者春节期间进食较多较杂，尤以肉食居多，3 天未排气、排便，前来就诊。刻下症见：便秘，腹痛，腹胀，舌红，苔黄腻，脉沉。

综合脉症，四诊合参，本证当属祖国医学“便秘”范畴，属于热毒炽盛

证，当以峻下热结，消食导滞为治疗原则，方以大承气汤加减治疗，整方如下：

厚朴 20 g	枳实 12 g	生大黄 6 g	芒硝 12 g
丹参 30 g	瓜蒌 30 g	槟榔 12 g	生甘草 9 g

3 剂，水煎 400 mL，灌肠

按：患者春节期间进食较多，且多食肉类，难以消化，日久则化热，宿食与热结，气滞不行，则腹痛腹胀，无排便、排气，方用大承气汤加减。大黄泻热通便，荡涤肠胃，芒硝助大黄泻热通便，并能软坚润燥；以厚朴、枳实行气散结，消痞除满；槟榔消食化积；瓜蒌润肠通便，且能行气宽中，导气下行；丹参活血化瘀。诸药合用，峻下热结，消食导滞，疗效甚好。

医案三：张某某，男，43 岁，门诊患者。

主诉：便秘 1 年。

患者近 1 年来大便干结，2 ~ 3 日一行，每次排便困难，为进一步诊治，前来就诊。刻下症见：便秘，腹痛，失眠，舌暗，苔薄黄，脉弦。

综合脉症，四诊合参，本证当属祖国医学“便秘”范畴，属于热毒炽盛证，当以疏肝解郁为治疗原则，方以柴胡疏肝散加减治疗，整方如下：

当归 45 g	生地 45 g	麻仁 30 g	桃仁 15 g
瓜蒌 30 g	枳壳 12 g	木香 9 g	栀子 20 g
丹皮 20 g	柴胡 15 g	郁金 15 g	香附 15 g
玫瑰花 12 g	珍珠母 45 g	大黄 12 g	益智仁 15 g
琥珀粉 6 g	炒枣仁 30 g	茯神 30 g	石菖蒲 15 g
远志 12 g	紫石英 30 g		

上方药量×10，制作膏方，服用 30 天，每天 2 次，每次 1 匙

按：肝主疏泄，肝气郁滞，气机升降失常，大肠传导失司，故便干；肝气郁滞，郁而化热，热扰心神，故失眠；热邪伤津，更加重便秘。治宜疏肝解郁，清热安神。用香附、郁金、玫瑰花、柴胡疏肝解郁，理气止痛；珍珠母清热平肝，重镇安神；枳壳破气消积，下气除满；瓜蒌宽胸散结，泻热通便；木香行气止痛；当归养血补血，润肠通便；生地清热生津，增水行舟；栀子、丹皮清热凉血；大黄泻热通便，麻仁、桃仁润肠通便；茯神宁心安神；

枣仁清泻心火，宁心安神；石菖蒲、远志交通心肾，安神益智；益智仁安神益智，润肠通便；琥珀粉、紫石英镇心安神。诸药合用，共奏疏肝解郁之功。

医案四：刘某某，女，69岁，门诊患者。

主诉：便秘1年。

患者平素易心烦发怒，1年前出现排便困难，小腹疼痛，现逐渐加重，入院诊断为直肠前凸，直肠黏膜下垂，前来就诊。刻下症见：大便干燥，里急后重，腹痛，舌暗红，苔黄、略腻，脉沉弦。

综合脉症，四诊合参，本证当属祖国医学"便秘"范畴，属于肝郁脾虚证，当以疏肝解郁，健脾化湿为治疗原则，方以柴胡疏肝散加减治疗，整方如下：

柴胡12 g	川芎12 g	枳壳12 g	防风15 g
郁金20 g	香附15 g	玫瑰花12 g	升麻6 g
黄芩15 g	黄连12 g	马齿苋60 g	酒大黄9 g
白芍30 g	珍珠母45 g	乌贼骨30 g	生甘草9 g
元胡15 g	浙贝12 g		

上方药量×10，制作膏方，服用30天，每天2次，每次1匙

按：郁怒伤肝，气机郁滞，肝失疏泄，不能宣达，通降失常，传导失职，导致津液不布，肠道失润，糟粕内停，故大便干燥，排便困难；肝郁脾虚，脾失健运，湿邪内盛，湿性重浊黏滞，进一步阻遏气机，形成本证。治宜疏肝解郁，健脾化湿。柴胡疏肝解郁，使肝气调达，同时兼能升举阳气，郁金、香附、玫瑰花调达肝气，助柴胡疏肝解郁，升麻升阳举陷，与柴胡相配，升举阳气；枳壳破气消积，下气除满，与柴胡、升麻配伍，有升有降，调畅气机；白芍益阴养血，滋脾柔肝，缓急止痛；防风疏肝散脾胜湿，使肝脾调和；浙贝开郁散结；珍珠母疏肝降气；川芎、元胡行气止痛；黄芩、黄连、马齿苋清热燥湿；酒大黄泻热通便；乌贼骨制酸止痛，顾护胃气；生甘草益气健脾，调和诸药。诸药合用，共奏疏肝解郁，健脾化湿之功。

医案五：费某某，男，79岁，门诊患者。

主诉：便秘、腹胀6天。

患者6日内未行大便，为进一步诊治，前来就诊。刻下症见：便秘，腹

胀，伴有恶心，舌红，苔黄腻，脉沉滑。

综合脉症，四诊合参，本证当属祖国医学“便秘”范畴，属于湿邪中阻证，当以化湿健脾，降气宽中为治疗原则，方以平胃散加减治疗，整方如下：

苍术 12 g	厚朴 20 g	陈皮 15 g	泽泻 15 g
槟榔 12 g	杏仁 9 g	大黄 9 g	前胡 15 g
枇杷叶 30 g	连翘 20 g	乌贼骨 30 g	焦三仙 20 g（各）
代赭石 30 g	生甘草 12 g	旋覆花 30 g（包煎）	

7 剂，水煎服，日 1 剂

按：本例患者为老年男性，年高体虚，湿邪困阻中焦，脾失健运，气机升降失常，故腹胀、恶心、便秘。治疗应以化湿健脾，降气宽中为主，方用平胃散加减。方中苍术苦辛温燥，最善燥湿健脾，厚朴苦温芳香，行气散满，助苍术除湿运脾，陈皮理气化滞，合厚朴以复脾胃之升降；泽泻利水渗湿之力较强，渗泄体内湿邪；槟榔行气利水；旋覆花苦辛性温，下气化痰，降逆止呕，代赭石甘寒质重，降逆下气，助旋覆花降逆化痰而止呕，前胡、枇杷叶降逆下气，四药合用，下气导滞，调畅气机；患者大便 6 日未行，故加少量大黄通便，肺与大肠相表里，加杏仁宣肺气以通腑气，二者合用，通降腑气；中焦脾胃虚弱，易食积化热，故加焦三仙健脾消食；连翘清热散结，乌贼骨制胃酸，止胃痛，用来保护胃黏膜，顾护胃气；甘草调和诸药，兼以益气健脾。诸药合用，以化湿健脾，降气宽中为主，配伍少量通便之药，并加入顾护胃气之品，标本兼顾，攻补兼施，药效甚佳。7 剂尽服，患者大便已通，腹胀明显减轻。

医案六：曲某某，男，63 岁，门诊患者。

主诉：便秘 5 年。

患者为老年男性，平素食量较大，但大便干结，3 ~4 日行 1 次，曾使用开塞露，效果不长久，遂求助中医。刻下症见：便秘，3 ~4 日行 1 次，腹胀，身体肥胖，腹部更甚，颈椎僵硬不适，舌暗，苔薄白，脉沉涩。

综合脉症，四诊合参，本证当属祖国医学“便秘”范畴，属于气机阻滞证，当以行气活血，通便节食为治疗原则，整方如下：

草决明 30 g	制首乌 30 g	泽泻 30 g	五味子 20 g
苦参 30 g	甘松 15 g	川芎 30 g	羌活 30 g

苏木 20 g　　　鸡血藤 30 g　　桂枝 9 g　　　瓜蒌仁 15 g
生甘草 6 g

14 剂，水煎服，日 1 剂

按：本例患者便秘乃由宿食积滞中焦，气机不利而致，治疗时应以调畅气机为主。川芎辛温香燥，走而不守，既能行散，上行可达巅顶，又入血分，下行可达血海，行气活血作用广泛，使腑气畅通。舌暗、脉涩说明该患者有瘀血阻滞，故用鸡血藤、苏木化瘀通络，行气活血；羌活用量较大，可通络宣痹；桂枝温通经络，化气行水；泽泻利水渗湿除痹；瓜蒌仁泻热通便，更重要的是宽中散结，调畅气机，草决明配合瓜蒌仁泻热通便；甘松醒脾健胃，行气止痛；同时现代药理学研究证明，甘松、苦参可以抑制食欲，该患者较为肥胖，且有宿食积滞，应节制饮食，故用二药以节食；肾主骨，故用制首乌、五味子滋补肾阴，并防诸药损伤正气。本例患者虽以便秘为主症就诊，但其本质在于气机不畅，故本方以调畅气机为主，加少量通便药物，同时考虑到患者较为肥胖，适当配以节食之品，诸药合用，有补有泻，效果良好。

第五节　呃逆

一、概念

呃逆是指胃气上逆动膈，以气逆上冲，喉间呃呃连声，声短而频，令人不能自止为主要临床表现的病证。呃逆古称“哕”，又称“哕逆”。西医学中的单纯性膈肌痉挛即属呃逆。而胃肠神经官能症、胃炎、胃扩张、胃癌、肝硬化晚期、脑血管病、尿毒症，以及胃、食道手术后等其他疾病所引起的膈肌痉挛，均可参考本病辨证论治。

二、诊断要点

1. 突然起病，以气逆上冲、喉间呃呃连声、声短而频、不能自制为主症，并可伴见胃痛不适、口中感觉异样等胃肠道症状和头昏、乏力等全身症状。

2. 胸部 X 线检查、胃肠 X 线钡餐检查、腹部 B 超检查、头部 CT 检查、脑电图检查及血尿各项相关检查，有助于确诊。

三、辨治要点

呃逆一证，病情轻重差别极大，一时性呃逆，大多轻浅，只需简单处理；可不药而愈。若慢性危重病证后期出现呃逆者，多为病情恶化、胃气将绝、元气欲脱的危候，临床上要注意观察。

笔者认为，呃逆一证，总由胃气上逆动膈而成，故治疗原则为理气和胃、降逆止呃，并在分清寒热虚实的基础上，分别施以祛寒、清热、补虚、泻实之法。对于重危病证中出现的呃逆，急当救护胃气。呃逆控制后，应作胃肠钡剂X线透视及内窥镜等检查排除恶性病变。

四、医案介绍

医案：武某某，女，74岁，门诊患者。

主诉：打嗝1周。

患者1周前与人生气，后打嗝不能自止，在家使用偏方（具体不详）治疗，效果不佳，前来就诊。刻下症见：嗝气，恶心，胸胁胀闷，头痛，饮食可，睡眠一般，大小便正常，舌暗红，苔黄厚腻，脉弦。

综合脉症，四诊合参，本证当属祖国医学“呃逆”范畴，属于气机郁滞证，当以顺气解郁，降逆止呃为治疗原则，方用旋覆代赭汤加减，整方如下：

黄连15 g　　黄芩15 g　　代赭石30 g　　旋覆花30 g（包煎）
竹茹15 g　　钩藤45 g　　白蒺藜15 g　　蔓荆子15 g
藁本12 g　　泽泻30 g

7剂，水煎服，日1剂

按：情志不遂，恼怒伤肝，气机不利，横逆犯胃，胃失和降，胃气上逆动膈，形成本证。胃失和降，胃气上逆，故呃逆，恶心，肝气不舒，故胸胁胀闷，肝气上逆，故头痛。治宜顺气解郁，降逆止呃。方中旋覆花苦辛性温，可下气化痰，降逆止噫，代赭石甘寒质重，降逆下气，助旋覆花降逆化痰而止呕噫；钩藤入肝经，可平肝息风，下气宽中；蔓荆子辛能散风，微寒清热，轻浮上行，主散头面之邪，有祛风止痛之效；白蒺藜主入肝经，平肝祛风，祛除肝经热邪；藁本祛风止痛，引诸药入肝经；气郁而化火，用竹茹清热除烦，降逆止呕；黄芩、黄连清热泻火；肝气横逆，损伤脾胃，易酿生湿邪，故用泽泻健脾化湿，所谓“见肝之病，知肝传脾，当先实脾”。诸药合用，共奏顺气解郁，降逆止呃之功。

第六节　胁痛

一、概念

胁痛是以胁肋部疼痛为主要表现的一种肝胆病证。胁，指侧胸部，为腋以下至第十二肋骨部位的统称。《医宗金鉴·卷十九》明确指出：“其两侧自腋而下，至肋骨之尽处，统名曰胁。”《医方考·胁痛门》又谓：“胁者，肝胆之区也。”肝胆经脉布于两胁，故“胁”又指两侧下胸肋及肋缘部，肝胆胰所居之处。胁痛是肝胆疾病中的常见之证，临床有许多病证都是依据胁痛来判断其为肝胆病或系与肝胆有关的疾病。胁痛病证，可与西医多种疾病相联系，如急性肝炎、慢性肝炎、肝硬化、肝寄生虫病、肝癌、急性胆囊炎、慢性胆囊炎、胆石症、慢性胰腺炎、胁肋外伤以及肋间神经痛等。以上疾病若以胁痛为主要症状时皆可参考本节辨证论治。

本病证早在《内经》就有记载，并明确指出胁痛的发生主要是肝胆的病变。《素问·热论篇》曰：“三日少阳受之，少阳主胆，其脉循胁络于耳，故胸胁痛而耳聋。”《素问·刺热篇》谓：“肝热病者，小便先黄……胁满痛。”《灵枢·五邪》说：“邪在肝，则两胁中痛。”其后，历代医家对胁痛病因的认识，在《内经》的基础上逐步有了发展。《景岳全书·胁痛》将胁痛病因分为外感与内伤两大类，并提出以内伤为多见。《临证指南医案·胁痛》对胁痛之属久病入络者，善用辛香通络、甘缓补虚、辛泄祛瘀等法，立方遣药，颇为实用，对后世医家影响较大。《类证治裁·胁痛》在叶氏的基础上将胁痛分为肝郁、肝瘀、痰饮、食积、肝虚诸类，对胁痛的分类与辨证论治做出了一定的贡献。

二、诊断要点

1. 以胁肋部疼痛为主要特征。

2. 疼痛性质可表现为胀痛、窜痛、刺痛、隐痛，多为拒按，兼有喜按者。

3. 反复发作的病史。

4. 血常规、肝功能、胆囊造影、B 超等实验室检查，有助于诊断。

三、辨治要点

胁痛的治疗着眼于肝胆，分虚实而治。实证宜理气、活血通络、清热祛湿；虚证宜滋阴、养血柔肝。临床上还应据“痛则不通”“通则不痛”的理论，以及肝胆疏泄不利的基本病机，在各证中适当配伍疏肝理气、利胆通络之品。

四、医案介绍

医案一：党某某，女，54 岁，门诊患者。

主诉：右侧胁胀 2 年余。

患者自述患有慢性胆囊炎 2 年余，右侧胁肋部一直发胀，近几日进食油腻食品后出现低热，胁痛，前来就诊。刻下症见：右胁胀痛，发热，体温 37.8 ℃，血压较高，约为 160/100 mmHg，头胀，舌淡，苔黄腻，脉弦。

综合脉症，四诊合参，本证当属祖国医学“胁痛”范畴，证属肝胆湿热，当以清肝利胆，清热利湿为主要治疗原则，方用龙胆泻肝汤合茵陈蒿汤加减，整方如下：

龙胆草 9 g	栀子 12 g	黄芩 15 g	泽泻 20 g
当归 30 g	生地 30 g	柴胡 9 g	黄连 15 g
生石膏 12 g	生甘草 6 g	酒大黄 12 g	钩藤 30 g（后入）
茵陈 20 g	乌贼骨 30 g	薄荷 12 g	

5 剂，水煎服，日 1 剂

二诊：未再发热，胁痛明显减轻，仍有胁胀，上方继服，巩固疗效。

按：此为典型的肝胆湿热证，湿热之邪，蕴结肝胆，疏泄失常，形成本证。治宜清利肝胆湿热，方用龙胆泻肝汤合茵陈蒿汤加减。方中龙胆草大苦大寒，上泻肝胆实火，下清下焦湿热；栀子、黄芩、黄连具有苦寒泻火之功；生石膏清热泻火，除烦止渴；泽泻、大黄、茵陈清热利湿，使湿热从水道排除；钩藤主入肝经，可以清热平肝；薄荷疏散郁遏之气，透达肝经郁热；肝主藏血，肝经有热，本易耗伤阴血，加用苦寒燥湿，再耗其阴，故用生地、当归滋阴养血，以使标本兼顾；柴胡舒畅肝经之气，可引诸药入肝经；乌贼骨制酸止痛，顾护胃气；甘草调和诸药，兼能清热。诸药合用，共奏清肝利胆，清热利湿之功。

医案二：谢某，女，40 岁，门诊患者。

主诉：阵发性胁肋部不适半年，加重 7 天。

患者半年前开始出现胁肋部不适，呈阵发性，7 天前不适加重，遂来就诊。刻下症见：胁肋部胀闷不舒，善太息，心烦，平素睡眠欠佳，入睡困难，头痛，饮食一般，舌质淡红，苔薄黄，脉弦细。

综合脉症，四诊合参，本证当属祖国医学“胁痛”范畴，证属肝气郁滞，当以疏肝解郁为主要治疗原则，方用四逆散合百合地黄汤加减，整方如下：

柴胡 12 g	栀子 15 g	川芎 20 g	香附 15 g
枳壳 15 g	玫瑰花 12 g	郁金 30 g	丹皮 20 g
百合 15 g	当归 20 g	赤芍 15 g	生地 15 g
皂刺 20 g	瓜蒌 15 g	川贝 12 g	生甘草 12 g
夏枯草 15 g	元胡 20 g		

7 剂，水煎服，日 1 剂

按：肝失疏泄，肝气郁滞，则胁肋不舒，善太息；郁久化热，热扰心神，则心烦、眠差。治疗以疏肝解郁为主。柴胡既可疏解肝郁，又可升清阳以使郁热外透；枳壳行气散结，以增强疏畅气机之效；香附、玫瑰花、郁金疏肝解郁，理气止痛；川芎辛温香燥，走而不守，上行可达巅顶，行气活血作用广泛；元胡行气止痛；当归养血和血，防诸药行散太过，损伤阴血；夏枯草苦寒，清泻肝中郁热；百合可养心阴，清心安神，生地滋阴养血，清热凉血，二者合用，可养阴清热以除烦；丹皮、赤芍凉血活血，清透血中郁热；栀子清热泻火，清心除烦；皂刺通络散结；川贝养阴润肺；瓜蒌宽中散结，调畅气机；生甘草调和诸药。诸药合用，以疏肝为主，配以行气、滋阴、清热等方法，效果良好。

医案三：冯某某，男，77岁，门诊患者。

主诉：右胁肋部疼痛3天。

患者3天前与家人生气，后感右胁肋部胀痛，每次3~5秒钟，前来就诊。刻下症见：右侧胁肋部胀痛，呈走窜性，每次3~5秒钟，双下肢乏力，偶咳嗽，咳少量白痰，舌暗红，苔白，中剥脱，脉弦。

综合脉症，四诊合参，本证当属祖国医学"胁痛"范畴，证属肝气郁滞证，当以疏肝理气，和络止痛为治疗原则，方用柴胡疏肝散加减，整方如下：

柴胡 12 g　　香附 12 g　　川芎 15 g　　枳壳 12 g
郁金 30 g　　青皮 15 g　　川楝子 15 g　　枸杞 12 g
当归 15 g　　白芍 24 g　　元胡 15 g　　杜仲 12 g
牛膝 15 g　　桑寄生 30 g　　生甘草 9 g　　焦三仙 30 g(各)
黄连 15 g　　黄芩 20 g　　羌活 20 g　　独活 20 g
半夏 9 g　　杏仁 9 g

5剂，水煎服，日1剂

二诊：胁痛明显减轻，未再咳嗽，仍有胁胀、乏力，上方杜仲改为20 g，牛膝改为20 g，继服7剂。

按：肝乃将军之官，性喜条达，主条畅气机，暴怒伤肝，肝失调达，疏泄不利，气阻络痹，不通则痛，发为胁痛。遵《内经》"木郁达之"之旨，治以疏肝理气之法，予柴胡疏肝散加减治疗。方中以柴胡功善疏肝解郁，香附为"气病之主司"，可理气疏肝而止痛，川芎活血行气以止痛，二药相合，助柴胡以解肝经之郁滞，并增行气活血止痛之效；郁金、川楝子疏肝解郁，行气止痛；枳壳、青皮理气行滞；元胡"行血中之气滞，气中血滞"，善治一身上下诸痛，用之以活血行气止痛；当归、芍药、甘草养血柔肝，缓急止痛；肝肾同源，用杜仲、牛膝、桑寄生补肝肾，强筋骨；黄芩、黄连清热泻火，以清泻肝中郁火；羌活、独活祛风除湿，通络止痛；半夏燥湿化痰，降逆下气；杏仁止咳化痰，宣肺平喘；焦三仙健脾消食，顾护胃气；生甘草调和诸药。诸药合用，共奏疏肝理气，和络止痛之功。

医案四：刘某某，女，54 岁，门诊患者。

主诉：胁肋部胀痛半年余，加重伴胸闷 1 周。

患者半年前开始出现两胁肋部疼痛难忍，曾于外院就诊，诊断为急性胆囊炎，经治疗好转，但一直伴有两胁肋及后背部胀满，生气后加重。自述曾服用消炎利胆片等药物，效果欠佳。1 周前患者生气后上述症状加重，伴有胸闷，遂来就诊。刻下症见：胸闷不适，两胁肋部疼痛难忍，胀痛时作，时有后背部胀痛，口苦，口干，不时嗳气，大便干燥不易解，小便黄赤，语声洪大，急躁易怒。舌红，苔黄厚腻，脉弦。腹部彩超示：胆囊炎。

综合脉症，四诊合参，本证当属祖国医学“胁痛”范畴，证属肝郁气滞证，当以疏肝理气为主要治疗原则，治以柴胡疏肝散加减，整方如下：

柴胡 15 g	川芎 15 g	香附 20 g	枳壳 20 g
酒大黄 30 g	茵陈 20 g	生甘草 6 g	焦三仙 15 g（各）

7 剂，水煎服，日 1 剂

二诊：未再胸闷，胁肋部及背部胀痛明显减轻，饮食及二便尚可，嘱原方继服，巩固疗效。

按：胁痛的病位在肝胆，又与脾胃及肾相关，因肝居胁下，经脉布于两胁，胆附于肝，其脉亦循于胁，故胁痛之病，当主要责之肝胆。脾胃居于中焦，主运化水湿，肝郁脾虚，脾失健运，湿热内生，郁遏肝胆，疏泄不畅，亦可发为胁痛。肝乃将军之官，性喜条达，主条畅气机，肝失调达，疏泄不利，气机郁滞，络脉失和，不通则痛；肝失疏泄，肝郁气滞，血行失畅，脉络不利，胸阳不振，则胸闷；肝郁化火，肝火上炎，则口苦、口干；肝郁化火，灼伤津液，津枯肠燥，故见大便秘结。语声洪大，急躁易怒，舌红，苔黄厚，脉弦均为肝郁气滞之象。方中以柴胡功善疏肝解郁，香附为“气病之主司”，可理气疏肝而止痛，川芎活血行气以止痛，二药相合，助柴胡以解肝经之郁滞，并增行气活血止痛之效；大黄泻热通便，荡涤肠胃，枳壳理气行滞，消痞除满，并助大黄泻热通便；茵陈味苦辛，性微寒，可清热利胆。《本草经疏》云：“茵陈，其主风湿寒热，邪气热结，黄疸，通身发黄，小便不利及头热，皆湿热在阳明、太阴所生病也。苦寒能燥湿除热，湿热去，则诸症自退矣。除湿散热结之要药也。”焦三仙健脾消食，顾护胃气；甘草调和诸药。诸药合用，共奏疏肝理气之功。

医案五：齐某某，女，57 岁，住院患者。

主诉：阵发性胸闷、胸痛 20 年余，加重伴两胁胀痛 1 月余。

现病史：患者 20 余年前开始无明显诱因出现阵发性胸闷、胸痛，伴后背胀痛，轻微活动即感加重，曾多次于我科住院治疗，经心电图、心脏彩超等检查确诊为“冠心病 不稳定型心绞痛 心功能Ⅲ级”，经治疗后症状改善，出院后坚持服用泰嘉、依姆多、麝香保心丸、芪苈强心胶囊等药物治疗，病情反复，多次入院。1 月前患者生气后胸闷、胸痛较前加重，伴头晕、头胀、头痛，胁肋部胀痛，无肩背放射痛，每次持续数分钟至数小时不等，无黑矇、晕厥、意识及四肢活动障碍，为求进一步治疗收入我科。

既往史：平素健康状况一般。高血压病史 10 年余，血压最高达 230/160 mmHg，曾服用卡托普利片出现干咳不能耐受，平素坚持服用替米沙坦、络活喜、海捷亚，血压控制尚可。慢性肾功能不全病史 10 年余，平素坚持服用金水宝胶囊治疗。高胆固醇血症病史 3 年，服用舒降之效果不佳，现服用立普妥调脂。慢性胃炎病史 6 月余，服用 PPI（质子泵抑制剂）治疗。否认糖尿病、慢性支气管炎病史，否认肝炎、结核等传染病史。胆囊炎、胆囊息肉病史 20 余年，6 月前因胆囊炎行腹腔镜胆囊切除术，术后恢复一般，坚持服用十味蒂达、胆宁片治疗。无外伤史，无输血史。对青霉素类药物过敏。预防接种史叙述不清。

个人史、月经婚育史、家族史：长期居于济南，否认疫水及疫地接触史。无烟酒等不良嗜好。月经 12 3～5/30 45，无停经后不规则阴道出血，已婚，育 1 子，配偶及孩子身体健康。父母均患有冠心病、高血压，兄弟姐妹 8 人均有高血压病史，否认家族中有遗传病及传染病史。

查体：T 36.3 ℃ P 64 次/分 R 17 次/分 BP 142/95 mmHg 中年女性，神志清，精神尚可，发育正常，营养良好，自主体位，步入病房，查体合作。全身皮肤、黏膜无黄染、皮疹及出血点。浅表淋巴结未触及肿大，头颅无畸形，面色萎黄，颜面浮肿，巩膜无黄染，睑结膜色淡，双侧瞳孔等大等圆，对光反射存在。口唇略紫绀，咽无充血，扁桃体无肿大，颈软，颈静脉无怒张，气管居中，甲状腺不肿大。双侧呼吸动度可，触觉语颤正常，双肺叩清音，听诊双肺呼吸音粗，未闻及明显干湿性啰音。心前区无隆起，心尖搏动无弥散，未触及震颤，心界向左下扩大，心率64次/分，律齐，A2 > P2，各瓣膜听诊区未闻及病理性杂音，无心包摩擦音，周围血管征（-）。腹膨隆，未见胃肠型及蠕动波，无腹壁静脉曲张，腹平软，墨菲氏征（-），肝脾肋下未触及，肝区及双肾区无叩痛，移动性浊音（-），肠鸣音正常。肛门、直肠未见异常，双下肢轻度水肿。脊柱、四肢无畸形，关节无红肿，指甲色淡，四肢肌力、肌张力正常，腹壁、肱二头肌、肱三头肌、膝腱、跟腱反射正常，共济运动（-），巴氏征（-），脑膜刺激征（-）。

辅助检查：心电图：窦性心律，V_1-V_4 ST段改变。

入院诊断：1. 冠心病 不稳定型心绞痛；2. 高血压病3级；3. 高胆固醇血症；4. 慢性肾功能不全；5. 慢性胃炎；6. 胆囊炎切除术后。

刻下症见：两胁肋部胀痛，口苦，胸闷，胸痛，双下肢水肿，腹胀，大便干，舌红，苔黄，脉弱。

综合脉症，四诊合参，本证当属祖国医学“胁痛 胸痹”范畴，证属肝郁气滞证，当以疏肝理气，和血通络为主要治疗原则，治以逍遥散加减，整方如下：

柴胡12 g	枳壳15 g	白芍30 g	旋覆花30 g(包煎)
茜草15 g	元胡20 g	羌活15 g	独活15 g
生甘草6 g	番泻叶4 g		

7剂，水煎服，日1剂

二诊时口苦，两胁肋部疼痛、胸闷都明显好转，双下肢水肿，上方加泽泻30 g、茯苓30 g、槟榔30 g，继服7剂。

三诊时双下肢水肿减轻，上方继服，巩固疗效。

按：肝乃将军之官，性喜条达，主条畅气机，肝失调达，疏泄不利，气机郁滞，络脉失和，不通则痛；肝失疏泄，肝郁气滞，血行失畅，脉络不利，胸阳不振，不通则痛，故胸闷、胸痛；肝郁化火，肝火上炎，则口苦、口干；肝郁化火，灼伤津液，津枯肠燥，故见大便秘结。本方柴胡疏肝解郁，使肝气得以调达；白芍酸苦微寒，养血敛阴，柔肝缓急；枳壳行气导滞以止痛，助柴胡以解肝经之郁滞，并增行气止痛之效；元胡辛散、苦泄、温通，既入血分，又入气分，既能行血中之气，又能行气中之血，气畅血行，善治一身上下诸痛；茜草凉血活血，祛瘀通经；旋覆花降逆下气，调畅气机；羌活、独活合用，祛湿通络；加入少量番泻叶通便行滞，利水消肿；泽泻、茯苓甘淡，直达肾与膀胱，利水渗湿；槟榔行气利水；甘草调和诸药。诸药合用，共奏疏肝理气，和血通络之功。

第四章 肾膀胱病证

肾位于腰部脊之两旁，左右各一，是人体生命之源，先天之本，阴阳之根。肾主藏精，包括先天之精和后天之精，主生长发育过程及生殖功能。肾的生理功能是以肾精为物质基础的。肾精所产生的肾的生理作用称为"肾气"，所谓"精能化气"就是指这种物质和功能的辩证关系。肾精对机体的滋养、濡润作用即是肾阴，肾气对机体的推动、温煦作用即是肾阳。肾精是肾气的物质基础，肾气又是肾精补充的重要动力，两者互相依存，完成肾的整体功能。肾又主水液，具有调节水液平衡的作用，表现在一是推动津液输布全身，供脏腑组织利用，一是各组织利用后的水分即代谢产物，排出体外，以维持体内水液的正常代谢。肾与各脏腑之间密切相关。肾与膀胱相表里，肾水必须上济于心，心火必须下降于肾，肾具有摄纳肺吸入之气的功能，且肺为水之上源，肺的宣发肃降和通调水道功能与肾气的蒸腾气化作用亦相互依赖。肝藏血，肾藏精，精能生血，血能生精，故有"肝肾同源"之说。脾为后天之本，肾为先天之本，先后天又互相依赖，且肾主水而其制在脾。人体水液代谢主要依于肺、脾、肾三脏功能的正常运行。此外，肾主骨、生髓、通于脑，其华在发，开窍于耳及二阴。

肾系病证的主要病机可归纳为：肾的精气不足，肾之阴阳失调。肾精对机体的滋养、濡润作用不足，即是肾阴虚；肾气对机体的推动、温煦作用不足，即是肾阳虚。各脏的阴阳失调，日久必累及于肾，耗伤肾中精气，而致肾的阴阳失调，即所谓的"久病及肾"。肾的阴阳失调，又会减弱肾之精气，肾中精气的濡润蒸腾气化作用减弱，必然又会影响到其他脏腑，其中主要有肺、脾，从而导致全身气化功能紊乱，出现诸如水肿、癃闭、关格、淋病等证。

肾病多虚，宜“培其不足，不可伐其有余”。肾阴亏虚，宜滋养肾阴；肾阳虚衰，宜温补肾阳。但根据阴阳互根的原理，在滋补肾阴的同时，应适当配伍补阳之品，所谓“善补阴者，必于阳中求阴，则阴得阳升而泉源不竭”；在温补肾阳的同时，又应适当配伍补阴药物，所谓“善补阳者，必于阴中求阳，则阳得阴助而生化无穷”。

肾虚之证，大要分为阴虚、阳虚两类。阳虚之变，为寒证；阴虚之变，为热证。治疗肾阴虚忌用辛燥，忌过于苦寒，宜施甘润益肾之剂，使虚火降而阴自复，所谓“壮水之主，以制阳光”。治疗肾阳虚忌用凉润和表散，宜施甘温助阳之品，使沉寒散而阳能旺，所谓“益火之源，以消阴翳”。若阴阳俱虚，精气两伤，则当两补阴阳。肾为阴阳之根而藏精，“精气夺则虚”，肾阴肾阳亏虚，其病往往深重，治此纯虚之证，宜酌情佐以血肉有情之品以填精益髓，资其生化之源。

膀胱与肾互为表里，膀胱虚寒证候，多由肾阳不足，气化失司引起，其治当以温肾化气为法。肾气不固，宜固摄肾气；肾阳虚衰，宜温补肾阳；阳虚水泛，宜温阳化气行水。膀胱湿热证候，治当清热利湿。六腑以通为用，膀胱实证常施利尿、排石、活血、行气等通利之剂。

肾与其他脏腑在病理上的关系非常密切，治疗肾病应从整体出发，在治疗肾脏的同时，兼治有关脏腑。如肾阴亏虚，可导致水不涵木，肝阳上亢，治当育阴潜阳；肾阳虚衰，火不暖土，治当温补脾肾；水不上济，心火偏旺，心肾不交，治当清心滋肾；肺虚及肾，肾不纳气，治当补肺温肾纳气等，皆属从整体出发的治疗。

肾膀胱病证的调摄也很重要。应慎起居，以预防外感；节制房事，注意休息，避免过劳，以免重伤肾气而加重病情。病情较轻时，也可在医生指导下适当运动，以激发正气，增强抗病能力。注意精神情志的调节，息妄想，戒愤怒，保持精神愉快，可使气血调和，促进疾病的痊愈。饮食上应根据“咸伤肾”“淡渗湿”的原则，宜淡不宜咸。多食蛋白质有利于某些虚证水肿的消退，但在某些阶段又可能要限制蛋白质饮食的摄入等，其中有宜有不宜，均应遵医嘱而行。

肾系病证的预防主要有保持前阴卫生，遇有上呼吸道感染等应彻底治疗，可采用气功锻炼，或每天坚持按摩涌泉穴等方法增强肾气，提高机体的抗病能力。

第一节　水肿

一、概念

水肿是体内水液潴留，泛溢肌肤，引起头面、眼睑、四肢、胸腹甚至全身浮肿的一类病证。西医学中的急慢性肾小球肾炎、肾病综合征、充血性心力衰竭、内分泌失调，以及营养障碍等疾病出现的水肿，可参考本节进行辨证论治。

本病在《内经》中称为“水”，并根据不同症状分为风水、石水、涌水。《灵枢·水胀篇》对其症状作了详细的描述：“水始起也，目窠上微肿，如新卧起之状，其颈脉动，时咳，阴股间寒，足胫肿，腹乃大，其水已成矣。以手按其腹，随手而起，如裹水之状，此其候也。”至于其发病原因，《素问·水热穴论篇》指出：“故其本在肾，其末在肺。”《素问·至真要大论篇》又指出：“诸湿肿满，皆属于脾。”可见在《内经》时代，对水肿病已有了较明确的认识。汉代《金匮要略》称本病为“水气”，按病因、病证分为风水、皮水、正水、石水、黄汗五类。又根据五脏证候分为心水、肺水、肝水、脾水、肾水。元代《丹溪心法·水肿》将水肿分为阴水和阳水两大类：“若遍身肿，烦渴，小便赤涩，大便闭，此属阳水”；“若遍身肿，不烦渴，大便溏，小便少，不涩赤，此属阴水”。这一分类方法对指导临床辨证至今仍有重要意义。明代《医学入门·杂病分类·水肿》提出疮痍可以引起水肿，并记载了“脓疮搽药，愈后发肿”的现象。清代《证治汇补·水肿》归纳总结了前贤关于水肿的治法，认为治水肿之大法，“宜调中健脾，脾气实，自能升降运行，则水湿自除，此治其本也”。同时又列举了水肿的分治六法：治分阴阳、治分汗渗、湿热宜清、寒湿宜温、阴虚宜补、邪实当攻。

二、诊断要点

1. 水肿初起多从眼睑开始，继则延及头面、四肢、腹背，甚者肿遍全身，也有先从下肢足胫开始，然后及于全身者。轻者仅眼睑或足胫浮肿，重者全身皆肿，肿处按之凹陷，其凹陷或快或慢皆可恢复。如肿势严重，可伴有胸腹水而见腹部膨胀，胸闷心悸，气喘不能平卧等症。

2. 可有心悸、疮毒、紫癜，感受外邪，以及久病体虚的病史。

3. 尿常规、24 小时尿蛋白定量、血常规、血沉、血浆白蛋白、血尿素氮、肌酐、体液免疫、心电图、心功能测定、肾脏 B 超等实验室检查，有助于诊断和鉴别诊断。

三、辨治要点

因感受风邪、水湿、疮毒、湿热诸邪，导致肺失宣降通调，脾失健运而成的属阳水。起病较急，病程较短，每成于数日之间。其肿多先起于头面，由上至下，延及全身，或上半身肿甚，肿处皮肤绷紧光亮，按之凹陷即起，常兼见烦热口渴，小便赤涩，大便秘结等表、实、热证。多由饮食劳倦、久病体虚等引起脾肾亏虚、气化不利所致的属阴水。辨证虽然以阳水、阴水为纲，阳水和阴水有本质区别，但应注意，阳水和阴水之间在一定条件下，亦可互相转化，需用动态的观点进行辨识。如阳水久延不退，正气日虚，水邪日盛，便可转为阴水；反之，若阴水复感外邪，肺失宣降，脾失健运，肿势剧增，又可表现为以实证、热证为主，而先按阳水论治。

水肿的治疗，《素问·汤液醪醴论篇》提出“去宛陈莝”“开鬼门”“洁净府”三条基本原则。张仲景宗《内经》之意，在《伤寒杂病论》中提出：“诸有水者，腰以下肿，当利小便，腰以上肿，当发汗乃愈。”他辨证地运用了发汗、利小便的两大治法，这对后世产生了深远的影响，一直沿用至今。根据上述所论，水肿的治疗原则应分阴阳而治，阳水主要治以发汗、利小便、益肺健脾，水湿壅盛则可酌情暂行攻逐，总以祛邪为主；阴水则主要治以温阳益气、健脾、益肾、补心，兼利小便，酌情化瘀，总以扶正助气化为治。虚实并见者，则攻补兼施。

四、医案介绍

医案一：李某，女，46岁，门诊患者。

主诉：双足肿胀5天。

患者双足踝部肿胀5天，无疼痛，为进一步诊治，于门诊就诊。刻下症见：双足踝部水肿，无疼痛，饮食及二便可，睡眠可，舌红，苔滑，脉滑。

综合脉症，四诊合参，本证当属祖国医学“水肿”范畴，属于水湿内生证，当以利水渗湿为治疗原则，方用五苓散加减，整方如下：

桂枝20 g　　白芍15 g　　茯苓30 g　　白术12 g

泽泻30 g　　生甘草6 g　　车前子30 g(包煎)

7剂，水煎服，日1剂

按：水湿内盛，泛溢肌肤，形成水肿，方用五苓散加减。用泽泻、茯苓甘淡之性，直达肾与膀胱，利水渗湿；白术补气健脾以运化水湿，合茯苓既可彰健脾制水之效，又可奏输津液四布之功；桂枝温阳化气以助利水；车前子利尿渗湿，使邪有出路；用白芍酸敛之性防止渗利太过；生甘草益气健脾以助行水，又能调和诸药。诸药合用，共奏利水渗湿之功。

医案二：艾某，女，47岁，门诊患者。

主诉：水肿1个月。

患者自述患糖尿病11年余，平素口渴多饮，1个月前患者出现颜面水肿，未作特殊治疗，水肿逐渐加重，为求进一步治疗，于门诊就诊。刻下症见：颜面、双手、双下肢浮肿，腰部酸软不适，口干，口渴，舌红，苔黄腻，脉沉细。

综合脉症，四诊合参，本证当属祖国医学“水肿”范畴，属于水湿内生证，当以利水渗湿为治疗原则，方用生脉散合五苓散加减，整方如下：

黄芪30 g　　麦冬15 g　　五味子3 g　　生地15 g

川芎15 g　　丹参30 g　　泽泻30 g　　茯苓30 g

独活30 g　　桂枝15 g　　黄连15 g　　车前子30 g(包煎)

葛根30 g　　生甘草12 g　　葶苈子30 g(包煎)

7剂，水煎服，日1剂

二诊：水肿渐消，仍口渴，腰酸，上方药量×10，加阿胶 500 g，制作膏方，长期服用，巩固疗效。

按：脾气亏虚，脾失健运，水湿内生，泛溢肌肤，故水肿；阴虚火旺，津液受损，故口干、口渴；肾阴亏损，腰府失养，故腰酸；舌红，苔黄腻，脉沉细为阴虚火旺之象。方中黄芪甘温，补中益气，健运脾胃以利水消肿；五味子酸甘而温，益气敛肺；麦冬甘寒，滋养肺胃阴津；生地甘苦而寒，清热养阴，壮水生津；川芎、丹参行气利水，使补而不滞；泽泻、茯苓甘淡，直达肾与膀胱，利水渗湿，桂枝温阳化气，助二药利水；独活辛散苦燥，功善祛湿止痛；葶苈子通调水道，利水消肿；车前子利尿通淋，使邪有出路；黄连清热泻火；葛根生津止渴，又能疏筋，缓解腰部酸软不适；生甘草调和诸药。全方相配，共奏益气养阴，利水消肿之功。

医案三：刁某某，女，46 岁，门诊患者。

主诉：两颧水肿 4 年余。

患者自述两颧水肿 4 年余，曾服用中药治疗（具体不详），效果不佳，为进一步诊治，前来就诊。刻下症见：两颧水肿，乏力，畏寒肢冷，双眼干涩，大便不成形，既往胃窦炎病史，缺铁性贫血。舌淡，苔薄黄，脉沉。

综合脉症，四诊合参，本证当属祖国医学“水肿”范畴，属于脾肾阳虚证，当以温肾助阳，化气利水为治疗原则，方用金匮肾气丸加减，整方如下：

熟地 15 g	山药 12 g	肉桂 12 g	制附子 20 g（先煎）
山萸肉 15 g	泽泻 30 g	茯苓 30 g	丹皮 20 g
栀子 20 g	车前子 30 g	冬瓜皮 20 g	葶苈子 30 g（包煎）
石菖蒲 15 g	远志 12 g	菊花 12 g	枸杞 15 g
杜仲 15 g	牛膝 20 g	桑寄生 30 g	白蔻仁 20 g（后入）
乌贼骨 30 g	川芎 30 g	焦三仙 30 g（各）	

上方药量×10，制作膏方，服用 30 天，每天 2 次，每次 1 匙

按：脾肾阳虚，全身脏腑无以充养温实，气血无以化生，故乏力、畏寒肢冷；肾脏阳气亏虚，则气化不利，水无所主，脾脏阳气亏虚则水无所制，故水肿；脾肾阳虚，不能腐熟水谷，则下利清谷。治宜温肾助阳，化气利水，方用金匮肾气丸加减。熟地滋阴补肾；山萸肉养肝涩精；山药补脾而益精血；

泽泻、栀子清泻肾火，并防熟地黄之滋腻；丹皮清泻肝火，并制山萸肉之温；茯苓、车前子、葶苈子、冬瓜皮、白蔻仁淡渗脾湿，以助山药之健运；附子、肉桂温补命门真火，温阳化气；肝开窍于目，肝血亏虚，则两目干涩，用枸杞养肝明目，菊花清肝明目；石菖蒲、远志祛痰开窍益智；杜仲、牛膝、桑寄生祛风湿、补肝肾、强筋骨，川芎行气止痛，又能使补而不滞；乌贼骨制酸止痛，保护胃黏膜，焦三仙健脾消食，二者合用，顾护胃气。诸药合用，阴中求阳，补而不腻，温而不燥，共奏温肾助阳，化气利水之功。

医案四：尹某，女，15 岁，门诊患者。

主诉：颜面水肿 1 月余。

患者 1 月前不明原因出现面部水肿，行多项检查未见异常，为进一步诊治，前来就诊。刻下症见：面部水肿，肢体倦怠，舌淡，苔白滑，脉弦滑。

综合脉症，四诊合参，本证当属祖国医学“水肿”范畴，属于脾阳不足，水湿内生证，当以温阳化饮，健脾利湿为治疗原则，方用苓桂术甘汤加减，整方如下：

桂枝 18 g	茯苓 20 g	白术 20 g	泽泻 20 g
益母草 30 g	泽兰 20 g	乌贼骨 30 g	生甘草 9 g
柴胡 12 g	枇杷叶 20 g		

7 剂，免煎颗粒，开水冲服，日 1 剂

二诊：水肿渐消，原方继服，巩固疗效。

按：脾阳不足，健运失职，则湿滞而为痰为饮，故用苓桂术甘汤温化水饮。茯苓、白术健脾渗湿，利水化饮，中焦健运，则水湿自除；“病痰饮者，当以温药和之”，桂枝辛温，温阳降逆，助苓、术化气以行水；泽泻、益母草、泽兰利尿消肿，使邪有出路；枇杷叶下气降逆，引水下行，柴胡升举清阳，振奋阳气，一升一降，调畅气机；乌贼骨制酸止痛，顾护胃气；甘草益气健脾，调和诸药。本方在苓桂术甘汤的基础上加入枇杷叶引水下行，加柴胡振奋阳气。诸药合用，共奏温阳化饮，健脾利湿之功。

医案五：杨某某，女，87 岁，门诊患者。

主诉：肢体水肿伴咳嗽、气喘 1 周。

刻下症见：乏力，咳嗽，气喘，食欲差，怕冷，面部浮肿，双下肢及右上肢中度水肿，舌暗红，苔白，脉弱。

综合脉症，四诊合参，本证当属祖国医学“水肿”范畴，证属风水相搏，当以宣肺行水，利水消肿为主要治疗原则，方用越婢加术汤加减，整方如下：

茯苓 15 g	猪苓 15 g	泽泻 20 g	白术 12 g
肉桂 15 g	生石膏 30 g	杏仁 6 g	葶苈子 30 g（包煎）
炙麻黄 3 g	枇杷叶 30 g	乌贼骨 30 g	连翘 30 g
生甘草 15 g	焦三仙 20 g（各）		

5 剂，水煎服，日 1 剂

二诊：咳嗽、气喘减轻，面部水肿渐消，仍有肢体水肿，上方加附子 15 g（先煎），继服 7 剂。

三诊：未再咳嗽、气喘，水肿明显减轻，上方继服 7 剂，巩固疗效。

按：风邪袭表，肺气闭塞，通调失职，风遏水阻，故水肿；肺失宣肃，肺气不利，故咳嗽、气喘；水为阴邪，困遏阳气，故乏力、怕冷，阳气虚衰，又进一步加重水肿。麻黄宣肺解表，平喘利水，石膏质重沉降，一宣一降，恢复肺之宣发肃降功能；杏仁苦降肺气，既助石膏沉降下行，又助麻黄平喘；白术苦温，健脾益气，燥湿利水；猪苓归肾、膀胱经，专以淡渗利水，泽泻、茯苓甘淡，益猪苓利水渗湿之力；枇杷叶降逆下气，止咳化痰；葶苈子归肺、膀胱经，可泻肺降气，祛痰平喘，利水消肿；附子、肉桂补火助阳，温通经脉，正所谓“益火之源，以消阴翳”；患者年老体衰，胃气已虚，且本方应用较多攻伐之品，恐损伤胃气，加焦三仙、连翘、乌贼骨健脾消食，制酸止痛，顾护胃气；生甘草调和诸药。诸药合用，共奏宣肺行水，利水消肿之功。

第二节　淋证

一、概念

淋证是以小便频数、淋沥涩痛、小腹拘急引痛为主症的疾病。根据病因和症状特点不同，可分为热淋、血淋、石淋、气淋、膏淋、劳淋六证。根据本病的临床表现，类似于西医学所指的急、慢性尿路感染，泌尿道结核，尿路结石，急、慢性前列腺炎，化学性膀胱炎，乳糜尿以及尿道综合征等病，凡是具有淋证特征者，均可参照本节内容辨证论治。

淋之名称，始见于《内经》，《素问·六元正纪大论篇》称其为“淋闷”，并有“甚则淋”“其病淋”等的记载。《金匮要略·五脏风寒积聚病脉证并治》称“淋秘”，并指出淋秘为“热在下焦”。《金匮要略·消渴小便不利淋病脉证并治》描述了淋证的症状：“淋之为病，小便如粟状，小腹弦急，痛引脐中。”隋代《诸病源候论·淋病诸候》对本病的病机作了详细的论述，并将本病的病位及发病机理作了高度明确的概括：“诸淋者，由肾虚而膀胱热故也。”金元时期《丹溪心法·淋》强调淋证主要由热邪所致：“淋有五，皆属乎热。”明代《景岳全书·淋浊》在认同“淋之初病，则无不由乎热剧”的同时，提出“久服寒凉”“淋久不止”有“中气下陷和命门不固之证”，并提出治疗时应“凡热者宜清，涩者宜利，下陷者宜升提，虚者宜补，阳气不固者温补命门”，其对淋证病因病机的认识更为全面，治疗方法也较为完善。

二、诊断要点

1. 小便频数，淋沥涩痛，小腹拘急引痛，为各种淋证的症状，是诊断淋证的主要依据。但还需根据各种淋证的不同临床特征，以确定不同的淋证类型。

2. 病久或反复发作后，常伴有低热、腰痛、小腹坠胀、疲劳等。

3. 多见于已婚女性，每因疲劳、情志变化、不洁房事而诱发。

4. 结合有关检查，如尿常规、尿细菌培养、X 线腹部摄片、肾盂造影、双肾及膀胱 B 超、膀胱镜等，可明确诊断。

三、辨治要点

临床辨证首先应辨别六淋之类别。其次须辨证候之虚实，虚实夹杂者，须分清标本虚实之主次，证情之缓急。最后须辨明各淋证的转化与兼夹。

治疗时以实则清利、虚则补益为基本治则。实证以膀胱湿热为主者，治以清热利湿；以热灼血络为主者，治以凉血止血；以砂石结聚为主者，治以通淋排石；以气滞不利为主者，治以利气疏导。虚证以脾虚为主者，治以健脾益气；以肾虚为主者，治以补虚益肾。同时正确掌握标本缓急，在淋证治疗中尤为重要。对虚实夹杂者，又当通补兼施，审其主次缓急，兼顾治疗。

四、医案介绍

医案一：蓝某某，男，74 岁，门诊患者。

主诉：尿频、尿痛 3 天。

患者 3 天前出现尿频、尿痛，每次尿量少，甚至淋漓不出，伴有发热，自行服用左氧氟沙星未缓解，又出现咳嗽，少量咳痰，遂来就诊。刻下症见：尿频、尿痛，发热，体温 38.7 ℃，咳嗽，少痰，难以咳出，舌暗红，苔薄黄，脉滑数。

综合脉症，四诊合参，本证当属祖国医学“淋证”范畴，属于肺热壅盛，膀胱湿热证，当以清热宣肺，利湿通淋为治疗原则，方用麻杏石甘汤加减，整方如下：

石膏 30 g	杏仁 9 g	麻黄 9 g	知母 15 g
桑白皮 20 g	麦冬 20 g	石斛 30 g	天花粉 30 g
甘草 12 g	枇杷叶 30 g	马齿苋 60 g	栀子 20 g

3 剂，免煎颗粒，开水冲服，日 1 剂

二诊：未再发热，咳嗽、尿频、尿痛减轻，全身乏力，此时热邪已退，气阴两伤，故全身乏力。上方加黄芪 30 g、白术 20 g，益气健脾，杜仲 20 g、牛膝 20 g，强筋健骨，肉桂 20 g，温补阳气。6 剂，免煎颗粒，日 1 剂。6 剂尽服，症状消失。

按：本例患者为肺热壅盛兼膀胱湿热证，肺热壅盛，肺气被郁，故发热、咳嗽，咳痰；湿热下注，则尿频、尿痛。治疗以清热为主，方用麻杏石甘汤加减。方中麻黄宣肺解表，石膏清泻肺胃之热以生津，两药相配，既能宣肺，又能泻热，杏仁苦降肺气，既助石膏沉降下行，又助麻黄泻肺热；桑白皮清泻肺热，平喘止咳；枇杷叶入肺经，功善清肺止咳，降逆下气；知母、栀子、马齿苋苦寒，清热燥湿；湿热伤阴，加之苦寒之药进一步损伤津液，故加甘寒之麦冬、石斛、天花粉养阴清热，生津止渴；甘草润肺止咳，调和诸药。本例患者热邪炽盛，且持续3天，故全方以大量清热之品为主，取急则治标之意。

医案二：朱某某，男，37岁，门诊患者。

主诉：尿频、尿痛3天。

患者3天前出现尿频，伴有刺痛、灼热感，量少，未做治疗，仅多饮水，3天来症状有所加重，前来就诊。刻下症见：尿频、尿急、尿痛，伴有灼热感，色黄，淋漓不尽，舌质暗红，苔黄腻，脉沉滑。

综合脉症，四诊合参，本证当属祖国医学“淋证”范畴，属于湿热下注证，当以利湿通淋为治疗原则，方用八正散加减，整方如下：

黄檗 20 g	知母 15 g	苍术 15 g	怀牛膝 20 g
栀子 15 g	萹蓄 15 g	瞿麦 15 g	车前子 30 g(包煎)
生甘草 12 g	竹叶 20 g	当归 15 g	生地 20 g
连翘 20 g	乌贼骨 30 g	焦三仙 15 g(各)	

7剂，水煎服，日1剂

二诊：上述症状缓解，上方知母、苍术、栀子改为20 g，加强清热燥湿之功，热入血分，故加丹皮20 g，清热凉血。7剂，水煎服，日1剂。

三诊：小便时稍有灼热感，继续服用上方7剂，症状消失。

按：本例为较为典型的湿热下注证，治疗以利湿通淋为主。车前子、萹蓄、瞿麦利尿通淋，使邪有出路；黄檗、栀子、知母苦寒，燥湿清热；苍术健脾祛湿，竹叶、生地养阴清热，正所谓“壮水之主，以制阳光”；怀牛膝长于利湿通淋，且引诸药下行；当归养血，防诸药苦寒太过，损伤正气；舌苔黄腻，说明胃内有积热，故用焦三仙健脾消食，连翘清热，乌贼骨制胃酸，止胃痛，三药合用，顾护胃气；生甘草清热解毒，调和诸药。诸药合用，祛邪而不伤正，共奏利湿通淋之功。

医案三：刘某，男，34岁，门诊患者。

主诉：阵发性下腹部坠胀疼痛半年，加重7天。

患者平素嗜食辛辣，半年前开始出现下腹部坠胀疼痛，伴有小便短赤，灼痛，自行服用左克可缓解。7天前患者再次出现上述症状，较之前加重，服用左克不能缓解，前来就诊。刻下症见：下腹坠胀疼痛，小便灼热疼痛，尿频，每次量少，口干，口苦，舌质暗红，苔黄、稍腻，脉弦。

综合脉症，四诊合参，本证当属祖国医学“淋证”范畴，证属热淋，当以清热利湿通淋为治疗原则，方用龙胆泻肝汤合八正散加减，整方如下：

龙胆草 15 g	黄芩 15 g	栀子 12 g	丹皮 20 g
滑石 30 g	萹蓄 15 g	瞿麦 15 g	竹叶 12 g
白芍 30 g	炙甘草 12 g	柴胡 15 g	升麻 6 g
元胡 12 g	皂刺 15 g	浙贝 12 g	天花粉 20 g
生牡蛎 30 g	木香 9 g		

7 剂，水煎服，日 1 剂

二诊：下腹坠胀感减轻，视物模糊，上方加菊花 15 g、大黄 15 g，7 剂，水煎服，日 1 剂。

三诊：近日感冒、咳嗽，痰多，色黄，舌暗红，苔黄、稍腻，脉弦，上方龙胆草改为 20 g，加川贝 6 g，7 剂，水煎服，日 1 剂。

按：本例患者主要病理因素为湿热。一则平素多食辛辣之品，酿生湿热，下注膀胱；一则因肝胆湿热下注，蕴结下焦，肾与膀胱气化不利，则发为淋证。湿热下注蕴于膀胱，水道不利，故尿频、尿急、尿痛；湿热蕴蒸，故尿色浑赤；湿热郁遏，气机不畅，则少腹急满；津液不布，则口燥咽干；肝胆之热上炎，故口苦；舌暗红，苔黄、稍腻，脉弦俱为湿热之象。方中龙胆草大苦大寒，既能清利肝胆实火，又能清利肝经湿热；黄芩、栀子苦寒泻火，燥湿清热；丹皮清热凉血；滑石善能滑利窍道，清热渗湿，利水通淋，《药品化义》谓之“体滑主利窍，味淡主渗热”；萹蓄、瞿麦均为清热利水通淋之常用品；竹叶、天花粉清热泻火，生津止渴；湿热所伤，损伤阴血，白芍养血滋阴，邪祛而不伤阴血；柴胡、升麻配伍，用来升举清阳；湿热郁遏，气机不畅，故用木香行气导滞，浙贝、皂角刺软坚散结；生牡蛎可滋阴潜阳；元胡“行血中之气滞，气中血滞”，善治一身上下诸痛；菊花善于清肝明目；炙甘草调和诸药。诸药合用，泻中有补，利中有滋，降中寓升，祛邪不伤正，泻火不伤胃。

第三节 腰痛

一、概念

腰痛是指因外感、内伤或挫闪导致腰部气血运行不畅，或失于濡养，引起腰脊或脊旁部位疼痛为主要症状的一种病证。西医学的腰肌纤维炎、强直性脊柱炎、腰椎骨质增生、腰椎间盘病变、腰肌劳损等腰部病变以及某些内脏疾病，凡以腰痛为主要症状者，可参照本节辨证论治。

腰痛一病，古代文献早有论述。《素问·脉要精微论》指出“腰者，肾之府，转摇不能，肾将惫矣”，说明了肾虚腰痛的特点。《素问·刺腰痛》认为腰痛主要属于足六经之病，并分别阐述了足三阳、足三阴及奇经八脉经络病变时发生腰痛的特征和相应的针灸治疗。《金匮要略》已开始对腰痛进行辨证论治，创肾虚腰痛用肾气丸，寒湿腰痛用干姜苓术汤治疗，两方一直为后世所重视。唐代《千金要方》《外台秘要》增加了按摩、宣导疗法和护理等内容。《丹溪心法·腰痛》指出腰痛病因有“湿热、肾虚、瘀血、挫闪、痰积”。清代对腰痛病因病机和证治规律已有系统的认识和丰富的临床经验。《证治汇补·腰痛》指出：“惟补肾为先，而后随邪之所见者以施治，标急则治标，本急则治本，初痛宜疏邪滞，理经隧，久痛宜补真元，养血气。”这种分清标本先后缓急的治疗原则，对临床很有意义。

二、诊断要点

1. 急性腰痛，病程较短，轻微活动即可引起一侧或两侧腰部疼痛加重，脊柱两旁常有明显的按压痛。

2. 慢性腰痛，病程较长，缠绵难愈，腰部多隐痛或酸痛。常因体位不当，劳累过度，天气变化等因素而加重。

3. 本病常有居处潮湿阴冷、涉水冒雨、跌仆挫闪或劳损等相关病史。

4. 相关检查：腰痛是一种多病因疾病，进行血常规、抗溶血性链球菌O、红细胞沉降率、类风湿因子等检查，有助于风湿和类风湿等疾病的诊断；拍摄腰椎、骶髂关节X光或CT片有助于腰椎病变的诊断；部分内脏疾病也可引起腰痛，血、尿检查和泌尿系统影像学检查有助于泌尿系统的诊断，妇科检查可排除妇科疾病引起的腰痛。

三、辨治要点

腰痛治疗当分标本虚实。感受外邪属实，治宜祛邪通络，根据寒湿、湿热的不同，分别予以温散、清利；外伤腰痛属实，治宜通络止痛，活血祛瘀为主；内伤致病多属虚，治宜补肾固本为主，兼顾肝脾；虚实兼见者，宜辨主次轻重，标本兼顾。

四、医案介绍

医案一：姬某，女，43岁，门诊患者。

主诉：腰痛多年。

患者自述平素腰痛，冷天加重，平素使用多种贴膏，效果不佳，为进一步治疗，前来就诊。刻下症见：腰疼，遇冷加重，平素用毛巾热敷可缓解，腰椎CT示腰椎间盘突出，舌质淡，舌苔薄白，脉沉。

综合脉症，四诊合参，本证当属祖国医学“腰痛”范畴，属于寒凝经络，当以温经散寒，通络止痛为治疗原则，整方如下：

元胡30 g　　　　熟附子30 g

15剂，免煎颗粒，醋调，局部贴敷

按：寒邪内侵，凝滞经络，不通则痛，故腰痛，遇冷加重。方中附子走而不守，能通行十二经络，温经散寒，通络止痛；元胡行血中气滞，气中血滞，善治一身上下诸痛；醋酸温，能理气止痛。三药相配，通则不痛，共奏温经散寒，通络止痛之功。

医案二：李某，女，48岁，门诊患者。

主诉：腰痛2年余，加重伴血尿3天。

患者自述近2年来腰痛，遇冷加重，自行贴敷活血止痛膏，3天前患者感腰痛加重，上厕所时发现小便颜色加深，前来就诊。刻下症见：腰痛，尿血，颜面略浮肿，乏力，舌暗红，苔薄白，脉弱。

综合脉症，四诊合参，本证当属祖国医学“腰痛”范畴，属于肾阳亏虚，当以补肾壮阳，温煦经脉为治疗原则，方用肾气丸加减，整方如下：

肉桂 20 g	山药 15 g	山萸肉 6 g	制附子 30 g(先煎)
熟地 15 g	泽泻 30 g	茯苓 15 g	丹皮 20 g
杜仲 15 g	牛膝 20 g	桑寄生 30 g	元胡 20 g
连翘 15 g	乌贼骨 30 g	炙甘草 9 g	焦三仙 20 g(各)
柴胡 12 g	升麻 6 g	益智仁 30 g	

15 剂，水煎服，日 1 剂

二诊：腰痛减轻，乏力改善，未再尿血，头晕，上方改用茯苓 30 g、牛膝 30 g、连翘 30 g，另加独活 30 g、郁金 30 g、珍珠母 20 g，15 剂，水煎服，日 1 剂。

三诊：腰痛较前减轻，乏力明显改善，上方改用制附子 20 g、肉桂 30 g、珍珠母 60 g、羌活 30 g、桑枝 60 g、钩藤 30 g(后入)，药量 ×10，加阿胶 500 g，制作膏方，长期服用。

按：腰为肾之府，肾阳亏虚，不能温阳筋脉，又加外感寒湿之邪，凝滞带脉，故腰痛；肾阳亏虚，失于固摄，故尿血。治宜肾气丸加减。方中熟地、山萸肉补益肾阴而摄精气；山药、茯苓健脾渗湿；泽泻泄肾中水邪；丹皮清肝胆相火；肉桂、附子温补命门真火；以上诸药合用，共成温补肾气之效。杜仲、牛膝、桑寄生祛风湿、补肝肾、强筋骨；元胡“行血中之气滞，气中血滞”，能治一身上下诸痛；乌贼骨收敛止血，同时能制酸止痛，顾护胃气，益智仁温肾固精，助乌贼骨加强止血之效；李杲言连翘“散诸经血结气聚，消肿”，用连翘消肿散结；肾为先天之本，脾胃为后天之本，气血化生之源，用焦三仙健运脾胃；柴胡、升麻相配，升清降浊，透邪外出；肝阳上亢，则头晕，用珍珠母、钩藤平肝潜阳；郁金疏肝解郁，行气止痛；羌活、独活配伍，祛风胜湿，通络止痛；桑枝利水消肿，通利关节；甘草调和诸药。诸药合用，补益肝肾，祛风除湿，止血，消肿，可获疗效。

医案三：单某，女，42 岁，门诊患者。

主诉：腰痛 1 年。

患者自述近 1 年来经常出现腰痛，天气转冷加重，想用中药调脂，前来就诊。刻下症见：腰痛，遇冷加重，舌淡红，苔薄白，脉紧。

综合脉症，四诊合参，本证当属祖国医学“腰痛”范畴，属于瘀血阻滞，当以活血化瘀，通络止痛为治疗原则，整方如下：

草决明 15 g　　泽泻 15 g　　生山楂 15 g　　独活 20 g

30 剂，代茶饮

按：寒湿凝滞，经络不通，故腰痛，遇寒加重；舌淡红，苔薄白，脉紧为寒凝筋脉之象。用独活祛风除湿，通络止痛；泽泻利水渗湿，化浊降脂；现代药理学证明，草决明、山楂、泽泻均可显著降低血清胆固醇及甘油三酯。诸药合用，祛湿止痛，化浊降脂。

医案四：王某某，男，40 岁，门诊患者。

主诉：腰痛半年。

患者自述近半年里时常腰痛，白天较轻，夜间加重，腰椎 CT 示腰椎间盘突出，为进一步诊治，前来就诊。刻下症见：腰痛，日轻夜重，口干，舌暗红，苔白黏，脉沉。

综合脉症，四诊合参，本证当属祖国医学“腰痛”范畴，属于瘀血阻滞，当以活血化瘀，通络止痛为治疗原则，整方如下：

川芎 30 g　　苏木 20 g　　鸡血藤 30 g　　石斛 20 g　　枸杞 15 g

30 剂，代茶饮

按：瘀血内阻，不通则痛，故腰痛；瘀血不祛，新血不生，阴血不足，故口干；舌脉俱为佐证。苏木活血化瘀，祛瘀通经；鸡血藤行血养血，舒筋活络；川芎行气导滞，气行则血行；石斛养阴，生津止渴；枸杞性味甘平，滋肾润肺。诸药合用，共奏活血化瘀，通络止痛之功。

医案五：安某，男，41 岁，门诊患者

主诉：腰痛 2 年，加重 1 周。

患者 2 年前不明原因出现腰痛，曾用膏药外敷，效果一般，1 周前又出现腰痛，前来就诊。刻下症见：腰部疼痛，难以平卧，睡眠差，口唇发暗，面部局部有黄褐斑，舌暗红，苔薄黄，稍腻，脉涩。

综合脉症，四诊合参，本证当属祖国医学“腰痛”范畴，属于瘀血阻络，当以活血化瘀，通络止痛为治疗原则，整方如下：

黄芪 30 g	麦冬 15 g	五味子 3 g	川芎 15 g
丹参 20 g	生地 30 g	独活 20 g	琥珀粉 3 g（冲服）
苏木 20 g	鸡血藤 30 g	白芷 15 g	白附子 12 g
赤芍 15 g	白芨 15 g	牛膝 15 g	杜仲 12 g
瓜蒌 15 g	桂枝 15 g	木香 9 g	生甘草 6 g

15 剂，水煎服，日 1 剂

二诊：腰痛减轻，睡眠改善，上方药量 ×10，加阿胶 500 g，制作膏方，长期服用。

按：此例患者乃瘀血为病，瘀血闭阻经络，不通则痛，故腰痛；口唇紫暗、面部黄褐斑、舌暗、脉涩均为瘀血之征象。治疗应以活血化瘀为主。川芎辛温香燥，走而不守，既能行散，上行可达巅顶，又入血分，下行可达血海，行气活血作用广泛，最善于活脑中瘀血；丹参祛瘀生新，活血止痛，最善活心中瘀血；苏木、鸡血藤活血祛瘀，通经止痛；黄芪益气健脾，气旺则血行，木香行气导滞，气行则血行，瘀血瘀久化热，故加生地、赤芍养阴生津，清热凉血；热邪伤津，用麦冬、五味子酸甘化阴，生津润燥；杜仲、牛膝补益肝肾，强筋健骨；独活祛风除湿，通络止痛；桂枝可温通阳气，化气行水；瓜蒌宽中散结，祛瘀生新；白芨可消肿生肌；白附子主升为阳明之要药，所以能荣于面，可以润肤白面、灭瘢除黑，具有美容的功效；《本经》言“长肌肤而润泽颜色者，以温养为义”，而白芷辛温，可燥湿消肿止痛，用于痈疽疮疡，此处用白芷消肿止痛，生肌润泽；琥珀粉镇静安神；生甘草调和诸药。全方以活血化瘀为本，配合补气行气、养阴清热、利水化湿等方法，共奏活血化瘀，通络止痛之功。

医案六：陶某某，男，45 岁，门诊患者。

主诉：腰痛 3 年，加重 1 周。

患者自述 3 年前出现腰痛，伴有颈椎不适，在家自行保养。1 周前患者由于加班，过度劳累，腰痛加重，前来就诊。刻下症见：腰痛，颈椎不适，头部活动不利，腰椎、颈椎 CT 示：腰椎间盘突出，颈椎曲度减轻、颈椎骨质增生，舌暗红，苔黄，脉涩。

综合脉症，四诊合参，本证当属祖国医学“腰痛”范畴，属于瘀血阻络，当以活血化瘀，通络止痛为治疗原则，整方如下：

黄芪 200 g　　川芎 300 g　　羌活 200 g　　苏木 200 g
鸡血藤 300 g　　元胡 150 g　　木香 60 g　　生甘草 60 g

高度白酒 500 mL，浸泡 1 月，每次 30 mL，每日 2 次

按：本例患者因长期姿势不当引起，血行不畅，瘀血阻络，不通则痛。方中苏木、鸡血藤活血化瘀止痛；川芎、元胡、木香行气止痛，气行则血行；羌活祛风除湿，宣痹止痛；黄芪益气健脾，意在气旺则血行；白酒辛散，使诸药遍行全身，加强效果；甘草调和诸药。全方以活血为主，并配以行气、补气之品，活血而不伤血，长期服用，缓缓图之。

医案七：宋某某，男，56 岁，门诊患者。

主诉：阵发性颈椎、腰椎疼痛 3 年。

患者 3 年前开始出现阵发性颈椎、腰椎疼痛，后确诊为腰椎间盘突出症，近几日腰椎疼痛加重，遂来就诊。刻下症见：腰疼，颈椎疼痛，舌质暗红，少苔，脉弦涩。

综合脉症，四诊合参，本证当属祖国医学“腰痛”范畴，属于气虚血瘀，当以益气活血，通络止痛为治疗原则，整方如下：

黄芪 60 g　　当归 30 g　　川芎 45 g　　羌活 20 g
独活 20 g　　苏木 30 g　　鸡血藤 30 g　　干姜 12 g
生甘草 6 g

7 剂，水煎服，日 1 剂

二诊：疼痛减轻，上方继服，巩固疗效。

按：患者年已半百，其气已虚，气为血之帅，气虚无力推动血行，则产生瘀血。方中重用黄芪，益气健脾，意在气旺则血行；干姜温中健脾，补益后天之本；川芎辛温香燥，走而不守，既能行散，上行可达巅顶，又入血分，下行可达血海，行气活血作用广泛，使气行则血行；羌活、独活用量较大，主要用来通行经络；鸡血藤、苏木活血通络；当归补血和血，使祛瘀而不伤正；甘草调和诸药。全方以活血通络为主，同时配以补益药，活血而不伤血。

医案八：毕某，女，26 岁，门诊患者。

主诉：腰背部疼痛 1 月，加重 1 周。

患者平素因工作需要长期使用电脑，1 个月前出现腰背部僵硬疼痛，未做治疗，1 周前疼痛加重，并伴有腹痛，遂来就诊。刻下症见：背部僵硬疼痛，腹痛，口干、咽干，舌红，苔薄黄腻，脉细数。

综合脉症，四诊合参，本证当属祖国医学“腰痛”范畴，属于阴虚火旺，当以养阴生津，舒筋活络为治疗原则，方用增液汤加减，整方如下：

连翘 12 g	金银花 12 g	枳壳 12 g	桔梗 15 g
沙参 15 g	麦冬 15 g	生地 30 g	玄参 9 g
乌贼骨 30 g	羌活 15 g	独活 15 g	焦三仙 15 g(各)
桑枝 20 g	元胡 12 g	桂枝 9 g	酒大黄 12 g

7 剂，水煎服，日 1 剂

二诊：未再腹痛，口干、咽干减轻，腰背疼痛缓解，上方元胡改为 20 g，继续服用 7 剂。

按：该患者阴液亏虚，筋脉失于濡养，故出现疼痛；阴虚火旺，循经上扰，故咽干、口干。治疗以养阴生津，舒筋活络为主，方用增液汤加减。方中玄参苦咸而凉，滋阴润燥，壮水制火，启肾水以滋燥；生地甘苦而寒，清热养阴，壮水生津，以增玄参滋阴润燥之力；麦冬甘寒，滋养肺胃阴津；沙参甘寒，善清肺胃之热，养阴生津，上四药共同养阴清热，治其本。阴虚生内热，故用连翘、金银花清热疏风；羌活善祛除上半身风湿，独活功善清下半身之邪，羌、独活合用，祛除一身上下风湿之邪以止痛；桑枝、桂枝温阳化气以行水通络；元胡“行血中之气滞，气中血滞”，善治一身上下诸痛，用之以活血行气止痛；酒大黄可泻热活血；枳壳下气除满，散结止痛，桔梗上行，利咽解毒，二药一升一降，调畅气机；焦三仙健脾消食，乌贼骨制酸止痛，保护胃黏膜，二者合用，顾护胃气。诸药合用，共奏活血化瘀，通络止痛之功。

第五章　气血津液病证

气血津液病证是指在外感或内伤等病因的影响下，引起气、血、津液的运行失常，输布失度，生成不足，亏损过度，从而导致的一类病证。

气血津液是维持人体生命活动的重要物质基础，又是脏腑组织生理活动的产物。气血津液冲和，机体生机勃勃，气血津液失常，则机体失于温煦、濡养、调节而产生病证。气血津液三者既互相促进，又互相制约，凡脏腑功能活动失调，均可导致气血津液出现相应病变，而气血津液病变又可加重脏腑病变，使病情更加复杂。

气血津液病证从证候学上可概括为：气虚，以神疲乏力，四肢倦怠，气短，自汗，易感外邪，不耐劳，面白少华，舌质淡或舌体胖，脉虚弱为主；气郁，以神情抑郁，急躁易怒，胸胁胀痛，痛无定处，脘闷嗳气，纳差呕逆，大便或干或溏，每因情绪刺激而诱发或加重，舌苔薄腻，脉弦为主；气滞，以受病脏腑或相应部位出现胀满，疼痛，走窜不定，嗳气或矢气后暂缓或减轻，舌苔薄腻，脉弦为主；气逆，以咳嗽喘息，时轻时重，呕逆吸气，恶心呕吐，头痛头晕，面红目赤，甚则昏厥、呕血为主；血虚，以头晕目眩，面色苍白或萎黄，失眠健忘，心悸怔忡，唇舌色淡，脉细或细数为主；血瘀，以痛有定处，痛如针刺，或有肿块，面色黧黑，唇甲青紫，肌肤甲错，毛发不荣，舌质紫黯有瘀斑、瘀点，脉细涩或结代为主；血热，以身热夜间为甚，心烦或躁扰发狂，口干不欲饮，舌红绛，脉细数为主；痰饮，以咳痰量多，喉中痰鸣，胸闷呕恶，胀满水肿，肠鸣食减，舌苔腻，脉滑，或见痰核瘰疬、梅核气等为主；津伤化燥，以口渴唇焦，咽燥，鼻干，干咳咯血，大便干燥，舌质红少津，脉细数为主。

气血津液病证的基本病机可概括为：气虚多由劳伤过度，久病耗伤，老年体弱或饮食失调等因素，致全身或某些脏腑机能衰退，常见气虚证有肺气虚、心气虚、脾胃气虚、肾气虚、肾不纳气等。气郁多由情志内伤，肝气郁结，气机不畅所致，继则常引起血郁、火郁、痰郁和病及脾胃等。气滞多由精神刺激、饮食失调、外邪侵袭或跌仆闪挫等，致机体某一部位或某一脏腑气机不利，气行阻滞，从而导致脏腑机能失调或障碍等病理改变。肺气上逆多由外邪侵袭或痰浊壅滞，导致肺失清肃而气机上逆。气逆的成因可分为：胃气上逆多由胃寒停饮，或痰食阻滞，或邪犯胃腑，胃气失于和降而气机上逆所致。气上逆多由大怒伤肝，肝气暴张，升发太过而上逆，或由于肝气郁滞，气郁日久化火，火上逆而导致肝气上逆，肝阳上亢。血虚多由失血过多、脾胃虚弱、七情过度等因素，引发营血亏虚，脏腑经络失于濡养所致。血瘀多由情志不舒、饮食失调、感受外邪、跌仆损伤及久病正虚等多种原因，引起血流不畅，运行受阻，血液郁积于经脉之内或溢于脉外，不能及时消散所致。血热多由外感热邪或外感寒邪入里化热，或情志郁结，郁久化火，火热内生，伤及血分所致。痰饮由多种原因致脏腑功能失调，水液代谢障碍，水湿内停所致。津伤化燥由素体阴亏，内热亢盛，或热伤津液，津亏液少，失于滋润所致。总之，内伤因素是导致气血津液病证的主要原因。

气血津液病证的辨证治疗，重在分清虚实寒热之病性，补益其亏损不足，纠正其运行失常。气虚宜补气益气，气郁宜理气解郁，气滞宜理气行气，气逆宜顺气降逆，血虚宜补血养血，血瘀宜活血化瘀，痰饮宜温化痰饮、健脾温肾，津伤化燥宜滋阴润燥。气血津液诸病证受病脏腑各不相同，症状表现亦各异，治疗应结合五脏病变特点施行。气血津液病证大多虚实夹杂，治疗时当分清标本缓急，虚实兼顾，补虚勿忘祛邪，祛邪勿忘补虚。脾胃为后天之本，气血生化之源，尤其是气血津液生成不足或亏耗太过所致病证，治疗时应充分重视补益脾胃。

做好调摄护理工作，对气血津液病证的好转及治愈有重要作用。气机郁滞是本章病证的基本病机之一，故首先应保持心情舒畅，增强战胜疾病的信心，避免强烈的精神刺激。其次要注意饮食调养。有的病证需着重补益，如虚劳及血证出血停止之后，但控制饮食对消渴具有重要的治疗意义。再次是注意劳逸结合。除病情重者需卧床外，一般患者可视情况适当工作及活动。

第一节　血证

一、概念

血证是指由多种原因引起火热熏灼或气虚不摄，致使血液不循常道，或上溢于口鼻诸窍，或下泄于前后二阴，或渗出于肌肤所形成的一类出血性疾患，统称为血证。也就是说，非生理性的出血性疾患，称为血证，包括便血、尿血、鼻衄、齿衄、咳血、吐血等。

西医学中多种急慢性疾病所引起的出血，包括呼吸、消化、泌尿系统疾病有出血症状者，以及造血系统病变所引起的出血性疾病，均可参考本节辨证论治。

早在《内经》即对血的生理及病理有较深入的认识。有关篇章对血溢、血泄、衄血、咳血、呕血、溺血、溲血、便血等病证作了记载，并对引起出血的原因及部分血证的预后有所论述。《金匮要略·惊悸吐衄下血胸满瘀血病脉证治》最早记载了泻心汤、柏叶汤、黄土汤等治疗吐血、便血的方剂，沿用至今。隋代《诸病源候论·血病诸候》将血证称为血病，对各种血证的病因病机作了较详细的论述。唐代《备急千金要方》收载了一些较好的治疗血证的方剂，至今仍广泛应用的犀角地黄汤即首载于该书。明代《医学正传·血证》率先将各种出血病证归纳在一起，并以“血证”之名概之。自此之后，血证之名即为许多医家所采用。《景岳全书·血证》对血证的内容作了比较系统的归纳，将引起出血的病机提纲挈领地概括为“火盛”及“气虚”两个方面。清代《血证论》是论述血证的专书，对各种血证的病因病机、辨证论治均有许多精辟论述，该书所提出的止血、消瘀、宁血、补血的治血四法，至今仍是通治血证之大纲。

二、诊断要点

1. 便血：（1）有胃肠道溃疡、炎症、息肉、憩室或肝硬化等病史；（2）大便色鲜红、暗红或紫暗，或黑如柏油样，次数增多；（3）大便潜血试验呈阳性，大便常规检查可见红细胞，X线钡餐或钡剂灌肠检查、纤维胃镜或肠镜检查，常可发现胃或肠道的病变；（4）需排除痢疾、痔疮等病的出血。

2. 尿血：（1）小便中混有血液或夹有血丝，或如浓茶或呈洗肉水样，排尿时无疼痛；（2）实验室检查，小便在显微镜下可见红细胞。

3. 鼻衄：凡血自鼻道外溢而非因外伤、倒经所致者，均可诊断为鼻衄。

三、辨治要点

血证由火热熏灼，热迫血行引起者为多。但火热之中，有实火及虚火的区别。血证有实证及虚证的不同，一般初病多实，久病多虚。由实火所致者属实，由阴虚火旺、气虚不摄血甚至阳气虚衰所致者属虚。证候的寒热虚实不同，则治法各异，应注意辨明。

血证的治疗应针对各种血证的病因病机及损伤脏腑的不同，结合证候虚实及病情轻重而辨证论治，大致可归纳为治火、治气、治血三个原则。治火应根据证候虚实的不同，实火当清热泻火，虚火当滋阴降火，并应结合受病脏腑的不同，分别选用适当的方药。治气对实证当清气降气，虚证当补气益气。治血要根据各种证候的病因病机进行辨证论治，其中包括适当地选用凉血止血、收敛止血或活血止血的方药。

四、医案介绍

医案一：朱某，男，42岁，门诊患者。

主诉：脓血便4天。

患者因“腹痛1年余，脓血便4天”入院，经治疗好转，无腹痛。刻下症见：大便有时带血，口干、口黏，颈椎后背不适，眠差，舌暗红，苔薄黄，脉滑数。

综合脉症，四诊合参，本证当属祖国医学“血证 便血”范畴，证属肠道湿热证，当以凉血止血，清热利湿为主要治疗原则，整方如下：

地榆30 g	槐角15 g	栀子20 g	丹皮20 g
黄连15 g	黄芩20 g	防风15 g	蝉蜕12 g
枳壳15 g	当归30 g	羌活20 g	桑枝30 g
生地15 g	玄参15 g	石斛20 g	瓜蒌15 g
乌贼骨30 g	珍珠母60 g	白芨15 g	三七6 g
连翘30 g	焦三仙30 g(各)		

上方药量×10，制作膏方，服用30天，每天2次，每次1匙

二诊：腹痛、便血消失，口干、口黏减轻，颈椎后背不适减轻，腰疼，舌暗红，苔薄黄，脉沉。上方去瓜蒌，改为石斛30 g，加天花粉30 g，增强养阴清热之力，元胡20 g、杜仲20 g、牛膝20 g、桑寄生30 g，祛风湿，补肝肾，强筋骨，止痛。药量×10，制作膏方，服用30天。

按：凡血从肛门排出体外，无论在大便前、大便后下血，或单纯下血，或与粪便混杂而下，均称为便血。本例患者湿热侵袭大肠，壅阻气机，故腹痛；湿热熏灼肠道，脉络受损，血腐成脓，故下痢赤白脓血；热盛伤津，故口干、口黏；风、湿、热三邪相合，痹阻气血，故颈椎后背不适。治宜凉血止血，清热利湿。地榆性寒味酸，可凉血止血，清热解毒，槐角性味苦寒，清热泻火，凉血止血，二者配伍，共同凉血止血；白芨收敛止血，三七活血止血，行气止痛，丹皮清热凉血、活血化瘀，与三七配伍，意在祛瘀以生新；黄芩、黄连清热燥湿；栀子苦寒泻火；湿热熏灼肠道，脉络受损，迫血妄行，耗伤阴血，故用生地、当归滋阴养血，以使标本兼顾；风、湿、热三邪相合，痹阻气血，用防风、羌活、桑枝祛风除湿止痛；蝉蜕、连翘清热祛风；枳壳理气宽中，行气消胀，瓜蒌宽中散结，与枳壳配伍，疏理气机；石斛、玄参清热养阴，生津止渴；珍珠母镇心安神；焦三仙消食健脾，乌贼骨制酸止痛，二者合用，顾护胃气，使祛邪而不伤正。诸药合用，共奏凉血止血，清热利湿之功。

医案二：叶某某，男，19 岁，门诊患者。

主诉：大便出血半个月。

患者近几日多食辛辣，后出现大便带血，现已便血半月，为进一步诊治，前来就诊。刻下症见：大便出血，便干，腹胀，口干、口渴，舌尖红，苔薄黄，脉沉。

综合脉症，四诊合参，本证当属祖国医学“血证 便血”范畴，证属胃肠实热证，当以清热泻火，养阴润燥为主要治疗原则，方用增液汤加减，整方如下：

生地 30 g	玄参 15 g	麦冬 20 g	石斛 12 g
瓜蒌 30 g	白芨 12 g	侧柏叶 15 g	槐角 15 g
地榆 15 g	防风 12 g	枳壳 15 g	酒大黄 12 g
连翘 20 g	生甘草 12 g	白蔻仁 20 g（后入）	

7 剂，水煎服，日 1 剂

二诊：未再腹胀，大便未再带血，便常规示大便潜血阳性，便干有所减轻，上方酒大黄改为 20 g，7 剂继服。

按：患者多食辛辣之品，热邪内盛，灼伤血络，迫血妄行，故便血；热盛津伤，故口渴、便干；热邪壅盛，阻遏气机，腑气不通，故腹痛、腹胀。治宜清热泻火，养阴润燥，方用增液汤加减。方中玄参苦咸而凉，滋阴润燥，壮水制火，启肾水以滋肠燥，生地甘苦而寒，清热养阴，壮水生津，以增玄参滋阴润燥之力；又肺与大肠相表里，故用甘寒之麦冬、石斛，滋养肺胃阴津以润肠燥，从本而治；槐角入大肠经，清热泻火，凉血止血，侧柏叶苦涩微寒，与生地合用，凉血止血，清热养阴，地榆收涩之力较强，凉血止血，清热解毒，白芨收敛止血，上药止血，从标而治；酒大黄、瓜蒌泻热通便，宽中散结；枳壳破气化瘀，调畅气机；白蔻仁理气止痛；连翘、防风清热祛风；生甘草调和诸药，兼能清热解毒。诸药合用，共奏清热泻火，养阴润燥之功。

医案三：刘某某，女，85 岁，门诊患者。

主诉：小便色红 3 天。

患者 3 天前出现小便色红，尿少，尿常规示红细胞（＋＋），平素乏力，前来就诊。刻下症见：尿血，尿少，全身乏力，食少纳呆，舌胖，紫暗，边有齿痕，苔薄黄，脉沉涩。

综合脉症，四诊合参，本证当属祖国医学“血证 尿血”范畴，证属气虚不摄证，当以益气健脾为主要治疗原则，方用补中益气汤合二陈汤加减，整方如下：

黄芪 30 g	肉桂 9 g	党参 12 g	白术 12 g
茯苓 9 g	半夏 6 g	陈皮 12 g	木香 9 g
砂仁 6 g	连翘 15 g	鸡内金 15 g	焦三仙 20 g（各）
莱菔子 15 g	藿香 15 g	佩兰 15 g	阿胶 15 g（烊化）
当归 6 g	柴胡 9 g	升麻 3 g	白蔻仁 20 g（后入）

7 剂，水煎服，日 1 剂

二诊：小便未再发红，尿常规示红细胞（＋），尿量可，仍食少，全身乏力，上方加竹叶 6 g、白芨 6 g、大蓟 12 g、小蓟 12 g，继服 7 剂。

三诊：尿常规示红细胞（＋），饮食改善，乏力减轻，上方药量×10，阿胶改为 500 g，制作膏方，长期服用。

按：小便中混有血液，甚至血块，或尿液实验室检查见红细胞者，均称为尿血。本例患者年高体虚，脾气虚弱，失于固摄，故出现尿血；脾气虚弱，脾失健运，湿邪内生，故食少纳呆。治疗以益气健脾为主，辅以健脾祛湿。黄芪补中益气，升阳固表，党参、白术、茯苓甘温益气，补益脾胃，肉桂温中健脾，振奋脾阳，升麻、柴胡协同参、芪、桂升举清阳，振奋阳气；半夏辛温性燥，最善燥湿化痰，且能降逆和胃；陈皮理气燥湿，使气顺则湿祛；砂仁、白蔻仁、藿香、佩兰健脾化湿；脾胃为后天之本，气血化生之源，脾胃虚弱，气血化源不足，故加阿胶、当归补血和血，又防上药温燥太过伤血；竹叶甘淡，生津利尿；白芨甘、苦、涩，收敛止血；大蓟、小蓟凉血止血，可用于各种血证；木香行气导滞，使补而不滞；鸡内金、莱菔子、焦三仙消食健胃助消化；食积易化热，故用连翘清泻积热。诸药配伍，有补有泻，共奏益气健脾之功。

医案四：赵某某，男，8 岁，门诊患者。

主诉：鼻出血 1 年余。

患者近 1 年来易出鼻血，尤以春季多发，各项化验检查未见明显异常，为进一步诊治，于门诊就诊。刻下症见：鼻出血，咽干，口干，纳差，恶心，舌红，苔薄黄，脉沉细。

综合脉症，四诊合参，本证当属祖国医学“血证 鼻衄”范畴，证属阴虚火旺证，当以滋阴降火，生津止渴为主要治疗原则，方用增液汤加减，整方如下：

生地 20 g　　玄参 20 g　　麦冬 20 g　　连翘 20 g
生甘草 3 g　　白蔻仁 18 g(后入)

7 剂，免煎颗粒，开水冲服，日 1 剂

二诊：口干、咽干减轻，未再出血、恶心，食欲差，上方加焦三仙 15 g(各)，7 剂，免煎颗粒，继服。

按：鼻衄即鼻出血，多在春季阳气生发时出现。本例患者体内阴虚火旺，灼伤血络，故易出鼻血；虚火灼津，津液受损，故咽干、口干；虚火灼伤胃阴，故纳差、恶心；舌红，苔薄黄，脉沉细为阴虚火旺之象。方中玄参苦咸而凉之性，滋阴润燥，壮水制火，生地甘苦而寒，清热养阴，壮水生津，以增玄参滋阴润燥之力；麦冬甘寒，滋养肺胃阴津以润燥；连翘清轻宣散，清热疏风；白蔻仁化湿和中，顾护胃气；甘草调和诸药。诸药合用，共奏滋阴降火，生津止渴之功。

第二节 汗证

一、概念

由于阴阳失调，腠理不固而导致汗液排出异常的病证。其中，不因外界环境因素的影响而白昼时时汗出，动辄益甚者，称为自汗；寐中汗出，醒来自止者，称为盗汗，亦称为寝汗。正常的出汗，是人体的生理现象，本节所论述的自汗、盗汗，均为汗液过度外泄的病理现象。明代《明医指掌·自汗盗汗心汗证》对自汗、盗汗的名称作了恰当的说明："夫自汗者，朝夕汗自出也。盗汗者，睡而出，觉而收，如寇盗然，故以名之。"

自汗、盗汗是临床杂病中较为常见的病证，中医对其有比较系统、完整的认识，若辨证用药恰当，一般均有良好的疗效。西医学中的甲状腺机能亢进、植物神经功能紊乱、风湿热、结核病等所致的自汗盗汗亦可参考本节辨证论治。

早在《内经》即对汗的生理及病理有了一定的认识，并明确指出汗液为人体津液的一种，其与血液有密切关系，所谓血汗同源，故血液耗伤的人，不可再发其汗，还明确指出生理性的出汗与气温高低及衣着厚薄有密切关系。如《灵枢·五癃津液别》说："天暑衣厚则腠理开，故汗出……天寒则腠理闭，气湿不行，水下留于膀胱，则为溺与气。"在出汗异常的病证方面，其谈到了多汗、寝汗、绝汗等。《金匮要略·水气病脉证并治》首先记载了盗汗的名称，并认为由虚劳所致盗汗者较多。宋代《三因极一病证方论·自汗论治》对自汗、盗汗作了鉴别："无问昏醒，浸浸自出者，名曰自汗；或睡着汗出，即名盗汗，或云寝汗。若其饮食劳役，负重涉远，登顿疾走，因动汗出，非自汗也。"并指出其他疾病中表现的自汗，应着重针对病源治疗，谓"历节、肠痈、脚气、产褥等病，皆有自汗，治之当推其所因为病源，无使混滥"。朱丹溪对自汗、盗汗的病理属性作了概括，认为自汗属气虚、血虚、湿、阳虚、痰；盗汗属血虚、阴虚。明代《景岳全书·汗证》对汗证作了系统的整理，认为一般情况下自汗属阳虚，盗汗属阴虚。但“自汗盗汗亦各有阴阳之证，不得谓自汗必属阳虚，盗汗必属阴虚也”。清代《临证指南医案·汗》谓：“阳虚自汗，治宜补气以卫外；阴虚盗汗，治当补阴以营内。”《医林改错·血府逐瘀汤所治之症目》说：“竟有用补气、固表、滋阴、降火，服之不效，而反加重者，不知血瘀亦令人自汗、盗汗，用血府逐瘀汤。”补充了针对血瘀所致自汗、盗汗的治疗方药。

二、诊断要点

1. 不因外界环境影响，在头面、颈胸或四肢、全身出汗者，昼日汗出溱溱，动则益甚为自汗；睡眠中汗出津津，醒后汗止为盗汗。

2. 除外其他疾病引起的自汗、盗汗。作为其他疾病过程中出现的自汗、盗汗，因疾病的不同，各具有其疾病的症状及体征，且出汗大多不居于突出地位。

3. 辅助检查：作血沉、抗“O”、T3、T4、基础代谢、血糖、胸部 X 线摄片、痰涂片等检查，以排除风湿热、甲亢、糖尿病、肺痨等疾病。

三、辨治要点

应着重辨明阴阳虚实。一般来说，汗证以属虚者多。自汗多属气虚不固；盗汗多属阴虚内热。但因肝火、湿热等邪热郁蒸所致者，则属实证。病程久者或病变重者会出现阴阳虚实错杂的情况。自汗久则可以伤阴，盗汗久则可以伤阳，出现气阴两虚或阴阳两虚之证。

虚证当根据证候的不同而治以益气、养阴、补血、调和营卫；实证当清肝泻热，化湿和营；虚实夹杂者，则根据虚实的主次而适当兼顾。此外，由于自汗、盗汗均以腠理不固、津液外泄为共同病变，故可酌加麻黄根、浮小麦、五味子、牡蛎等固涩敛汗之品，以增强止汗的功能。

四、医案介绍

医案一：林某某，女，49 岁，门诊患者。

主诉：汗出 3 年余。

患者自述近 3 年来汗出不止，伴有胁肋部胀痛，为进一步诊治，前来就诊。刻下症见：多汗，烦躁，胁肋部胀痛，口苦，腰痛，胃胀，颈椎不适，舌暗红，苔黄腻，脉弦。腹部B超示：慢性胆囊炎。

综合脉症，四诊合参，本证当属祖国医学“汗证”范畴，属于邪热郁蒸证，当以清肝泻热，燥湿止汗为治疗原则，方用茵陈蒿汤加减，整方如下：

茵陈 20 g	栀子 30 g	酒大黄 15 g	生黄芪 30 g
浮小麦 30 g	生牡蛎 30 g	五味子 3 g	麻黄根 60 g
川芎 20 g	丹参 20 g	羌活 20 g	独活 20 g
元胡 20 g	麦冬 15 g	生地 15 g	焦三仙 30 g(各)
郁金 30 g	木香 12 g	生甘草 9 g	

7 剂，水煎服，日 1 剂

按：湿热内盛，邪热郁蒸，津液外泄，故汗出增多；肝胆湿热，循经上扰，故胁肋部胀痛、口苦；肝胆湿热，肝气不舒，故烦躁；横逆犯胃，故胃胀；湿热痹阻经络，不通则痛，故腰痛、颈椎不适；舌暗红，苔黄腻，脉弦为肝胆湿热之象。方中茵陈苦泄下降，善清热利湿；栀子清热降火，通利三焦，助茵陈引湿热从小便而去；大黄泻热逐瘀，通利大便，导瘀热从大便而下；生黄芪可固表止汗，利水消肿；麻黄根味甘、涩，性平，固表止汗，无论寒热，均可配伍；浮小麦味甘，性凉，可除虚热，止汗；生牡蛎咸、寒，可滋阴潜阳，收敛固涩；五味子酸温，敛肺止汗，生津止渴；生地甘苦而寒，清热养阴，壮水生津；麦冬甘寒，滋养肺胃阴津以润燥；郁金清热利湿，清透肝经郁热；木香行气宽中，调畅气机；羌活、独活祛湿通络；元胡行气止痛，善治一身上下诸痛症；川芎味辛，性温，归肝、胆、心包经，功效活血行气，祛风止痛，本品辛散温通，既能活血化瘀，又能行气止痛，为“血中之气药”，故可治气滞血瘀之胸胁、腹部诸痛；丹参味苦，性微寒，归心、心包、肝经，可活血调经，祛瘀止痛；焦三仙消食健胃，顾护胃气；甘草调和诸药。诸药配伍，共奏清肝泻热，燥湿止汗之功。

医案二：惠某，女，30 岁，门诊患者。

主诉：汗出多年。

患者自述多年来经常出汗，尤其紧张时出汗多，为进一步诊治，前来就诊。刻下症见：汗出，胁肋部胀闷不舒，脾气较急，容易生气，伴口干，睡眠差，舌暗红，苔黄，脉沉弦。

综合脉症，四诊合参，本证当属祖国医学“汗证”范畴，属于阴虚火旺证，当以滋阴降火，固表止汗为治疗原则，方用当归六黄汤加减，整方如下：

黄连 12 g	黄芩 20 g	黄檗 15 g	生黄芪 30 g
生地 15 g	当归 12 g	麦冬 20 g	石斛 30 g
瓜蒌 20 g	麻黄根 60 g	珍珠母 45 g	郁金 30 g
香附 20 g	玫瑰花 15 g	生甘草 9 g	焦三仙 20 g(各)

7 剂，水煎服，日 1 剂

二诊：胁肋部胀闷减轻，口干减轻，出汗好转，仍睡眠差，上方加炒枣仁 20 g，继服 7 剂。

按：虚火内生，阴津被扰，不能自藏而外泄，故汗出；虚火灼津，故口干；虚火扰心，心神不宁，故眠差；肝经火旺，肝气不舒，故脾气较急，胁肋部胀闷不舒；舌暗红，苔黄，脉沉弦俱为佐证。黄连清泻心火，合黄芩、黄檗泻火以除烦，清热以坚阴；生地甘苦而寒，入肝肾而滋肾阴，清热泻火，生津止渴；当归养血增液，血充则心火可制；生黄芪可固表止汗，利水消肿；麻黄根味甘、涩，性平，固表止汗，无论寒热，均可配伍；石斛、麦冬甘寒质润，滋阴清热，益胃生津；瓜蒌清热润燥，宽中散结；珍珠母质重沉降，镇心安神，导热下行；郁金、香附、玫瑰花疏肝解郁，清解肝中郁热；酸枣仁甘酸质润，入心、肝之经，养血补肝，宁心安神；焦三仙健脾消食，顾护胃气；生甘草既可清热解毒，兼能调和诸药。诸药合用，共奏滋阴降火，固表止汗之功。

医案三：丁某某，女，84 岁，门诊患者。

主诉：盗汗 1 年余。

患者自述近 1 年来盗汗，伴有手足心热，为进一步诊治，前来就诊。刻下症见：盗汗，五心烦热，口干，双目干涩，鼻干，足跟疼痛，耳鸣，舌暗红，苔薄黄，脉沉弦。

综合脉症，四诊合参，本证当属祖国医学“汗证”范畴，属于阴虚火旺证，当以滋阴降火，固表止汗为治疗原则，方用当归六黄汤合增液汤加减，整方如下：

生黄芪 45 g	黄连 15 g	黄芩 20 g	黄檗 20 g
生地 30 g	当归 30 g	石斛 60 g	玄参 20 g
麦冬 60 g	天冬 60 g	枸杞 15 g	菊花 12 g
肉桂 6 g	元胡 20 g	川芎 30 g	钩藤 20 g（后入）
生甘草 12 g			

5 剂，水煎服，日 1 剂

二诊：诸症减轻，上方药量×10，加阿胶 500 g，制成膏方，长期服用。

按：患者年老体衰，肝肾亏虚，阴血不足，以致虚火内生，形成本证。虚火内生，迫津外泄，故手足心热、盗汗；肝肾亏虚，形体官窍失养，故口干、鼻干、双目干涩；肝主筋，肾主骨，肝肾亏虚，筋骨失养，故足跟痛；肝肾亏虚，肝火上炎，故耳鸣。方用当归六黄汤合增液汤滋阴降火。方中当归养血增液；生地入肝肾而滋肾阴；枸杞子性味甘平，养肝滋肾；黄芩清上焦火，黄连清中焦火，黄檗泻下焦火，三药合用，泻火以除烦，清热以坚阴，使虚火得降，阴血安宁；汗出过多，导致卫虚不固，用黄芪一以益气实卫以固表，一以固未定之阴，且可合当归益气养血；玄参苦咸而凉，滋阴润燥，壮水制火；麦冬、天冬甘寒，滋养肺胃阴津以润燥；石斛甘寒质润，养阴清热；肉桂温热，可引火归元，同时防寒凉太过；钩藤平肝息风；菊花清肝泻火；川芎味辛，性温，活血行气，祛风止痛；元胡善治一身上下诸痛；生甘草调和诸药。诸药合用，共奏滋阴降火，固表止汗之功。

医案四：姚某某，女，79 岁，住院患者。

主诉：阵发性胸闷、胸痛 10 余年，加重半天。

现病史：患者 10 年前开始出现胸闷，胸痛，疼痛为针刺样，曾住院诊断为冠心病、心绞痛，经过药物治疗后好转，出院后仍偶有发作，或为劳累后出现，间断服用复方丹参滴丸和速效救心丸治疗。半天前患者劳累后又出现胸闷、胸痛，性质部位同以往，为胸骨后针刺样，放射至肩背部，程度较前加重，与饮食及体位无关，共发作 2 次，每次持续约 10 分钟，伴有恶心、乏力及出汗，伴有便意，无发热、咳嗽，无头晕、头痛，无腹痛、腹泻，无晕厥、抽搐，服用速效救心丸可以好转，于门诊就诊，为进一步治疗收入院。患者自发病以来，饮食可，大小便正常。近来体重、性格、情绪无明显改变。

既往史：患者既往身体状况一般。高血压病史 40 余年，最高 200/110 mmHg，近 1 年来每日服用施慧达 1 片治疗，血压控制不理想。糖尿病史 15 年，每日服用亚莫利 1 片，玉泉颗粒 3 包，格华止 1 片，血糖近期早上空腹为 9.1 mmol/L。高胆固醇血症病史 15 年，服用舒降之效果差。乳腺癌并行手术切除史 3 年，手术顺利，术后愈合好。50 年前甲肝，已经治愈。无结核等其他传染病史。无外伤史，无输血史，无药物过敏史。预防接种史叙述不清。

个人史、月经婚育史、家族史：出生于原籍，长期居于济南，否认疫水及疫地接触史。无吸烟饮酒等不良嗜好。月经 13 7/30 50，无停经后阴道不规则流血史。已婚，配偶及子女身体健康。父亲死于食道癌，母亲因高血压、脑出血去世，兄弟姐妹均有高血压，并且 3 个兄弟患有肿瘤。否认家族中其他遗传病及传染病史。

查体：T 36.2 ℃ P 66 次/分 R 19 次/分 BP 162/68 mmHg 老年女性，神志清，精神可，发育正常，营养中等，言语清晰，自主体位，查体合作。全身皮肤、黏膜无黄染，全身皮肤无皮疹。浅表淋巴结未触及肿大。头颅无畸形，眼睑无水肿，睑结膜无充血，巩膜无黄染，双侧瞳孔等大等圆，对光反射正常存在。口唇无紫绀，伸舌居中，咽无充血，扁桃体无肿大，颈软，颈静脉无怒张，气管居中，甲状腺不肿大。胸廓对称无畸形，双侧呼吸动度、触觉语颤均等，双肺叩清音，听诊双肺呼吸音清，双肺未闻及干湿性啰音。心前区无隆起，心尖搏动无弥散，未触及震颤，心界无扩大，心率 66 次/分，律不齐，可闻及早搏每分钟 10 次，A2 > P2，各瓣膜听诊区未闻及病理性杂音，周围血管征（ - ）。腹平坦，未见胃肠型及蠕动波，无腹壁静脉曲张，腹软，无压痛及反跳痛。肝脾肋下未触及，墨菲氏征（ - ），腹叩鼓，肝肾区无叩击痛，移动性浊音（ - ），肠鸣音正常。双下肢无水肿。脊柱、四肢无畸形，关节无红肿，无杵状指、趾。四肢肌力及肌张力正常，双巴氏征（ - ），脑膜刺激征（ - ）。

辅助检查：心电图（我科）：窦性心律，频发房早，ST - T 改变。

入院诊断：1. 冠心病　不稳定型心绞痛　心律失常　房性早搏；2. 高血压病 3 级；3. 2 型糖尿病；4. 高胆固醇血症；5. 乳腺癌根治后。

刻下症见：心慌，汗出较多，偶有胸闷，多于活动后出现，睡眠差，大便干，舌质暗红，苔薄黄，脉沉细。

综合脉症，四诊合参，本证当属祖国医学“汗证”范畴，属于阴虚火旺证，当以滋阴降火，固表止汗为治疗原则，整方如下：

黄芪 45 g　　麦冬 15 g　　五味子 3 g　　川芎 15 g
丹参 20 g　　黄连 12 g　　黄芩 15 g　　黄檗 15 g
知母 12 g　　浮小麦 30 g　　生牡蛎 30 g　　木香 9 g
生甘草 12 g　　麻黄根 60 g　　珍珠母 20 g　　瓜蒌 10 g
酒大黄 30 g　　郁金 30 g　　香附 15 g　　玫瑰花 15 g
连翘 30 g　　焦三仙 30 g(各)

7 剂，水煎服，日 1 剂

二诊：仍有心慌，汗出减少，睡眠稍有改善，大便干减轻，上方珍珠母改为 40 g，加紫石英 20 g、乌贼骨 30 g，7 剂，水煎服，日 1 剂。

三诊：症状减轻，上方加水蛭 15 g、地龙 20 g、僵蚕 15 g、阿胶 50 g，药量×10，制作膏方，长期服用。

按：患者年老体衰，肝肾亏虚，阴血不足，以致虚火内生，形成本证。虚火内生，迫津外泄，故汗出；阴血不足，心脉失养，故胸闷、心慌；阴虚火旺，热扰心神，心神不宁，则睡眠差；虚火灼津，津枯肠燥，故大便干；舌质暗红，苔薄黄，脉沉细为阴虚火旺之象。方中黄芪甘温，一则益气实卫以固表，一则固未定之阴，麦冬甘寒，滋养肺胃阴津，五味子酸温，生津止渴，三药合用，益气养阴，令气阴两复，肺润津生；川芎味辛，性温，归肝、胆、心包经，功效活血行气，祛风止痛，本品辛散温通，既能活血化瘀，又能行气止痛，为“血中之气药”，故可治气滞血瘀之胸胁、腹部诸痛；丹参味苦，性微寒，归心、心包、肝经，可活血调经，祛瘀止痛，本品善于通行血脉，祛瘀止痛，广泛用于各种瘀血病证，尤其适用于血脉瘀阻之胸痹心痛；黄芩清上焦火，黄连清中焦火，黄檗泻下焦火，三药合用，泻火以除烦，清热以坚阴，使虚火得降，阴血安宁；知母苦寒，清热泻火，滋阴润燥；麻黄根味甘、涩，性平，固表止汗，无论寒热，均可配伍；浮小麦味甘，性凉，可除虚热，止汗；生牡蛎咸、寒，可滋阴潜阳，收敛固涩；珍珠母、紫石英质重沉降，安神定悸；瓜蒌宽中散结，润肠通便；酒大黄泻热通便；郁金疏肝解郁，行气化瘀，活血止痛；香附疏肝解郁，行气止痛；玫瑰花行气解郁，和血止痛；木香行气导滞，调畅气机；水蛭、地龙性走窜，善于通行经络，破血逐瘀之力较强，僵蚕微咸、辛，性平，化痰散结，三药合用，防止膏方滋腻碍胃；阿胶养血，兼以收膏；乌贼骨制胃酸，保护胃黏膜，焦三仙健脾消食，连翘防食积化热，三药合用，顾护胃气；生甘草调和诸药。诸药合用，共奏滋阴降火，固表止汗之功。

第三节　虚劳

一、概念

虚劳又称虚损，是由于禀赋薄弱、后天失养及外感内伤等多种原因引起的，以脏腑功能衰退，气血阴阳亏损，日久不复为主要病机，以五脏虚证为主要临床表现的多种慢性虚弱症候的总称。

历代医籍对虚劳的论述甚多。《素问·通评虚实论》所说的“精气夺则虚”可视为虚证的提纲。而《素问·调经论》所谓“阳虚则外寒，阴虚则内热”，进一步说明虚证有阴虚、阳虚的区别，并指明阴虚、阳虚的主要特点。《难经·十四难》论述了“五损”的症状，上损及下，下损及上的病势传变，并提出治疗大法，如“损其肺者益其气，损其心者调其荣卫，损其脾者调其饮食，适其寒温，损其肝者缓其中，损其肾者益其精”。《金匮要略·血痹虚劳病脉证并治》首先提出了虚劳的病名，详述证因脉治，分阳虚、阴虚、阴阳两虚三类，治疗重在温补脾肾，并提出扶正祛邪，祛瘀生新等治法，首倡补虚不忘治实的治疗要点。《诸病源候论·虚劳病诸候》比较详细地论述了虚劳的原因及各类症状，对五劳、六极、七伤的具体内容作了说明。五劳指心劳、肝劳、肺劳、脾劳、肾劳；七伤指大饱伤脾，大怒气逆伤肝，强力举重，久坐湿地伤肾，形寒，寒饮伤肺，忧愁思虑伤心，风雨寒暑伤形，大恐惧不节伤志；六极指气极、血极、筋极、骨极、肌极、精极五脏虚损至极所表现的病证。虚劳涉及的内容很广，可以说是中医内科中范围最广的一个病证。

凡属多种慢性虚弱性疾病，发展至严重阶段，以脏腑气血阴阳亏损为主要表现的病证，均属于本病证的范围。

二、诊断要点

1. 证候特征，多见神疲体倦，心悸气短，面容憔悴，自汗盗汗，或五心烦热，或畏寒肢冷，脉虚无力等症。若病程较长，久虚不复，症状可逐渐加重。

2. 具有引起虚劳的致病因素及较长的病史。

3. 排除类似病证。应着重排除肺痨及其他病证中的虚证类型。

三、辨治要点

辨证应以气、血、阴、阳为纲，五脏虚候为目。正如《杂病源流犀烛·虚损痨瘵源流》说："五脏虽分，而五脏所藏无非精气，其所以致损者有四，曰气虚，曰血虚，曰阳虚，曰阴虚。""气血阴阳各有专主，认得真确，方可施治。"一般说来，病情单纯者，病变比较局限，容易辨清其气、血、阴、阳亏虚的属性和病及脏腑的所在。但由于气血同源、阴阳互根、五脏相关，所以各种原因所致的虚损往往互相影响，由一虚渐致两虚，由一脏而累及他脏，使病情趋于复杂和严重，辨证时应加注意。

笔者认为治疗此病时要重视补益脾肾在治疗虚劳中的作用。脾胃为后天之本，为气血生化之源，脾胃健运，五脏六腑、四肢百骸方能得以滋养。肾为先天之本，寓元阴元阳，为生命的本元。重视补益脾肾，先后天之本不败，则能促进各脏虚损的恢复。同时当补中有泻，扶正祛邪，祛邪亦可起到固护正气的作用，防止因邪恋而进一步损伤正气。

四、医案介绍

医案一：谢某某，女，74 岁，门诊患者。

主诉：周身乏力 1 年。

患者自述近 1 年来周身乏力，伴有头晕、头胀，为进一步诊治前来就诊。刻下症见：乏力，头晕，头胀，咽干，夜间明显，舌暗红，苔白厚腻，脉滑。

综合脉症，四诊合参，本证当属祖国医学“虚劳”范畴，证属脾虚湿盛，当以健脾化湿为主要治疗原则，方用平胃散加减，整方如下：

苍术 45 g　　厚朴 20 g　　陈皮 20 g　　白蔻仁 30 g(后入)
藿香 30 g　　佩兰 30 g　　石斛 45 g　　天花粉 45 g
枇杷叶 30 g　　白蒺藜 30 g　　蔓荆子 30 g　　生甘草 9 g
乌贼骨 30 g　　焦三仙 20 g(各)

7 剂，水煎服，日 1 剂

二诊：头晕、口干减轻，乏力有所缓解，上方加郁金 30 g，香附、玫瑰花各 15 g，药量 ×10，加阿胶 500 g，制成膏方，长期服用。

按：患者年老体虚，脾胃功能同样虚弱，肥甘厚味不易消化，日久成积，致脾失健运，湿热交阻，甚则熏蒸肝胆。气血津液运行不畅，聚湿生痰，痰浊内蕴，脉络痹阻，四肢肌肉失其濡养，故周身乏力，经久不愈；脾失健运，津液不能上承，故咽干；痰湿中阻，清阳不升，头窍失养，故头晕。方中苍术燥湿健脾，藿香、佩兰辛散芳香，健脾化湿，厚朴性温味辛，可行气化湿，白蔻仁性味辛温，可理气宽中，化湿健脾，陈皮理气健脾，燥湿化痰，以上诸药共同健脾化湿；石斛养阴止渴，天花粉清热止渴，枇杷叶和胃止渴，三药共同生津止渴；蔓荆子辛能散风，微寒清热，轻浮上行，主散头面之邪，有祛风止痛之效，白蒺藜主入肝经，平肝祛风，二者配伍祛风而止头痛；郁金、香附、玫瑰花疏肝理气，调畅气机，使气顺则痰消，同时可使补而不滞；焦三仙消食健脾，乌贼骨制酸止痛，二者合用，顾护胃气；生甘草调和诸药。诸药合用，共奏健脾祛湿之功，制成膏方，长期服用，缓缓图之。

医案二：周某某，女，46 岁，门诊患者。

主诉：疲劳乏力 2 年余。

患者自述近 2 年来一直疲劳乏力，为进一步诊治，前来就诊。刻下症见：周身乏力，疲劳，伴口干，腰疼，舌暗红，苔黄厚腻，脉弱。

综合脉症，四诊合参，本证当属祖国医学“虚劳”范畴，证属阴虚火旺，当以滋阴降火为主要治疗原则，方用增液汤加减，整方如下：

生地 30 g　　玄参 15 g　　麦冬 20 g　　黄连 15 g
黄芩 20 g　　黄檗 20 g　　元胡 20 g　　白芷 15 g

杜仲 15 g	牛膝 20 g	肉桂 6 g	生甘草 12 g

7 剂，水煎服，日 1 剂

按：阴虚火旺，内扰心神，神明失养，神不安宁而出现疲乏无力；阴虚火旺，津液受损，故口干；热邪流注关节，痹阻经络，故腰疼。治宜滋阴泻火。方中玄参苦咸而凉，滋阴润燥，壮水制火，生地甘苦而寒，清热养阴，壮水生津，以增玄参滋阴润燥之力；麦冬甘寒，滋养肺胃阴津以润燥；黄芩清上焦火，黄连清中焦火，黄檗清下焦火，使虚火得降；白芷祛风除湿，活血止痛；杜仲、牛膝长于滋补肝肾，强筋健骨；肉桂引火归元，又能温通经脉，助杜仲、牛膝祛风除湿；元胡“行血中之气滞，气中血滞”，能治一身上下诸痛；生甘草调和诸药。诸药合用，共奏滋阴泻火之功。

医案三：卢某，女，32 岁，门诊患者。

主诉：乏力 2 年。

患者自述近 2 年来一直疲乏无力，眠差，伴痤疮，为进一步诊治，前来就诊。刻下症见：疲乏无力，眠差，口干、口苦，腹泻，尿频，舌红，苔薄黄，脉弱。

综合脉症，四诊合参，本证当属祖国医学“虚劳”范畴，证属阴虚火旺，当以滋阴降火，交通心肾为主要治疗原则，方用增液汤加减，整方如下：

生地 20 g	玄参 15 g	麦冬 20 g	黄连 15 g
黄芩 20 g	黄檗 20 g	知母 20 g	赤芍 12 g
防风 15 g	石斛 20 g	天花粉 20 g	肉桂 20 g
制附子 20 g（先煎）			

7 剂，水煎服，日 1 剂

二诊：乏力改善，仍口干，上方石斛改为 30 g，天花粉改为 30 g，增强滋阴之力，共 7 剂，水煎服，日 1 剂。

按：此患者为上热下寒证，肾阳亏虚于下，命门火衰，故乏力；肾阳虚衰，失于固摄，则尿频；肾阳虚衰，不能温暖脾土，故腹泻；心火亢盛于上，故口干、口苦；心肾不交，则眠差；舌红，苔薄黄，脉弱为上热下寒之象。治宜清热泻火，温补肾阳，交通心肾。方中玄参苦咸而凉，滋阴润燥，壮水制火，生地甘苦而寒，清热养阴，壮水生津，以增玄参滋阴润燥之力；麦冬甘寒，滋养肺胃阴津以润燥；黄芩清上焦火，黄连清中焦火，黄檗清下焦火，使虚火得降；赤芍清热凉血；知母苦寒，滋阴降火；石斛滋阴润燥，清热泻火；天花粉清热泻火，生津止渴；防风为风药之润剂，可祛风止痛；附子、肉桂一来温补肾阳，一来引火下行，使上焦的心火得以下行，于大量清热药中用少量附子、肉桂，取“阴中求阳”之意。诸药合用，共奏滋阴降火，交通心肾之功。

医案四：于某，女，43 岁，门诊患者。

主诉：全身乏力 3 个月。

患者 3 个月前开始出现全身乏力，未做任何治疗，症状未缓解，为进一步诊治，前来就诊。刻下症见：全身乏力，伴有眼痒、鼻痒，夜间难以入睡，舌红，苔薄黄腻，脉沉。

综合脉症，四诊合参，本证当属祖国医学“虚劳”范畴，证属肾气虚弱，水湿内生，当以补益肾气，祛风除湿为主要治疗原则，方用金匮肾气丸加减，整方如下：

肉桂 9 g	山药 15 g	生地 15 g	制附子 12 g（先煎）
丹皮 12 g	泽泻 20 g	防风 12 g	白术 6 g
蝉蜕 12 g	白鲜皮 30 g	蛇床子 30 g	白芷 15 g
川芎 15 g	枇杷叶 30 g	生甘草 12 g	

7 剂，水煎服，日 1 剂

二诊：乏力症状有所改善，眼痒、鼻痒较前减轻，夜眠可，上方蝉蜕改为 15 g，枇杷叶改为 40 g，继服 7 剂巩固疗效。

三诊：诸症减轻，上方药量 ×10，加阿胶 500 g，制成膏方，长期服用。

按：本例患者为肾气不足，水湿内生所致，其中肾气不足为本，水湿内生为标。肾气不足，则肢体乏力；肾气虚弱，不能化气行水，则水湿内生；风为百病之长，善行而数变，风湿相合，则发为痒。治疗上应以补益肾气，祛风除湿为主，方用金匮肾气丸加减。本例患者舌苔黄腻，故将原方中熟地换用生地，生地补益肾阴而摄精气，防止熟地过于滋腻；山药、白术健脾渗湿；泽泻泄肾中水邪；丹皮清热凉血；肉桂、附子温补命门真火，化气以行水；川芎行气活血，使气行则水行，又能使补而不滞；防风辛温解表，散风胜湿；蝉蜕味甘、咸，性凉，可疏散风热，息风止痒；白鲜皮苦寒，清热燥湿，祛风解毒；蛇床子苦温，燥湿祛风，杀虫止痒；枇杷叶清热祛风止痒；白芷辛温，可祛风止痒；生甘草调和诸药。诸药合用，标本兼顾，攻补兼施，共奏补益肾气，祛风除湿之功。

医案五：丁某某，男，5 岁，门诊患者。

主诉：贫血 1 年余。

患者平素身体瘦弱，容易感冒，化验血常规示血红蛋白在 100 g/L 左右，曾服用铁剂，效果不明显，想求助中医，前来就诊。刻下症见：身体瘦弱，面色稍白，精神不振，不欲饮食，不喜活动，易感冒，大便稍干，舌淡胖，边有齿痕，苔黄腻，脉滑。血常规结果：红细胞 5.6×10^{12}/L，血红蛋白98 g/L。

综合脉症，四诊合参，本证当属祖国医学“虚劳”范畴，证属脾虚湿盛，当以健脾化湿为主要治疗原则，方用补中益气汤加减，整方如下：

黄芪 20 g	麦冬 20 g	白术 10 g	半夏 9 g
陈皮 12 g	炒麦芽 30 g	乌贼骨 20 g	木香 12 g
砂仁 6 g	连翘 20 g	生甘草 6 g	柴胡 6 g
升麻 6 g	藿香 10 g	佩兰 10 g	白蔻仁 18 g(后入)

7 剂，免煎颗粒，开水冲服，日 1 剂

二诊：精神较之前有所改善，饮食增加，大便可，上方继服，巩固疗效。

按：脾气亏虚，不能运化水谷精微，气血生化乏源，失于濡养，故身体瘦弱、面色白；脾胃虚弱，脾失健运，湿邪内盛，阻遏气机，故不欲饮食；舌淡胖，边有齿痕，苔黄腻，脉滑均为脾虚湿盛之象，故用补中益气汤加减以健脾化湿。方中黄芪补中益气，升阳固表，白术甘温益气，补益脾胃，升麻、柴胡协同黄芪升举清阳；麦冬甘寒，滋阴养血；陈皮、木香行气，使补而不滞；白蔻仁性味辛温，且作用平和，重用以理气宽中，健脾化湿；砂仁、藿香、佩兰芳香化浊，化湿健脾；半夏辛温性燥，最善燥湿化痰，且能降逆和胃；陈皮、木香理气燥湿，使气顺而痰消；脾胃虚弱，易产生食积，故加炒麦芽消食化积；乌贼骨可保护胃黏膜，顾护胃气；生甘草益气健脾，调和诸药。考虑到患者年龄较小，不喜汤剂，故改用免煎颗粒，方便服用。

医案六：陈某某，女，80岁，住院患者。

主诉：阵发性胸痛、胸闷7年余，加重伴咳嗽10天。

现病史：患者7余年前始出现活动后胸痛、胸闷，持续时间最少数分钟，间断出现双下肢水肿，曾在山东省立医院及我院住院，确诊为冠心病、陈旧前壁心梗，药物保守治疗，病情时有反复，且胸闷有加重趋势。近来稍一活动即可出现憋气，休息后缓解，住院期间服用扩冠、抗栓、调脂等药物，出院后患者未按医嘱服药，长期服用阿司匹林肠溶片、银杏叶片、山苏，间断服用速尿、螺内酯治疗。10天前患者受凉后出现咳嗽，起初为干咳，后有少量黄白色黏痰，无发热、咯血，胸痛、胸闷加重，胸痛每天均有发作，为心前区闷痛，多出现在活动后，持续不足10分钟，含化硝酸甘油可缓解，夜间有1～2次憋醒坐起。今日患者出现持续性右下胸及右上腹部疼痛，性质似胸痛，不放射，含服硝酸甘油多次不能缓解，持续约半小时，无反酸、嗳气，无恶心、呕吐，无发热、腹泻，自服阿莫西林3天效果欠佳，家属急送往我院住院。患者自发病以来，神志清，精神尚可，食欲差，睡眠欠佳，二便自调，体重无减轻。

既往史：既往身体状况一般，有贫血、慢性胃炎、骨关节炎、高血压病史多年，收缩压最高达180 mmHg。高胆固醇血症病史7年，曾服用舒降之效果不好。脑梗死病史10余年，未遗留肢体活动障碍等。否认糖尿病、肾病等慢性病史。否认肝炎、结核病史。无手术及外伤史，无输血史。无药物过敏史。预防接种史叙述不清。

个人史、月经婚育史、家族史：长期居本地，否认外地久居史及疫地、疫水接触史。无吸烟、饮酒嗜好。绝经多年，停经后无不规则出血。适龄结婚，育有1子3女，丈夫及1子因心肌梗死去世，3女身体健康。否认家族中有其他遗传病及传染病史。

查体：T 36.7 ℃ P 77次/分 R 18次/分 BP 106/54 mmHg 老年女性，神志清，精神可，发育正常，营养良好，推入病房，自主体位，查体合作。全身皮肤、黏膜无黄染，无皮疹及出血点。浅表淋巴结未触及肿大，头颅无畸形，眼睑无水肿，睑结膜略苍白，巩膜无黄染，双侧瞳孔等大等圆，对光反射存在。口唇轻度紫绀，咽充血，颈软，颈静脉怒张，肝颈静脉返流征（+），气管居中，甲状腺不肿大。胸廓对称无畸形，双侧呼吸动度对称，触觉语颤正常存在，双肺叩过清音，双肺呼吸音粗，可闻及少许干啰音。心前区无隆起，心尖搏动无弥散，未触及震颤，心界无扩大，心率77次/分，律齐，A2＞P2，各瓣膜听诊区未闻及病理性杂音，无心包摩擦音。腹膨隆，未见胃肠型及蠕动波，无腹壁静脉曲张，腹软，无压痛、反跳痛，墨菲氏征（－），肝脾肋下未触及，肝区及双肾区无叩痛，移动性浊音（－），肠鸣音正常。双下肢中度水肿。四肢肌力、肌张力正常，巴氏征（－），脑膜刺激征（－）。

辅助检查：心脏超声（2013.8.8我院）：LA 38 mm，LV 50 mm，RA 45 mm×36 mm，RV 24 mm，IVS上1/2厚10 mm，LVPW 9 mm，IVS下1/2、心尖部厚6 mm，回声增强，动度消失，主动脉瓣钙化，二尖瓣、三尖瓣返流（中度），肺动脉高压（中度），左室充盈异常，LVEF 0.36。

心电图（2014.1.2）：窦性心律，V_1-V_3导联为QS型，广泛导联ST－T改变（ST最大下移0.15 mv）。心电图（2014.7.4）：窦性心律，V_1-V_3导联ST段弓背上抬，广泛导联ST－T改变（ST最大下移0.15 mv）。

红细胞计数：2.72×10^{12}/L、血红蛋白：60 g/L、红细胞压积：21.5、平均红细胞体积：79.0 fL、平均RBC HB量：22.1 pg、平均RBC HB浓度：279 g/L、总蛋白：59.0 g/L、白蛋白：34.9 g/L、铁：3.6 umol/L。

入院诊断：中医诊断：胸痹 虚劳；西医诊断：1. 冠心病 陈旧前壁心肌梗死 急性冠脉综合征 心功能Ⅳ级；2. 高血压病3级；3. 高胆固醇血症；4. 肺部感染；5. 脑梗死；6. 贫血。

刻下症见：胸闷，头晕，食少，倦怠乏力，面白，口干、口渴，身体瘦弱，舌暗红，有瘀斑，苔薄白，脉沉细无力。

综合脉症，四诊合参，本证当属祖国医学“虚劳”范畴，证属气血两虚水泛，当以益气补血为主要治疗原则，方用四君子汤合当归补血汤加减，整方如下：

黄芪60 g	当归12 g	花粉25 g	生地30 g
熟地12 g	麦冬15 g	炒白术15 g	茯苓15 g
玉竹15 g	炒栀子12 g	木香12 g	党参12 g
甘草6 g			

7剂，水煎服，日1剂

二诊：胸闷明显减轻，乏力改善，仍头晕、口渴，上方继服，巩固疗效。

按：患者年老体衰，本身正气不足，加之身患重病，脏气损伤，耗伤气血，正气难以恢复，则导致虚劳、身体瘦弱；气血虚弱，心脉失养，故胸闷；脾胃虚弱，健运失司，则食少纳呆；脾主四肢，脾虚不能濡养四肢，故倦怠乏力；血虚不能上荣头面，则头晕、面白；血虚津少，故口干、口渴；气虚无力推动血行，血行瘀滞，故舌暗、有瘀斑；苔薄白，脉沉细无力为气血虚衰之象。有形之血不能速生，无形之气应当急固，有形之血生于无形之气，补气生血，故方中重用黄芪大补肺脾之气，以滋生化之源，使气旺血生；当归养血和营，协助黄芪补气养血；白术苦温，健脾燥湿，加强益气助运之力；党参、甘草甘温，补中益气；茯苓甘淡，健脾渗湿，苓术相配，则健脾祛湿之功益著；生地、熟地滋阴养血；花粉、麦冬、玉竹养阴润燥，生津止渴；木香行气导滞，使补而不滞；栀子清热泻火，防止上药甘温化火；甘草调和诸药。诸药合用，共奏益气补血之功。同时向患者讲明病情，嘱患者避风寒，适劳逸，保持情志舒畅。

第四节　痹证

一、概念

痹证是因风、寒、湿、热等外邪侵袭人体，闭阻经络，气血不能畅行，引起肌肉、筋骨、关节等酸痛、麻木、重着、伸屈不利，甚或关节肿大灼热等为主要临床表现的病证。西医学的风湿性关节炎、风湿热、类风湿性关节炎、骨关节炎、纤维织炎和神经痛等病，均属中医“痹证”范畴，可参照本节辨证论治。

《内经》最早提出了痹证病名，并专辟“痹论”篇，对其病因、发病、证候分类及演变均有记载，为后世认识痹病奠定了基础。论病因说：“所谓痹者，各以其时，重感于风寒湿之气也。”论证候分类说：“其风气胜者为行痹，寒气胜者为痛痹，湿气胜者为着痹也。”仲景在《伤寒杂病论》里对太阳风湿、湿痹、历节风进行了辨证论治，他所创立的桂枝附子汤、桂枝芍药知母汤、乌头汤等至今仍为治痹的常用效方。隋《诸病源候论》不仅对痹病的多种临床表现进行了描述，而且在病因学上提出了“由血气虚，则受风湿，而成此病”。唐《千金要方》已认识到有些痹病后期可引起骨节变形，收集了许多治痹方剂，而且有药酒、膏摩等治法。元《丹溪心法》提出了“风湿与痰饮流注经络而痛”的观点，丰富了痹病的病机理论。明清时期，《医门法律》对痹病日久，主张治疗应“先养血气”。清代温病学的形成，对热痹的病因、症状和治疗有更充分的论述。痹病久病入络在这一时期受到重视。《医宗必读》对痹病治疗原则作了很好的概括，主张分清主次，采用祛风、除湿、散寒治疗，行痹应参以补血，痛痹应参以补火，着痹应参以补脾补气。

二、诊断要点

1. 临床以肢体、关节疼痛、酸楚、麻木、重着、活动障碍为主要症状表现。

2. 一般发病比较缓慢，部分开始可有发热、汗出、口渴、咽痛、全身不适等症状，继而出现关节症状。

3. 往往呈渐进性或不规则的发作性。

4. 实验室检查，可见血沉、抗“O”增高，类风湿因子试验阳性等。

三、辨治要点

本病为邪气痹阻经络，气血运行不畅所致，故祛邪活络、缓急止痛为本病的治疗原则。因邪气杂至，祛风、散寒、除湿、清热、祛痰、化瘀通络等治法应相互兼顾，因邪气有偏胜，祛邪通络又各有重点。正气不足是本病的重要病因，久病耗伤正气而虚实夹杂者，应扶正祛邪，且扶正有助祛邪。风邪胜者或久病入络者，应佐养血之品，正所谓“治风先治血，血行风自灭”也；寒邪胜者，应佐助阳之品，使其阳气旺盛，则寒散络通；湿邪胜者，佐以健脾益气之品，使其脾旺能胜湿；热邪胜者，佐以凉血养阴之品，以防热灼营阴而病深难解。益气养血、滋补肝肾是虚证、顽痹的重要治法。

四、医案介绍

医案一：成某，女，35 岁，门诊患者。

主诉：左手手指红肿疼痛 3 天。

患者自述患风湿性关节炎数年，反复发作，左手五指关节变形，3 天前患者左手又出现灼热、疼痛，前来就诊。刻下症见：左手五指关节变形，肿胀，皮温增高，疼痛难忍，舌红苔黄，脉数。

综合脉症，四诊合参，本证当属祖国医学“痹证”范畴，属于风湿热痹，当以清热活血，祛风除湿，通络止痛为治疗原则，方用桃红四物汤加减，整方如下：

桃仁 15 g	红花 15 g	川芎 20 g	紫草 20 g
皂角 20 g	穿山甲 20 g	荆芥 20 g	防风 20 g
白芷 20 g	白芍 30 g	白鲜皮 30 g	生甘草 6 g
当归 20 g			

7 剂，水煎，外洗，日 1 剂

按：风湿热邪壅滞经脉，流注关节，气血闭阻不通，不通则痛，方用桃红四物汤加减。方中桃仁、红花作用强劲，力主活血化瘀；当归滋阴补肝、养血调经；芍药养血和营，以增补血之力；川芎活血行气、调畅气血，以助活血之功；穿山甲、皂角通行经络；荆芥辛散，解表散风；防风辛温解表，散风胜湿；白芷疏风解毒，又可散结消肿，使得热毒得以透解；紫草清热凉血，活血化瘀；白鲜皮清热燥湿，祛风解毒；生甘草清热解毒，又能调和诸药。诸药合用，共奏清热活血，祛风除湿，通络止痛之功。

医案二：杨某某，男，50 岁，门诊患者。

主诉：左下肢疼痛 1 周。

患者 1 周前左下肢出现疼痛，行 X 线检查示无明显异常，1 周来疼痛未缓解，前来就诊。刻下症见：左下肢疼痛，痛如针刺，舌红，苔薄黄，脉沉涩。

综合脉症，四诊合参，本证当属祖国医学“痹证”范畴，属于瘀血阻络，当以活血化瘀，通络止痛为治疗原则，方用黄芪桂枝五物汤加减，整方如下：

黄芪 30 g	桂枝 20 g	川芎 30 g	元胡 20 g

红花 20 g　　鸡血藤 30 g　　水蛭 10 g　　地龙 20 g

伸筋草 20 g

7 剂，水煎，外洗，日 1 剂

按：瘀血阻络，不通则痛，故患者左下肢疼痛，舌红，苔薄黄，脉沉涩为瘀血阻络之佐证。治疗宜活血化瘀，通络止痛。红花、鸡血藤活血通经，散瘀止痛；水蛭、地龙为血肉有情之品，善于通行经络，逐瘀止痛；气为血之帅，气行则血行，故用川芎行气以活血；元胡"行血中之气滞，气中血滞"，善治一身上下诸痛，用之以活血行气止痛；伸筋草可舒筋活络，消肿止痛；桂枝辛温，可补阳通脉，温阳化气；脾胃为后天之本，气血化生之源，黄芪益气健脾，意在气旺则血行，桂枝辛散，与黄芪同用，加强行血之效。诸药合用，共奏活血化瘀，通络止痛之功。因病位在肢体末端，口服药力效果可能不太明显，嘱患者中药汤剂外洗，加强效果。

医案三：于某某，女，27 岁，门诊患者。

主诉：右下肢麻木 1 月余。

患者自述近 1 个月来右下肢麻木，乏力，相关化验检查未见明显异常，前来就诊。刻下症见：右下肢麻木，乏力，舌暗红，苔白，脉涩。

综合脉症，四诊合参，本证当属祖国医学"痹证"范畴，属于气虚血瘀，当以益气活血，通络止痛为治疗原则，方用补阳还五汤加减，整方如下：

黄芪 30 g　　苏木 30 g　　桑枝 20 g　　炙甘草 6 g

泽泻 20 g　　地龙 20 g

7 剂，免煎颗粒，外洗，日 1 剂

按：气虚无力推动血行，血行不畅，瘀血内生，痹阻经络，故肢体麻木、乏力。本方重用黄芪，补益元气，意在气旺则血行，瘀祛络通；苏木活血行血，祛瘀通络；地龙为血肉有情之品，通经活络，力专善走，周行全身，以行药力；血不利则为水，故用泽泻利水渗湿；桑枝祛风湿，利关节，止痹痛；炙甘草益气健脾，调和诸药。诸药合用，共奏益气活血，通络止痛之功。

医案四：盛某某，男，23 岁，门诊患者。

主诉：左手疼痛半年。

患者自述近半年来左手持续疼痛，晨起麻木僵硬，X 线示符合关节炎表现，为进一步治疗，前来就诊。刻下症见：左手疼痛，活动后加重，休息后缓解，舌红，苔薄白，脉沉。

综合脉症，四诊合参，本证当属祖国医学“痹证”范畴，属于瘀血内阻，当以益气活血，通络止痛为治疗原则，方用补阳还五汤加减，整方如下：

黄芪 30 g　　苏木 30 g　　鸡血藤 30 g　　元胡 15 g　　生甘草 6 g

10 剂，免煎颗粒，开水冲服，日 1 剂

按：瘀血内阻，经络不通，故疼痛、麻木。本方重用黄芪，补益元气，意在气旺则血行，瘀祛络通；苏木活血行血，祛瘀通络；鸡血藤行血养血，舒筋活络；元胡“行血中之气滞，气中血滞”，能治一身上下诸痛；生甘草调和诸药。诸药合用，共奏益气活血，通络止痛之功。

医案五：张某某，女，82 岁，门诊患者。

主诉：下肢麻木疼痛多年。

患者自述多年前开始出现下肢麻木、疼痛，近年来逐渐加重，前来就诊。刻下症见：双下肢麻木，刺痛，怕冷，乏力，舌质暗，苔白，脉涩。

综合脉症，四诊合参，本证当属祖国医学“痹证”范畴，属于气虚血瘀，当以益气活血，通络止痛为治疗原则，整方如下：

黄芪 30 g　　川芎 30 g　　羌活 30 g　　独活 30 g

元胡 20 g　　苏木 30 g　　鸡血藤 30 g　　熟附子 20 g（先煎）

生甘草 12 g

7 剂，水煎，外洗，日 1 剂

二诊：乏力、刺痛减轻，仍怕冷，上方附子改为 30 g，加肉桂 12 g，继续外洗。

按：患者年老体衰，阳气亏虚，无力推动血液运行，血行不畅，瘀血阻络，不通则痛，故下肢麻木疼痛；阳气亏虚，失于温煦，故怕冷、乏力；舌质暗，苔白，脉涩为气虚血瘀之象。方中附子辛热，补火助阳，温通阳气，肉桂引火归元，散寒止痛，温通经脉，二者合用，温经止痛；黄芪补益元气，意在气旺则血行，瘀祛络通；苏木活血化瘀，祛瘀通经；鸡血藤行血养血，舒筋活络；元胡“行血中之气滞，气中血滞”，能治一身上下诸痛；川芎行气导滞，气行则血行；羌活、独活祛湿止痛，二者合用可祛除全身湿邪；生甘

草调和诸药。诸药合用，共奏益气活血，通络止痛之功。

医案六：金某，女，26 岁，门诊患者。

主诉：手指不适 1 月余。

患者 1 月之前右手小指节出现麻木不适，左手小指节偶感麻木，颅脑 CT、颈椎 CT 及双手 X 线均无异常，皮温亦正常，为进一步诊治，前来就诊。刻下症见：右手小指节出现麻木不适，伴有酸胀感，身体疲乏、瘦弱，平素饮食、运动较少，舌淡，边有齿痕，苔白，脉弱。

综合脉症，四诊合参，本证当属祖国医学“痹证”范畴，属于气虚血瘀，当以益气活血，通络止痛为治疗原则，方用黄芪桂枝五物汤加减，整方如下：

黄芪 45 g	当归 30 g	川芎 30 g	赤芍 30 g
桑枝 20 g	桂枝 20 g	鸡血藤 20 g	生甘草 9 g
通草 20 g			

7 剂，水煎，外洗，日 1 剂

按：患者平素食少，气血化源不足，脾气亏虚，无力推动血行，血行不畅，瘀血阻络，故麻木；化源不足，失于濡养，故身体疲乏、瘦弱；舌淡，边有齿痕，苔白，脉弱为气虚血瘀之象。脾胃为后天之本，气血化生之源，重用黄芪益气健脾，意在气旺则血行，桂枝辛散，与黄芪同用，加强行血之效；川芎辛温香燥，走而不守，既能行散，上行可达巅顶，又入血分，下行可达血海，行气活血作用广泛，使气行则血行；血不利则为水，加桑枝通利关节，行水消肿；通草清湿利水；鸡血藤活血化瘀，消肿止痛；赤芍行瘀止痛，又可凉血消肿，防瘀血化热；当归补血和血，使祛瘀而不伤正；生甘草益气健脾，调和诸药。本病病位在肢末，口服药力难以到达，故选择外洗，加强效果。并嘱患者注意增加运动，改善循环，增加营养，增强正气，正所谓“正气存内，邪不可干”。

医案七：张某，女，67 岁，门诊患者。

主诉：下肢乏力、发冷半年余。

患者去年开始出现左下肢乏力，外院彩超示下肢静脉血栓形成，为进一步诊治，前来就诊。刻下症见：左下肢乏力，发凉，天气变冷则腿沉，咽干，舌红，苔薄黄，脉沉。

综合脉症，四诊合参，本证当属祖国医学“痹证”范畴，属于脾虚湿困，瘀血阻络，当以健脾祛湿，活血化瘀为治疗原则，整方如下：

薏苡仁 30 g	当归 12 g	川芎 12 g	赤芍 15 g
桑寄生 30 g	泽兰 15 g	苍术 15 g	苏木 15 g
鸡血藤 30 g	黄檗 12 g	黄芪 15 g	独活 12 g
王不留 15 g	连翘 15 g	牛膝 15 g	茯苓 15 g
肉桂 20 g	制附子 15 g	麦冬 20 g	

7 剂，水煎服，日 1 剂

二诊：咽干减轻，乏力改善，仍发凉，上方加水蛭 6 g、地龙 12 g，药量 ×10，制成膏方，长期服用。

按：脾主四肢，湿邪困脾，脾失健运，水谷精微不能四布充养四肢，故肢体乏力；脾失健运，气血化生无源，无力推动血行，瘀血内停，故下肢静脉血栓形成，血瘀阻络，阳气不能外达温养肢体，故遇冷则腿沉。重用薏苡仁健脾渗湿，除痹；黄芪补中益气，意在气旺则血行；苍术燥湿健脾，茯苓利水渗湿，健脾，黄檗清热燥湿，主清下焦湿热，独活、桑寄生祛风湿，以上诸药重在祛湿，湿祛则脾健；川芎味辛，性温，归肝、胆、心包经，功效活血行气，祛风止痛，本品辛散温通，既能活血化瘀，又能行气止痛；当归养血活血，祛瘀而不伤正；赤芍苦，微寒，清热凉血，散瘀止痛；泽兰苦温，活血调经，祛瘀消痈，利水消肿；牛膝活血通经，引血下行；苏木甘平，活血祛瘀，消肿止痛；王不留性善下行，通利血脉，活血通经，又能利尿通淋；鸡血藤活血补血，舒筋活络；水蛭、地龙为血肉有情之品，破血逐瘀，同时可增加出膏量。以上诸药重在活血补血；附子、肉桂温通经脉，主治肢体发凉；连翘清热解毒，可治咽痛、咽干，又有利水之功；麦冬养阴生津，主治咽干、咽痛。诸药相互配合，共奏健脾祛湿，活血化瘀之功。

医案八：穆某，女，68 岁，门诊患者。

主诉：双脚发凉多年。

患者既往有下肢动脉闭塞症多年，平素双脚麻木、发凉，行下肢介入术后，上述症状仍未改善，前来就诊。刻下症见：双脚发凉、麻木、疼痛，遇冷加重，舌红，苔白，脉沉紧。

综合脉症，四诊合参，本证当属祖国医学“痹证”范畴，属于阳虚内寒，瘀血阻络，当以温阳散寒，活血通络为治疗原则，整方如下：

黄芪45 g	肉桂20 g	制附子30 g	桃仁15 g
红花15 g	元胡30 g	地龙20 g	生甘草12 g

7剂，水煎，足浴，日1剂

按：脾为后天之本，气血生化之源，脾阳能达于肌肉四肢；肾阳为人身阳气之源，能温煦全身脏腑组织，脾肾阳气虚衰，则温煦失职，故肢体发凉、麻木、疼痛。方中黄芪甘温，为补中益气要药，附子辛甘大热，走行十二经络，可补火助阳，散寒止痛，肉桂温肾助阳，引火归元，散寒止痛，温通经脉，三者合用，温肾健脾，温阳散寒；桃仁、红花活血化瘀；地龙性走窜，善于通行经络，破血逐瘀之力较强；元胡“行血中之气滞，气中血滞”，能治一身上下诸痛；甘草益气健脾，调和诸药。诸药合用，共行温阳散寒，活血通络之效。

医案九：刘某某，女，57岁，住院患者。

主诉：阵发性活动后胸痛2年，左半身麻木半个月。

现病史：患者自2年前开始出现活动（步行）后胸骨后疼痛，持续时间短暂，继续步行反而缓解，每日步行数公里，但无胸闷憋喘，无心悸出汗等，因能够耐受，未系统诊治。近半月来，患者劳累后出现左半身麻木伴疼痛，时有阵发性头痛，左肩臂、左臀部疼痛明显，无肢体活动障碍，无眩晕，无意识障碍，无视物模糊，无恶心呕吐，无发热，无关节肿胀变形。近半月来上述症状逐渐加重，遂到我院就诊，为进一步诊治收入院。现症见：活动后阵发胸痛，左半身麻木伴疼痛。患者自发病以来，神志清，精神可，二便无异常，纳眠可，近期体重无明显变化。

既往史：患者既往身体状况一般，糖尿病病史20余年，现口服二甲双胍0.25 g，BID，皮下注射诺和灵30 R，早20 U，晚18 U，空腹血糖控制在11~12 mmol/L。高血压病史5年，最高180/70 mmHg，未服用药物治疗。2年前行甲状腺癌手术切除术，术后服用优甲乐至今。否认慢性肾病、慢性支气管炎病史，否认肝炎、结核病史。无输血史。否认药物及食物过敏史。预防接种史随当地。

个人史、月经婚育史、家族史：出生并长期居于济南，否认疫水及疫地接触史。无烟酒嗜好。月经13 5－6/30 50，无痛经，绝经后无阴道流血。适龄婚育，育有1子1女，体健。否认家族中有遗传病及传染病史。

查体：T 36.1 ℃ P 68次/分 R 18次/分 BP 137/85 mmHg 中年女性，神志清，精神可，发育正常，营养良好，自主体位，查体合作。全身皮肤、黏膜无黄染、皮疹及出血点。浅表淋巴结未触及肿大。头颅无畸形，巩膜无黄染，双侧瞳孔等大等圆，对光反射正常存在。咽无充血，口唇无紫绀，伸舌居中，颈软，颈前可见横行手术疤痕，颈静脉无充盈，气管居中。胸廓无畸形，双侧呼吸动度对称，触觉语颤正常，双肺叩清音，双肺呼吸音清，未闻及干湿性啰音，心前区无隆起，未触及震颤，心界无扩大，心率68次/分，律齐，A2 > P2，各瓣膜听诊区未闻及病理性杂音，无心包摩擦音。剑突下无压痛，周围血管征（－），腹平坦，未见胃肠型及蠕动波，无腹壁静脉曲张，腹软，无压痛、反跳痛，墨菲氏征（－），肝脾肋下未触及，腹叩鼓，肝区及双肾区无叩痛，移动性浊音（－），肠鸣音正常。脊柱、四肢无畸形，关节无红肿，无杵状指、趾，双下肢无水肿。四肢肌力、肌张力正常，腹壁、膝腱、跟腱反射正常，巴氏征（－），脑膜刺激征（－）。

辅助检查：心电图（我科）：窦性心律，前壁ST－T改变。

入院诊断：1. 冠心病 稳定型心绞痛；2. 2型糖尿病；3. 高血压病3级；4. 甲状腺Ca术后；5. 脑梗死。

刻下症见：未再胸痛，仍有左半身麻木、疼痛，恶心，无头晕，饮食及二便可，睡眠尚可，舌暗红，苔白，脉涩。

综合脉症，四诊合参，本证当属祖国医学“痹证”范畴，属于气虚血瘀，当以益气活血为治疗原则，方用补阳还五汤加减，整方如下：

黄芪60 g	当归30 g	赤芍20 g	川芎30 g
元胡30 g	羌活20 g	独活20 g	水蛭7 g
地龙20 g	半夏9 g	厚朴15 g	苏叶12 g
茯苓9 g	生甘草6 g	焦三仙15 g(各)	

7剂，水煎服，日1剂

二诊：患者肢体麻木已明显减轻，未述其他不适，上方继服7剂。

按：本病由中风之后，正气亏虚，气虚血滞，脉络瘀阻所致。正气亏虚，不能行血，以致脉络瘀阻，筋脉肌肉失去濡养，故见半身麻木；血行不畅，心脉痹阻，故见胸痛；舌暗红，苔白，脉涩为气虚血瘀之象。本方证以气虚为本，血瘀为标，即王清任所谓“因虚致瘀”。治当以补气为主，活血通络为辅。本方重用黄芪，补益元气，意在气旺则血行，瘀祛络通；当归养血和血，使活血而不伤血；川芎味辛，性温，归肝、胆、心包经，功效活血行气，祛风止痛，本品辛散温通，既能活血化瘀，又能行气止痛；元胡“行血中之气滞，气中血滞”，能治一身上下诸痛；赤芍苦，微寒，归肝经，清热凉血，活血祛瘀；羌活、独活祛风胜湿，通络止痛；水蛭善于通行经络，逐瘀止痛；地龙通经活络，力专善走，周行全身，以行药力；半夏辛温入肺胃，化痰散结，降逆和胃；厚朴苦辛性温，下气除满，助半夏散结降逆；苏叶芳香行气，理肺舒肝，助厚朴行气宽胸、宣通郁结之气；茯苓健脾化湿，焦三仙健脾消食，二药合用，顾护胃气；甘草益气健脾，调和诸药。诸药合用，共奏益气活血之功。

第五节　口干

一、概念

口干是自觉口中津液不足的一种常见病症，也是临床较常见的症状之一，是多因素引起的症状，其中以中老年女性较为常见。本病可发生于多种疾病当中，如干燥综合征、糖尿病、恶性贫血、哮喘、口腔疾病、念珠菌感染、癌症的放化疗以及药物引起的不良反应等，临床治疗比较棘手。

二、诊断要点

患者主诉口干仅作为一般的诊断依据，需经过一些客观检查进一步确诊。常用方法为唾液流率的测定，在相对恒定的条件下，流率低于0.2 mL/15min，可诊断为口干症，流率介于0.2～0.91 mL/min可称为“唾液减少”。

方糖实验也可间接判断口干。置一般食用方糖于舌背上，观察溶化时间。

超过30分钟未完全溶化，可诊断为口干症；小于10分钟完全溶化，则为正常；介于10～30分钟之间溶化，则可能为口干。口干症主客观检查往往不一致，特别是对于老年患者。能引起口干的原因很多，因此，除了患者的主诉症状外，应进行多项检查，包括唾液流量的测定，口腔黏膜、舌和牙的变化，必要时应全身检查，如血糖、免疫系统等，以明确口干的程度和原因。

三、辨治要点

笔者认为口干多由肝肾阴虚、津不上承引起，或由热盛津伤、煎灼津液等所致。临证中注意欲饮与否，饮水多少，喜温喜凉，参合脉证综合分析，辨其在气，在血，阴亏，阳盛，是虚是实，以及在何脏腑，分别诊治，不可一概以热论治之。

四、医案介绍

医案一：赵某某，男，45岁，门诊患者。

主诉：口干半个月，加重伴憋闷1天。

患者自述近半月口干、口渴，多饮水有所缓解，1天前上述症状加重，并伴有憋闷不适，为进一步诊治，前来就诊。刻下症见：口干，口渴，口苦，憋闷不适，睡眠差，舌质暗红，苔薄黄，脉沉细。胸部X线片示：双肺未见明显异常。

综合脉症，四诊合参，本证当属祖国医学“口干”范畴，属于阴虚火旺证，当以滋阴降火，宣肺行气为治疗原则，方用增液汤加减，整方如下：

生地30 g　　玄参20 g　　麦冬30 g　　黄连15 g
黄芩20 g　　黄檗18 g　　珍珠母40 g　　桔梗20 g
枳壳18 g　　杏仁10 g　　生甘草9 g

7剂，免煎颗粒，开水冲服，日1剂

二诊：口干减轻，未再憋闷，仍睡眠差，上方珍珠母改为60 g，加炒枣仁20 g，继服7剂。

按：阴虚火旺，灼伤津液，津不上承，故口干、口渴、口苦；热邪蕴肺，肺失宣肃，故憋闷；阴虚火旺，热扰心神，心神不宁，故眠差；舌质暗红，苔薄黄，脉沉细为阴虚火旺之象。方中玄参苦咸而凉，滋阴润燥，壮水制火，启肾水以滋燥，生地甘苦而寒，清热养阴，壮水生津，以增玄参滋阴润燥之力；麦冬甘寒，滋养肺胃阴津；黄芩清上焦火，黄连清中焦火，黄檗清下焦火，使虚火得降，以上诸药共同清热生津；杏仁苦降肺气，既可宣肺，又能清泻肺热；桔梗味苦、辛，性平，宣肺行气，可治疗胸闷不畅；枳壳苦、辛，行气宽中，行滞消胀，可治疗胸胁气滞诸症；珍珠母质重沉降，重镇安神；生甘草既可清热，又能调和诸药。诸药合用，共奏清热滋阴，宣肺行气之功。

医案二：朱某某，女，61岁，门诊患者。

主诉：口干半年余。

患者近半年来一直口干，饮水可缓解，近几日感背部疼痛不适，为进一步诊治，前来就诊。刻下症见：口干，背部疼痛，伴乏力，大便干，舌暗红，苔薄黄，脉沉细。

综合脉症，四诊合参，本证当属祖国医学“口干”范畴，属于阴虚火旺兼水湿阻络证，当以养阴清热，祛湿通络为治疗原则，方用增液汤加减，整方如下：

生地30 g	玄参15 g	麦冬20 g	石斛45 g
天花粉30 g	酒大黄6 g	连翘30 g	杜仲12 g
牛膝20 g	桑寄生30 g	生甘草12 g	羌活20 g
葛根30 g	苏木20 g	桑枝45 g	

5剂，水煎服，日1剂

二诊：大便通畅，口干减轻，背部疼痛有所缓解，上方加川芎15 g、丹参20 g，继服7剂。

按：阴虚火旺，虚火灼伤津液，故口干、便干；水湿内蕴，痹阻经络，不通则痛，故背部疼痛；湿邪困脾，脾胃虚弱，故乏力；舌暗红，苔薄黄，脉沉细俱为佐证。方中玄参苦咸而凉，滋阴润燥，壮水制火，启肾水以滋燥，生地甘苦而寒，清热养阴，壮水生津，以增玄参滋阴润燥之力；麦冬甘寒，滋养肺胃阴津；石斛甘淡，益胃生津，滋阴润燥；天花粉清热泻火，生津止渴；葛根生津止渴，舒筋活络；酒大黄清热泻火，泻热通便；连翘清轻宣散，清热疏风；杜仲、牛膝、桑寄生祛风湿，补肝肾，强筋骨；羌活味辛、苦，性温，善祛风胜湿止痛，主治风寒湿痹，项强筋急；桑枝味苦性平，可祛风湿，利关节；苏木甘平，功善祛瘀通经，消肿止痛；川芎味辛，性温，辛散温通，既能活血化瘀，又能行气止痛，为“血中之气药”，故可治诸痛；丹参味苦，性微寒，可活血调经，祛瘀止痛；生甘草调和诸药。诸药合用，共奏养阴清热，祛湿通络之功。

第六章　妇科病证

由于女性在生殖方面的生理与病理特点与男性有别，故妇科病证的诊断、治疗、预防保健等也有其自身的特点。妇科病证的发生，与人体正气和致病因素均有关系。《素问·刺法论》曰：“正气存内，邪不可干。”《素问·评热病论》则言：“邪之所凑，其气必虚。”人体正气的强弱对疾病的发生、发展起主导作用。但这并不否定致病因素的重要性，在一定的条件下，各种病因也对疾病的发生起着重要作用。当致病因素直接或间接损伤冲任时，均可导致妇女特有的经、带、胎、产、杂病。冲任损伤是妇科疾病最重要的病机。清代《徐灵胎医书全集·医学源流论》中指出：“冲任二脉皆起于胞中，为经络之海，此皆血之所从生。而胎之所由系，明于冲任之故，则本源洞悉，而后所生之病，千条万绪，可以知其所从起。”凡脏腑功能失常、气血失调，均可间接损伤冲任，导致冲任、胞宫损伤；而先天禀赋不足、寒热湿邪、情志所伤、痰饮、瘀血、金刃手术、饮食不节、劳逸失常、房劳多产、跌扑损伤等，亦可直接影响冲任、胞宫，从而发生妇科疾病。

在问诊妇科病证时，除了询问主诉、年龄、现病史、既往史等常规内容外，也要详细询问病人的月经史、婚产史、带下等内容，然后结合全身症状及舌脉进行辨证论治。

月经病的辨证主要依据月经周期、经期、经量、经色、经质的变化以及伴随月经周期而出现的症状。月经先期、量多、色深红或紫红、质稠者，多属血热。月经先期、量多、色淡、质稀者，多属气虚。月经后期、量少、色暗、小腹冷痛者，多属血寒。月经后期、量少、色淡、质稀者，多属血虚。经行先后不定期、量或多或少、色淡、经行腰酸者，多属肾虚；色暗、腹胀不舒、乳房胀痛者，多属肝郁。月经量多或淋漓不净、血块多、下腹疼痛、血块排出腹痛减轻者，多属血瘀。经前或经期小腹疼痛而拒按者，多属实证。经后小腹隐痛而喜按者，多属虚证。经前或经期小腹冷痛，得热痛减者，多属寒证。经前或经期小腹胀痛，痛甚于胀者，多属血瘀；胀甚于痛者，多属气滞。

带下病的辨证主要根据带下的量、色、质与气味的变化，并结合阴户、阴道的局部症状和其他全身症状。带下量增多、色白、质清稀如水者，多属虚寒证；带下量多、色黄、质稠、气味臭秽者，多属实热证；带下量多、色白、质黏如涕如唾者，多属脾虚湿盛；带下色黄或赤、淋漓不尽者，多属肝经湿热；带下五色杂见、如脓如酱，气味恶臭，多属湿毒、热毒。带下量明显减少，甚至阴道干涩，多责之于肾精亏虚，天癸枯竭、任带虚损。

妊娠关乎母体与胎元两个方面。妊娠病的辨证首先要分辨是胎病及母还是母病动胎；其次要辨别胎之可安或不可安；再结合病因、体质等因素，以脏腑辨证和气血辨证方法进行辨证。

产后病的辨证要注意“三审”，即先审小腹痛与不痛，以辨有无恶露停滞；次审大便通与不通，以验津液的盛衰；再审乳汁的行与不行和饮食多少，以察胃气的强弱；并注意妊娠期有无妊娠病，临产和分娩有无异常，产时出血的多少等情况；再结合脏腑、气血进行辨证。

中医妇科疾病的治疗，必须在遵循辨证论治的前提下，掌握“异病同治”“同病异治”的两大原则，且要使之相互配合、灵活运用，以达到使患者的病理状态尽快恢复为生理状态的目的。中医妇科疾病，主要注重脏腑、气血、冲任的整体调摄，此属内治法；有时亦需采取局部的治疗法，则属外治法。若属脏腑气血病变，应以内服药为主；若系局部病变，则可单用或兼用外治法处理。另外，如血崩证、急性腹痛、高热证、厥脱证等危急重症，应遵循“急则治其标，缓则治其本”的原则。

女性保健以预防为主，以将妇女疾病的发生控制在临床前阶段为目标。行经期间，冲任气血下注，血室正开，邪气易于入侵，若失于调摄，每易受病。此时应防御外邪，和调情志，劳逸结合，饮食有节。妊娠期间，应谨慎房事，定期进行产前检查，劳逸有度，注意饮食。产时耗气、失血、伤津，产后阴血骤虚，营卫不固，胞宫、阴户未复，故最易受病。因此产褥期间要注意卫生，调摄生活，定期进行检查，禁止房事。绝经期是指妇女从绝经前出现与绝经相关的迹象，至最后一次月经后一年，即卵巢功能衰退征兆开始一直到最后一次月经后一年。此期现称为“围绝经期”，以往称为“更年期”，多数发生在45～55岁之间。此时肾气渐衰，天癸将竭，冲任二脉不足，每可致阴阳不相协调，应注意调护。此期应进行生活调理，坚持适当的体育锻炼，饮食起居有常。绝经前后是心脑疾病和妇科肿瘤的好发年龄段，绝经期妇女最好每半年至一年进行一次包括妇科检查在内的体格检查，宫颈刮片被列为常规的检查项目。通过妇科检查，可以早期发现子宫颈癌、卵巢癌等妇科疾病，进而进行早期治疗。

第一节　月经不调

一、概念

月经不调是指月经周期、经期或经量异常的一类病证，包括月经先期、月经后期、月经先后无定期、经期延长、月经过多、月经过少六个病证。其中，月经先期是指周期缩短，月经提前7天以上，甚至半月余一行者；月经后期是指周期延长，月经延后7天以上，甚至3～5个月一行者，后者又称月经稀发；月经先后无定期是指月经周期时或提前、时或错后7天以上，先后不定者；月经过多是指每次经行血量较平常明显增多者；月经过少则是月经周期规律，月经量明显减少，或经行时间缩短至1～2天，经量亦少，甚至点滴即止者；经期延长是指月经周期基本正常，经行持续时间达7天以上，甚至淋漓2周方净者。这六个病证既可单独出现，也可相兼并见，如月经先期并月经过多，经期延长并月经过多等。若月经周期、经期或经量严重紊乱，可进一步发展为崩漏或闭经。

上述情况若偶尔发生，而不是连续出现2～3个周期以上者，可暂不作病论。此外，少女月经初潮后 1～2 年内，月经周期不准，或前或后者；妇女在绝经前月经周期紊乱或经量减少，但无其他不适者，一般亦不必诊治。

西医学排卵性功能失调性子宫出血常表现为月经先期、月经过多、经期延长；放置宫内节育器引起的月经过多或经期延长，均可参照本病治疗。

二、诊断要点

1. 月经先期

（1）症状 月经周期提前 7 天以上，或 20 天左右一行，连续发生 2 个周期或以上。

（2）检查 妇科检查：一般无明显的阳性盆腔体征；其他检查：基础体温测定、月经前 3～7 天孕激素测定、月经前 1 天或来潮 6～12 小时内诊断性刮宫并子宫内膜做病理学检查，均有助于诊断。

2. 月经过多

（1）症状 月经量明显增多，多出平时正常经量 1 倍以上，或每次经行总量超过 80 mL，但在一定时间内能自然停止，且连续 2 个周期或以上。可伴有月经提前或推后，但尚有一定的周期。可引起继发性贫血。

（2）检查 盆腔检查：一般无明显异常，或子宫体稍增大；其他检查：B 超、宫腔镜检查可排除子宫肌瘤、子宫内膜息肉，诊断性刮宫可了解子宫内膜病理形态。

3. 经期延长

（1）症状 每次月经持续时间达 7 天以上，但一般在 2 周内能自然停止，月经尚有一定的周期，可伴有月经过多。

（2）检查 妇科检查：一般无明显异常，主要应排除宫颈病变，如宫颈糜烂、息肉等；其他检查：基础体温测定、B 超、子宫内膜病理检查等有助于诊断。

4. 月经后期

（1）症状 月经周期推后 7 天以上，甚至 3～5 个月一行，可伴有经量或经期的异常。

（2）检查 妇科检查：一般无明显异常，或有卵巢体积增大；其他检查：

基础体温、性激素测定及B超等检查有助于诊断。如月经3～5个月一行伴月经量少者，应查血清性激素及胰岛素释放试验，以明确有无高雄激素、高泌乳素、高胰岛素血症，并结合B超检查综合判断是否为多囊卵巢综合征。

5. 月经过少

（1）症状 每次经行血量明显减少，少于平时正常经量的1/2，或不足30 mL，或经行持续时间仅1～2天，甚或点滴即净，连续2个周期或以上。

（2）检查 妇科检查：可无明显异常，或子宫略小；其他检查：垂体、卵巢激素测定有助于诊断高泌乳素血症、高促性腺激素血症；B超、子宫造影或宫腔镜检查可诊断子宫大小、形态的异常，如子宫发育不良、子宫纵隔、单角或双角子宫；有宫腔手术或结核病史的妇女应注意检查有无宫腔粘连或子宫内膜的损伤，宫腔镜或刮取子宫内膜病理检查有助于诊断。

6. 月经先后无定期

（1）症状 月经周期或提前或错后7天以上，交替不定且连续发生3个周期以上。

（2）检查 妇科检查：一般无明显异常；其他检查：基础体温测定、性激素检查和B超检查有助于诊断。

三、辨治要点

月经不调的辨证，主要根据月经的周期、经期、经量、经色、经质，并结合全身症状、舌脉辨其寒热虚实。一般而言，经血量多、色淡、质清稀，多为气虚；量少、色淡红、质清稀，多为血虚；经血量少、色鲜红、质黏，多为虚热；量多、色深红、质稠，多为实热；量少、色淡暗、质清稀，多为虚寒；量多，色暗红有块，多为实寒；经量多少不定，色紫暗有块，多为血瘀。

月经先期的主要病机是气虚冲任不固和血热血海不宁。治疗原则重在调经止血，针对病机，或补或清，达到恢复月经周期之目的。月经过多的主要病机是冲任不固、胞宫藏泻失职。要根据月经情况及全身症状与舌脉辨别气虚、血热或血瘀。其治法则需区分经期与平时。经期重在止血，减少月经量；非经期则主要针对病因病机，固冲任以治本。止血之法，应根据辨证，气虚者宜益气摄血；血热者宜清热凉血；血瘀者宜活血调经，以达到阴平阳秘、胞宫藏泻有度。还应察病情之轻重缓急，月经量甚多时，急以止血为先，虚证可针刺隐白、三阴交，配太冲、气海、血海；或灸神阙、关元。经期延长的病机与月经过多颇类似，主要责之于虚、热、瘀。但与月经过多之阳盛实热不同，经期延长之血热多属阴虚内热。治疗原则重在调经止血，缩短经期，使经期恢复正常。止血之法，应根据证候，或活血化瘀，或清热凉血，或补气摄血。月经后期的病机有虚有实。虚者有肾虚、血虚；实者有血寒、气滞、痰湿，可发展为闭经，甚者可影响孕育。治疗原则是根据辨证，虚者补之，实者泻之，寒者温之，痰者化之，滞者行之，疏通经脉以调经。月经过少的病机有虚实两端。虚者有肾虚和血虚，实者有血瘀和痰湿。若失治、误治，可发展为闭经。治疗重在养血行血调经。虚者补肾养血调经；实者疏通经脉，祛瘀化痰，以畅血行。月经先后无定期的主要病机是肝失疏泄或肾失封藏，以致胞宫藏泻失常。治疗原则以疏肝补肾为主，使冲任和调、胞宫藏泻有度，则月经按期来潮。

四、医案介绍

医案一：张某，女，20 岁，门诊患者。

主诉：月经推迟 3 年余，加重伴头痛 3 个月。

患者 3 年来月经每次来潮时推迟 10 天左右，近 3 个月每次月经时伴有头痛，为进一步诊治，前来就诊。刻下症见：月经量少，色红，头痛，口干，大便干，多梦，盗汗，颈椎不适，时有疼痛，舌暗红，苔黄，脉细。

综合脉症，四诊合参，本证当属祖国医学“月经病 月经后期”范畴，证属阴虚火旺证，当以滋阴泻火，通经止痛为主要治疗原则，方用当归六黄汤合增液汤加减，整方如下：

生地 30 g	玄参 15 g	麦冬 20 g	石斛 30 g
黄芩 20 g	黄连 12 g	黄檗 15 g	酒大黄 15 g
川芎 15 g	赤芍 15 g	当归 20 g	川楝子 15 g
青皮 12 g	肉桂 6 g	葛根 30 g	羌活 15 g
桑枝 45 g	白芷 15 g	生甘草 9 g	

7 剂，水煎服，日 1 剂

按：阴虚血少，血海空虚，不能如期溢满，以致月经后期。阴虚火旺，损伤津液，故口干、便干；津少不能濡养，则颈部疼痛不适；虚火上炎，则头痛；热扰心神，则多梦；虚火灼络，迫津外泄，则盗汗。方用当归六黄汤合增液汤加减以滋阴泻火。方中当归养血；玄参苦咸而凉，滋阴润燥，壮水制火，启肾水以滋肠燥，生地甘苦而寒，清热养阴，壮水生津，以增玄参滋阴润燥之力；又肺与大肠相表里，故用甘寒之麦冬，滋养肺胃阴津以润肠燥；石斛滋阴，养血补阴，从本而治；再用黄芩清上焦火，黄连清中焦火，黄檗泻下焦火，使虚火得降，阴血安宁；赤芍清热凉血；川芎行气止痛；酒大黄功善活血，逐瘀通经，兼能缓泻；川楝子、青皮疏肝行气，气行则血行，使补而不滞；葛根生津舒筋；肉桂温阳通脉，同时防上药寒凉太过；羌活、桑枝消肿止痛；白芷通窍止痛；生甘草调和诸药。诸药合用，共奏滋阴泻火，通经止痛之功。

医案二：景某某，女，45 岁，门诊患者。

主诉：月经先后无规律半年余。

患者近半年来月经一直先后无规律，或提前，或延后，为进一步诊治，前来就诊。刻下症见：腰酸，平日怕冷，手脚凉，乏力，易疲劳，经来时无血块，月经量正常，舌质淡红，苔薄白，脉沉细。

综合脉症，四诊合参，本证当属祖国医学“月经病 月经先后无定期”范畴，证属肾虚证，当以补肾益气，养血调经为主要治疗原则，方用金匮肾气丸加减，整方如下：

肉桂 15 g	山药 12 g	山茱萸 12 g	制附子 20 g（先入）
丹皮 20 g	栀子 15 g	泽泻 20 g	茯苓 15 g
白术 9 g	当归 15 g	白芍 12 g	川芎 20 g
羌活 12 g	柴胡 9 g	野葛根 30 g	木香 9 g
生甘草 6 g			

15 剂，水煎服，日 1 剂

二诊：月经未行，未述明显不适，舌质淡红，苔薄黄，脉沉细。上方加益母草 30 g、泽兰 15 g。

按：肾气不足，开阖不利，冲任失调，血海蓄溢失常，遂致经行先后无定期。腰为肾之外府，肾主骨，肾虚则腰酸。用附子、肉桂补肾助阳，温补命门真火；山药补脾而益精血；山萸肉养肝涩精，泽泻、栀子、丹皮清泻肝火，并制山萸肉之温；茯苓、白术健脾利湿，以助山药之健运；野葛根清热燥湿，现代药理学研究证实，野葛根可以调节女性荷尔蒙，舒缓女性月经引起的不适；当归、白芍合用补血养阴；柴胡、木香疏肝理气；川芎、羌活活血化瘀，与补血药合用，补血的同时活血，补而不滞；“血不利则为水”，故加益母草、泽兰活血利水；生甘草调和诸药。全方补阳药与清热药同用，使不致补益太过；同时补血药与活血药同用，补而不滞。

医案三：耿某某，女，22 岁，门诊患者。

主诉：经期延长 7 年，加重半年。

患者 7 年前开始出现月经经期延长，经期 10 天左右，月经量少、色淡，经前偶有腰痛，近半年来上述症状逐渐加重，前来就诊。刻下症见：月经经期延长，每次半月，腰痛，倦怠乏力，面、唇、甲色淡，经前口舌生疮，口苦、自觉黏腻，舌质淡，苔白厚腻，脉濡细。血常规结果示：红细胞：2.93×10^{12} 个/L，血红蛋白：72 g/L。

综合脉症，四诊合参，本证当属祖国医学“月经病 经期延长”范畴，证属气血两虚证，当以益气健脾，养血调经为主要治疗原则，方用归脾汤加减，整方如下：

黄芪 30 g	党参 15 g	白术 9 g	茯苓 15 g
木香 12 g	砂仁 6 g	厚朴 15 g	元胡 12 g
当归 20 g	熟地 20 g	藿香 12 g	白蔻仁 20 g（后入）
佩兰 12 g	黄连 12 g	黄芩 15 g	生甘草 12 g
肉桂 9 g	阿胶 50 g		

药量 ×10，制作膏方，服用 30 天，每天 2 次，每次 1 匙

二诊：服药后经期较之前缩短为 9 天，乏力减轻，舌质淡，苔白厚，脉细滑。原方肉桂增至 12 g，药量 ×10，制作膏方，服用 30 天。

按：气虚冲任不固，经血失于制约，故经行时间延长；脾气虚不能生血，故经血量少；气虚火衰不能化血为赤，故经色淡而质稀；中气不足，故肢倦神疲乏力；气虚阳气不布，故面、唇色淡白；脾气虚弱，运化失司，食积化

热，肠胃蕴热，阳明胃经与冲脉相通，经行冲气偏盛，挟胃热上冲，故经前口舌生疮；苔白厚腻、脉濡则为脾虚湿盛之象。予归脾汤加减治疗。方中黄芪、党参、白术、茯苓、甘草益气健脾化湿，复脾之健运，使气旺而血生；当归、熟地甘温，补血养血，补肾益精；阿胶养血补血，兼有助于收膏；木香行气，使补而不滞；脾气虚弱，脾失健运，湿邪内生，用砂仁、白蔻仁、厚朴宽中行气，燥湿化痰；藿香、佩兰芳香燥湿；肠胃蕴热，用黄芩、黄连清泻胃热；元胡“行血中之气滞，气中血滞”，能治一身上下诸痛；肉桂补火助阳，温通经脉，引火归元；生甘草调和诸药。诸药合用，益气健脾，增强脾的固摄作用，同时使气旺则血生。

医案四：邵某某，女，27 岁，门诊患者。

主诉：月经推迟半年余。

患者近半年来月经推迟，每次推迟 10 天以上，且推迟越来越长，近 1 月未至，为进一步诊治，前来就诊。刻下症见：月经推迟，怕冷，手脚凉，声低少言，经前隐痛，月经色淡、量少。舌淡红，有齿痕，苔白腻，脉细弱。

综合脉症，四诊合参，本证当属祖国医学“月经病 月经后期”范畴，证属血虚寒凝证，当以温经散寒，养血通脉为主要治疗原则，方用当归四逆汤加减，整方如下：

当归 45 g	细辛 3 g	桂枝 15 g	白芍 30 g
通草 20 g	干姜 9 g	炒小茴 12 g	砂仁 6 g
泽兰 15 g	连翘 12 g	木香 9 g	焦三仙 12 g(各)
生甘草 9 g			

7 剂，水煎服，日 1 剂

二诊：服药两剂后，月经来潮，色淡，量可，仍有隐痛，舌淡红，苔薄白，脉细弱，上方连翘改为 15 g。

三诊：怕冷减轻，桂枝改为 20 g。

按：素体营血虚弱，复感寒邪，寒凝经脉，冲任瘀阻，血海不能按时满溢，遂致月经后期；寒邪凝滞，血行不利，阳气不能达于四肢末端，营血不能充盈血脉，遂呈手足厥寒；寒凝经脉，不通则痛，故痛经；舌淡、苔白、脉细弱均为阳气虚弱、营血不足之象。桂枝辛温，温经散寒，温通血脉，细辛辛温走窜，通达表里，温散寒凝，二者合用，温阳气，除寒凝，畅血行。当归甘温，养血和血，白芍养血和营，助当归补益营血，二药合用，滋补营血之不足。上四药，一则散寒通脉，一则温补营血，使寒邪散，血脉通，阳气旺，营血充，正合阳虚血弱，寒凝血滞之病机。通草通经脉，以畅血行；干姜、炒小茴散寒止痛，理气和胃，配合细辛、桂枝温通血脉；血不利则为水，用砂仁、泽兰健脾化湿，活血利水；木香行气止痛；血虚脾弱，用焦三仙行气健脾消食；连翘清热泻火，防食积化热；甘草益气健脾，调和诸药。诸药合用，温、补、通三者并用，温中有补，补中兼行，扶正祛邪，标本兼顾。

医案五：张某某，女，31 岁，门诊患者

主诉：月经不调 1 年余。

患者 1 年多以来月经周期紊乱，时或提前，时或延后，伴头痛，周身酸楚，曾经服用多种中成药（具体不详），效果不佳，前来就诊。刻下症见：月经先后无定期，每次经来时经色暗红，经量或多或少，有血块，头痛，周身酸楚，乏力，善太息，饮食少，偶有呃逆，舌质暗，有瘀斑，苔黄，脉沉弦。

综合脉症，四诊合参，本证当属祖国医学“月经病 月经先后无定期”范畴，证属肝郁证，当以疏肝解郁，和血调经为主要治疗原则，整方如下：

当归 45 g	桂枝 15 g	白芍 30 g	元胡 9 g
通草 20 g	干姜 12 g	炒小茴 12 g	益母草 15 g
泽兰 15 g	连翘 12 g	木香 9 g	焦三仙 15 g(各)
砂仁 6 g	川芎 20 g	羌活 15 g	葛根 20 g
苏木 20 g	生甘草 6 g		

7 剂，水煎服，日 1 剂

二诊：乏力、饮食改善，月经未行，上方药量 ×10，加阿胶 500 g，制成膏方，长期服用。

按：肝郁气结，气机逆乱，冲任失司，血海蓄溢失常，故月经或先或后，经血或多或少；经脉不利，血行受阻，故经行不畅，色暗有块；气机不利，故精神郁闷，时欲太息；肝强侮脾，脾气不舒，故嗳气食少；气滞血瘀，故舌暗，有瘀斑，脉弦，为肝郁之征。全方重用当归，补血活血，调经止痛；

桂枝辛散，温通经脉；白芍酸敛，养血柔肝，缓急止痛；元胡“行血中之气滞，气中血滞”，能治一身上下诸痛；通草通经脉，以畅血行；干姜、炒小茴散寒止痛，理气和胃，配合桂枝温通血脉；木香、川芎、苏木活血行气，止痛调经；血不利则为水，用益母草、泽兰活血利水，疏肝解郁；羌活用量中等，主要用来祛湿通络；砂仁健脾化湿，和胃止呕；葛根生津止渴止呕；肝郁脾虚，脾气不舒，用焦三仙健脾消食开胃；连翘清解积热，防食积化热；生甘草调和诸药。全方行气活血，健脾祛湿，配伍全面，效果良好。

医案六：薄某某，女，26 岁，门诊患者。

主诉：月经不调半年余。

患者近半年多以来月经周期紊乱，时或提前，时或延后，月经来时腰酸不适，每次经来时经色暗红，经量少，有血块，小腹隐痛，得温痛减，前来就诊。刻下症见：月经来潮，腰酸，颈椎不适，乏力，饮食少，嗝气，口黏，舌淡红，苔白腻，脉弦细。

综合脉症，四诊合参，本证当属祖国医学“月经病 月经先后无定期”范畴，证属肝郁证，当以疏肝解郁，和血调经为主要治疗原则，治以逍遥散合桃红四物汤加减，整方如下：

川芎 20 g	生地 15 g	当归 20 g	白芍 15 g
桃仁 12 g	红花 12 g	制附子 30 g	干姜 6 g
肉桂 20 g	郁金 30 g	香附 15 g	玫瑰花 15 g
柴胡 12 g	白术 9 g	茯苓 12 g	生甘草 6 g

7 剂，水煎服，日 1 剂

二诊：月经未行，饮食改善，仍有腰酸、颈椎不适，上方加独活 15 g、泽泻 30 g，予 7 剂继服。

三诊：月经未行，上述诸症减轻，予上方 15 剂继服。

四诊：月经来潮，未述其他不适，上方茯苓改为 30 g，予 7 剂继服，巩固疗效。

按：肝郁气结，气机逆乱，冲任失司，血海蓄溢失常，故月经或先或后；经脉不利，血行受阻，故经量少，经行不畅，色暗有块；肝强侮脾，脾气不舒，“神者，水谷之精气也”（《灵枢·平人绝谷篇》）。神疲食少，是脾虚运化无力之故。脾虚气弱则统血无权，肝郁血虚则疏泄不利，所以月经不调；脾胃虚弱，运化失司，痰湿内生，经脉不利，故腰酸、颈椎不适。此时疏肝解郁，固然是当务之急，而养血柔肝、活血化瘀，亦是不可偏废之法。本方柴胡疏肝解郁，使肝气得以调达；当归甘辛苦温，养血和血；白芍酸苦微寒，养血敛阴，柔肝缓急；白术、茯苓健脾祛湿，使运化有权，气血有源；桃仁、红花活血化瘀；生地滋阴补肝，养血调经；香附为“气病之主司”，可理气疏肝而止痛，川芎活血行气以止痛，二药相合，助柴胡以解肝经之郁滞，并增行气活血止痛之效；玫瑰花、郁金疏肝解郁，理气和血；血得温则行，得寒则凝，加入附子、肉桂、干姜温通阳气，又“病痰饮者，当以温药和之”，用三药以温阳化饮；甘草调和诸药。本方中当归、芍药与柴胡同用，补肝体而助肝用，血和则肝和，血充则肝柔。诸药合用，使肝郁得疏，脾弱得复，气血兼顾，体用并调，肝脾同治。

医案七：卢某某，女，26岁，门诊患者。

主诉：月经2月未行。

患者自述平素月经已不正常，经期延长，颜色较暗，并夹有血块，近2月来月经一直未行，经尿妊娠试验已排除妊娠，为求进一步诊治，前来就诊。刻下症见：月经2月未行，便秘多年，舌暗红，有瘀点，苔薄黄，脉沉涩。

综合脉症，四诊合参，本证当属祖国医学“月经病 月经后期”范畴，证属瘀血阻滞证，当以活血化瘀为主要治疗原则，方用桃红四物汤加减，整方如下：

桃仁15 g	红花15 g	川芎30 g	当归45 g
赤芍20 g	生地30 g	三棱20 g	莪术15 g
益母草30 g	泽兰15 g	干姜9 g	酒大黄20 g
郁李仁15 g	杏仁9 g	草决明30 g	制首乌30 g
泽泻30 g	连翘20 g	木香10 g	砂仁6 g
生甘草15 g	枳壳12 g	阿胶50 g	

上方药量×10，制作膏方，服用30天，每天2次，每次1匙

按：瘀血内生，瘀滞胞宫，影响气血的正常运行，冲任失调，导致月经

后期，用桃红四物汤来活血补血，祛瘀生新。同时将原方中的白芍换成赤芍，一则加强行血之力，一则考虑到患者瘀血日久，瘀而化热，用赤芍清热凉血，也体现了治未病的思想。患者瘀血已久，加三棱、莪术破血逐瘀，祛瘀而生新；“血不利则为水”，用益母草、泽兰活血利水；患者自述血脂较高，现代药理学研究已证实泽泻、草决明具有良好的降脂作用；用大黄泻热通便，郁李仁、杏仁润肠通便；制首乌补肝肾，益精血，使活血而不伤血，同时还可化浊降脂；阿胶养血，兼能收膏；连翘清热泻火，木香、枳壳行气导滞，使补而不滞，砂仁醒脾化湿，以防补而碍脾，上四药合用，顾护脾胃；生甘草调和诸药。诸药合用，攻补兼施，制作膏方，缓缓图之。

医案八：丁某某，女，32 岁，门诊患者。

主诉：产后月经不调。

患者自产后月经先后无定期，淋漓不尽，前来就诊。刻下症见：月经先后无定期，经来腰酸、腰痛，经血色暗，有血块，乏力，怕冷，舌淡红，苔薄白，脉弱。

综合脉症，四诊合参，本证当属祖国医学“月经病 月经先后无定期”范畴，证属气虚血瘀证，当以益气活血为治疗原则，方用四君子汤合当归补血汤加减，整方如下：

黄芪 30 g	党参 15 g	白术 9 g	茯苓 12 g
木香 12 g	砂仁 6 g	元胡 12 g	当归 20 g
独活 15 g	桑枝 30 g	桂枝 12 g	牛膝 20 g
益母草 15 g	泽兰 9 g	炒小茴 15 g	干姜 9 g
羌活 15 g	生甘草 9 g		

7 剂，水煎服，日 1 剂

二诊：服药 4 剂后月经停止，乏力减轻，情志不畅，舌质暗红，苔薄黄，脉弦。在原方基础上加柴胡 12 g，7 剂，水煎服。

三诊：近两月月经按时来潮，经期 9 天，腰酸减轻，舌质暗红，苔薄黄，脉沉。加附子 20 g、生石膏 30 g，1 剂，制作膏方。

四诊：近期睡眠差，脾气急，舌质暗红，苔薄黄，脉沉。检查结果：双侧乳腺增生。加珍珠母 60 g、焦三仙 30 g、连翘 30 g、乌贼骨 30 g、郁金

30 g、香附20 g、玫瑰花20 g、皂刺30 g、天花粉30 g、浙贝20 g、阿胶50 g，药量×10，1剂，制作膏方。

按：产后“多虚多瘀”，患者产后耗气伤血，脾胃虚弱，一则无以化生气血，血海不充，不能如期溢满，一则统摄无权，冲任不固，经血失约，故患者月经不调，先后无定期；中气不足，故肢倦神疲乏力；气虚阳气不布，故怕冷；脾胃虚弱，湿邪内生，痹阻经络，故腰酸、腰痛。方用四君子汤合当归补血汤加减以益气活血。方中黄芪补气，有形之血生于无形之气，故用黄芪大补脾肺之气，以资化源，使气旺血生；党参甘温益气，健脾养胃；白术苦温，健脾燥湿，加强益气助运之力；茯苓甘淡，健脾渗湿，苓术相配，则健脾祛湿之功益著；当归养血和营，补血和血；砂仁健脾燥湿，木香行气，使气行则血行；血不利则为水，益母草、泽兰活血利水；牛膝活血化瘀，利尿通淋，使湿邪自小便而去；羌活、独活祛湿通络；桑枝行气利水；桂枝温阳化气以行水；小茴香、干姜味辛而性温热，入肝肾而归脾，理气活血，温通血脉；元胡行气活血，善治一身上下诸痛；生甘草调和诸药。诸药合用，共奏益气活血之功。

医案九：唐某，女，25岁，门诊患者。

主诉：月经1月两行1年余。

患者近1年来月经1月两行，色淡，量多，为进一步诊治，前来就诊。刻下症见：月经量多，清稀色淡，伴乏力，便溏，舌淡，边有齿痕，苔薄白，脉细。

综合脉症，四诊合参，本证当属祖国医学“月经病 月经先期”范畴，证属脾气虚证，当以益气健脾，养血调经为主要治疗原则，方用归脾汤加减，整方如下：

黄芪30 g	党参15 g	白术9 g	茯苓12 g
当归30 g	元肉12 g	木香9 g	生甘草6 g
柴胡12 g	升麻6 g	郁金30 g	香附15 g
玫瑰花12 g	焦三仙20 g(各)		

7剂，水煎服，日1剂

按：中气虚弱，统摄无权，冲任不固，经血失约，以致月经先期来潮、量多；脾虚化源不足，气血两虚，则经血色淡、质稀；脾虚中气不足，则神疲乏力；脾虚中阳不振，饮食不化，故见便溏；舌淡，边有齿痕，苔薄白，脉细均为脾气亏虚之象。方中以党参、黄芪、白术、茯苓、甘草甘温之品补脾益气以生血，使气旺而血生，上五味药皆为平和之品，温而不燥，补而不峻；当归补血活血，调经止痛；元肉补益心脾，益气养血；木香行气，使补而不滞；脾虚则易肝郁乘脾，香附归肝、脾、三焦经，功善疏肝解郁，理气宽中，郁金、玫瑰花理气和血，与香附同用，加强疏肝解郁之功；柴胡疏肝解郁，并与升麻补中益气；焦三仙健脾消食，顾护胃气；生甘草调和诸药。诸药配伍，共奏益气健脾，养血调经之功。

医案十：聂某某，女，43 岁，门诊患者。

主诉：月经推迟 2 年余，加重 2 个月。

患者 2 年来每次月经推迟 7 ~ 10 天，量少，色淡，伴小腹疼痛，近 2 个月来月经未至，前来就诊。刻下症见：乏力，烦躁，舌淡，苔白腻，脉细弱。

综合脉症，四诊合参，本证当属祖国医学“月经病 月经后期”范畴，证属血虚证，当以益气健脾，养血调经为主要治疗原则，方用四物汤加减，整方如下：

川芎 30 g	生地 30 g	白芍 15 g	当归 20 g
益母草 30 g	泽兰 15 g	干姜 9 g	炒小茴 12 g
郁金 30 g	香附 15 g	玫瑰花 15 g	生甘草 9 g

7 剂，水煎服，日 1 剂

按：营血亏乏，冲任不充，血海不能按期满盈，则经行错后，经血量少，质稀色淡；血虚胞脉失养，则小腹疼痛；血虚不能濡养，则乏力；肝血亏虚，肝气不畅，故烦躁；舌淡，脉细弱皆为血虚之象。方中当归补血活血，调经止痛；白芍酸敛，养血柔肝，缓急止痛；川芎活血行气以止痛；生地滋阴补肝，养血调经；“血不利则为水”，益母草、泽兰活血化瘀，兼能利水；香附为“气病之主司”，可理气疏肝而止痛，与川芎配伍，并增行气活血止痛之效；玫瑰花、郁金疏肝解郁，理气和血；小茴香、干姜味辛而性温热，入肝肾而归脾，理气活血，温通血脉；甘草调和诸药。诸药合用，共奏益气健脾，养血调经之功。

医案十一：张某某，女，24岁，门诊患者。

主诉：月经经期延长2年余，加重伴乳房胀痛3个月。

患者2年来每次经期延长7～10天，伴有小腹疼痛，近3个月来经期延长至12天左右，伴有乳房胀痛，为进一步诊治，前来就诊。刻下症见：面色黄，乏力，手足发凉，白带量少，呈黄色，有异味，舌淡红，苔薄白，脉弱。乳腺B超示：乳腺增生。

综合脉症，四诊合参，本证当属祖国医学“月经病 月经后期”范畴，证属血虚证，当以益气健脾，养血调经为主要治疗原则，方用归脾汤加减，整方如下：

黄芪30 g	党参15 g	白术12 g	茯苓9 g
元肉6 g	当归20 g	元胡15 g	川芎15 g
皂刺20 g	浙贝9 g	防风15 g	黄檗15 g
苍术20 g	郁金30 g	生甘草6 g	

7剂，水煎服，日1剂

按：营血亏乏，冲任不充，血海不能按期满盈，则经行错后，经血量少，质稀色淡；血虚胞脉失养，则小腹疼痛；血虚不能濡养，则面色黄、乏力；肝血亏虚，肝气不畅，乳络不通，不通则痛，故乳房胀痛；湿热下注，则白带色黄有异味；舌淡红，苔薄白，脉弱皆为血虚之象。方中以党参、黄芪、茯苓、白术、甘草甘温之品补脾益气以生血，使气旺而血生，温而不燥，补而不峻；当归补血活血，调经止痛；元肉补益心脾，益气养血；元胡、川芎行气止痛，使补而不滞；防风燥湿止带，黄檗清热燥湿，苍术燥湿健脾，三药合用，清热燥湿止带；皂刺、浙贝散结消肿，以治疗乳腺增生；脾虚则易肝郁乘脾，用郁金以疏肝解郁；生甘草调和诸药。诸药合用，共奏益气健脾，养血调经之功。

医案十二：贾某某，女，36岁，门诊患者。

主诉：经期延长1年余。

患者1年多来，每次行经半月，色淡，无血块，伴小腹疼痛，为进一步诊治，前来就诊。刻下症见：面黄，腰痛，口干，口黏，乏力，憋气，舌淡红，苔白，脉细弱。

综合脉症，四诊合参，本证当属祖国医学“月经病 经期延长”范畴，证属气血两虚证，当以益气健脾，止血调经为主要治疗原则，方用归脾汤加减，整方如下：

黄芪 30 g	党参 15 g	白术 9 g	茯苓 12 g
元肉 15 g	当归 30 g	木香 9 g	柴胡 12 g
升麻 6 g	生甘草 9 g		

7 剂，水煎服，日 1 剂

按：脾胃为后天之本，气血化生之源，脾气不足，血失统摄，冲任不固，则经行过期不止；气虚血少，则面色无华；血虚胞脉失养，则小腹疼痛；血虚精气亏乏，外府失荣，故腰痛；气虚中阳不振，则无力，气短；血虚失于濡养，故口干，口黏；舌淡红，苔白，脉细弱均为气血两虚之象。方中以党参、黄芪补气升提而摄血，白术、茯苓、甘草甘温之品补脾益气以生血，使气旺而血生；当归补血活血，调经止痛；元肉补益心脾，益气养血；柴胡、升麻助参、芪升阳举陷，使气升则血升，不治血而自有摄血调经之功；木香行气导滞，使补而不滞；甘草调和诸药。诸药合用，共奏益气健脾，止血调经之功。

第二节　痛经

一、概念

妇女正值经期或经行前后，出现周期性小腹疼痛，或痛引腰骶，甚则剧痛昏厥者，称为“痛经”，亦称“经行腹痛”。若经前或经期仅有小腹或腰部轻微的胀痛不适，不影响日常工作和生活的，则属经期常见生理现象，不作病论。

有关痛经的记载，最早见于《金匮要略·妇人杂病脉证并治》：“带下，经水不利，少腹满痛，经一月再见。”《诸病源候论》则首立“月水来腹痛候”，认为“妇人月水来腹痛者，由劳伤血气，以至体虚，受风冷之气，客于胞络，损伤冲任之脉”，为研究痛经的病因病机奠定了理论基础。后世医家对痛经的辨证规律作了进一步的论述。《景岳全书·妇人规·经期腹痛》说："经行腹痛，证有虚实……然实者多痛于未行之前，经通而痛自减；虚者多痛于既行之后，血去而痛未止，或血去而痛益甚。大都可按、可揉者为虚，拒按、拒揉者为实。"这一认识，至今仍具有临床指导意义。

西医学将痛经分为原发性和继发性。原发性痛经又称为功能性痛经，无盆腔器质性病变，常见于年轻女性；继发性痛经指盆腔器质性病变导致的痛经，由盆腔炎、子宫内膜异位症、子宫腺肌病、宫腔粘连、宫颈狭窄等所致，多发生于育龄期女性。

二、诊断要点

1. 病史 经行小腹疼痛，伴随月经周期规律性发作，或有不孕、盆腔炎、宫腔手术史。

2. 症状 腹痛多发生于行经第 1～2 天或经期前 1～2 天，可呈阵发性痉挛性或胀痛下坠感，疼痛可引及全腹或腰骶部，或外阴、肛门坠痛，严重者可出现面色苍白、出冷汗、手足发凉等晕厥现象。疼痛程度虽有轻有重，但一般无腹肌紧张或反跳痛。偶有经行腹痛延续至经净或于经净后 1～2 天始发病。

3. 检查

（1）妇科检查：无阳性体征者属功能性痛经，部分患者可见子宫体极度屈曲或宫颈口狭窄；如盆腔内有粘连、包块、结节、附件区增厚或子宫体均匀增大者，可能是盆腔炎症、子宫内膜异位症、子宫腺肌病等病所致。

（2）辅助检查：B 超、腹腔镜、宫腔镜检查，子宫输卵管造影有助于明确痛经的原因。

三、辨治要点

痛经辨证首先当识别痛证的属性。根据疼痛发生的时间、性质、部位，以及痛的程度，结合月经期、量、色、质及兼证、舌脉，并根据素体情况，参考发病相关因素等辨其寒热虚实。一般痛在经前、经期之初、中多属实；痛在月经将净或经后多属虚。疼痛剧烈、拒按、掣痛、绞痛、灼痛、刺痛多属实；隐隐作痛、坠痛、喜揉喜按多属虚。痛甚于胀，血块排出疼痛则减轻或刺痛、持续作痛者多为血瘀；胀甚于痛，时痛时止者多为气滞。绞痛、冷痛得热痛减多属寒，灼痛得热痛增多为热。痛在两侧少腹，病多在肝；痛在腰际，病多在肾。

痛经的治疗原则，以调理冲任、胞宫气血为主。又须根据不同的证候，或行气，或活血，或散寒，或清热，或补虚，或泻实。治法分两步：月经期调血止痛以治标；平时辨证求因以治本，同时应因时制宜，选择最佳治疗时机。一般来说，实证者应着重在经前 5 ~ 10 天治疗，用药以疏通气血为主，重在消除气机之郁滞和血脉之瘀阻，使气血流畅，通则不痛；虚证者则着重在行经末期和经后 3 ~ 7 天治疗，以养血益精为主，补精血之不足，使胞宫得以濡养，荣则不痛。一般以 3 个周期为一疗程。务必注意巩固疗效。

四、医案介绍

医案一：张某某，女，36 岁，门诊患者。

主诉：经期腹痛 2 年余，加重 3 个月。

患者 2 年前开始出现经期小腹疼痛，为小腹隐隐作痛，伴有腰部酸痛，月经量少，色黯淡，曾服用逍遥丸治疗，效果不佳，近 3 个月来疼痛加重，前来就诊。刻下症见：小腹疼痛，腰部酸痛，食欲差，睡眠差，大便溏稀，舌暗紫，苔白厚黏腻，脉沉细。

综合脉症，四诊合参，本证当属祖国医学“痛经”范畴，证属肝肾亏损证，当以益肾养肝，调经止痛为治疗原则，方用四物汤加减，整方如下：

川芎 15 g	当归 12 g	白芍 20 g	生地 12 g
杜仲 20 g	肉桂 15 g	元胡 20 g	川楝子 15 g
珍珠母 60 g	生甘草 6 g	白蔻仁 30 g（后入）	

7 剂，水煎服，日 1 剂

按：肝肾不足，精血俱虚，经行之后，血海空虚，冲任胞宫失于濡养，不荣则痛，则痛经，腰部酸痛，月经量少，色黯淡；肝肾亏虚，肝阳上亢，则眠差；湿邪困脾，则患者食欲差，大便糖稀，苔白厚腻。方中当归补血和血，白芍养血柔肝，本方中不用熟地而用生地，一则患者脾胃本已虚弱，而熟地过于滋腻，容易碍脾，一则生地可滋阴养血，清热泻火，又防诸药甘温化热，川芎辛温香燥，走而不守，行气活血作用广泛，上四药合用，补血而不滞血，行血而不伤血；肉桂入肾、肝经，可引火归元，活血通经，杜仲入肝、肾经，补肝肾、强筋骨，二者共同滋补肝肾；元胡“行血中之气滞，气中血滞”，能治一身上下诸痛，川楝子主入肝经，行气止痛，二者合用，调经止痛；白蔻仁理气宽中，健脾燥湿；珍珠母入肝经，肝肾亏虚，肝阳易上亢，用珍珠母平肝潜阳，重镇安神；生甘草调和诸药。诸药合用，共奏益肾养肝，调经止痛之功。

医案二：贾某某，女，33岁，门诊患者。

主诉：经期腹痛4年余。

患者每次月经期间小腹冷痛，喜温喜按，月经量少，色黯淡，前来就诊。刻下症见：小腹冷痛，喜温喜按，月经量少，色黯淡，伴有乏力，口干，便干，舌红，苔薄白，脉沉细。

综合脉症，四诊合参，本证当属祖国医学“痛经”范畴，证属阳虚内寒证，当以温经扶阳，暖宫止痛为治疗原则，方用温经汤加减，整方如下：

川芎 15 g	生地 30 g	白芍 30 g	当归 15 g
干姜 9 g	炒小茴 12 g	杜仲 15 g	牛膝 15 g
元胡 20 g	川楝子 12 g	泽兰 15 g	益母草 30 g
酒大黄 20 g	独活 15 g	生甘草 6 g	

7剂，水煎服，日1剂

按：本方证因冲任虚寒，瘀血阻滞所致。冲为血海，任主胞胎，二脉皆起于胞宫，循行于少腹，与经、产关系密切。冲任虚寒，血凝气滞，经脉不畅，则致痛经；瘀血不去，新血不生，不能濡润，故口干，便干。本方证虽属瘀、寒、虚错杂，然以冲任虚寒，瘀血阻滞为主，治当温经散寒，祛瘀养血为主，以温经汤加减治疗。此温经方出自宋代陈自明所著《妇人大全良方》。方中当归养血调经，补血和血；白芍酸苦微寒，养血敛阴，柔肝止痛；川芎辛温香燥，走而不守，行气活血作用广泛；生地可滋阴养血，清热泻火，可防诸药甘温化热；干姜温经散寒，燥湿化饮；小茴香温经止痛，理气和中；杜仲、牛膝补益肝肾，强筋健骨；血不利则为水，益母草既可活血调经，又能利水消肿；泽兰活血化瘀，行水消肿；独活祛风除湿，通经止痛；川楝子行气止痛；元胡行血中气滞，气中血滞，善治一身上下诸痛；酒大黄行瘀通经，缓下通便；生甘草调和诸药。诸药合用，效果显著。

医案三：韩某，女，24 岁，门诊患者。

主诉：经期腹痛。

患者每于经前一二天至月经期出现小腹胀痛，平素月经量少，色暗，夹有血块，曾诊断为子宫肌瘤。刻下症见：小腹胀痛，拒按，烦躁，善太息，舌质暗红，苔薄黄，脉弦涩。

综合脉症，四诊合参，本证当属祖国医学“痛经”范畴，证属气滞血瘀证，当以行气止痛，活血化瘀为治疗原则，方用四物汤加减，整方如下：

当归 15 g	生地 15 g	川芎 15 g	赤芍 12 g
红花 9 g	柴胡 12 g	白术 15 g	黄芩 15 g
丹皮 12 g	郁金 30 g	益母草 20 g	干姜 12 g
小茴香 15 g	生甘草 6 g		

7 剂，水煎服，日 1 剂

按：气机郁滞，血行瘀阻，冲任失调，不通则痛，故每当经行前出现腹痛。治疗以行气止痛，活血化瘀为主。川芎辛温香燥，走而不守，行气活血作用广泛；红花活血通经，祛瘀止痛；益母草活血祛瘀，调经止痛；柴胡入肝胆两经，疏解肝郁，和解少阳，透邪外出，郁金配合柴胡疏肝解郁；白术益气健脾，以资气血化生之源，气旺则血行，又防止上药行散太过；瘀久化热，故加赤芍、丹皮清热凉血，清透血中郁热；黄芩清热泻火除烦，生地滋阴养血，清热凉血，二者合用，可养阴清热以除烦；当归养血和血，活血而不伤血；“寒则气滞”“寒则血凝”，用干姜、小茴香温中健脾，同时防上药寒凉太过，损伤阳气；生甘草缓急止痛，调和诸药。诸药配伍，祛邪而不伤正，活血而不伤血，效果显著。

医案四：张某某，女，24，门诊患者。

主诉：经期小腹疼痛多年。

患者痛经多年，经前烦躁易怒，胸胁胀痛，近日症状加重，前来就诊。刻下症见：小腹胀痛，月经色暗，有血块，乳房胀痛，胸闷不舒，舌质暗，苔薄黄，脉沉弦。

综合脉症，四诊合参，本证当属祖国医学“痛经”范畴，证属气滞血瘀证，当以理气行滞，化瘀止痛为主要治疗原则，方用柴胡疏肝散合桃红四物汤加减，整方如下：

柴胡 12 g	川芎 20 g	香附 15 g	枳壳 15 g
黄芩 12 g	半夏 9 g	桃仁 12 g	红花 12 g
当归 15 g	赤芍 15 g	生地 12 g	元胡 15 g
干姜 9 g	小茴香 9 g	益母草 12 g	泽兰 12 g
木香 9 g	生甘草 9 g		

7 剂，水煎服，日 1 剂

按：肝气郁滞，疏泄失职，故情绪急躁，胸闷不舒；经脉不利，故乳房胀痛；气为血帅，肝郁气滞，日久不解，必致瘀血内停，积于血海，阻碍经血下行，经血不畅，不通则痛，导致痛经；舌质暗，苔薄黄，脉沉弦均为气滞血瘀之象。方中柴胡功善疏肝解郁，香附理气疏肝而止痛，川芎活血行气以止痛，二药相合，助柴胡以解肝经之郁滞，并增行气活血止痛之效；枳壳、木香理气行滞；元胡“行血中之气滞，气中血滞”，能治一身上下诸痛；当归、生地滋阴补肝、养血调经；桃仁、红花作用强劲，力主活血化瘀；赤芍清热凉血，活血祛瘀；“血不利则为水”，益母草既可活血调经，又能利水消肿；泽兰活血化瘀，行水消肿；黄芩、半夏清热燥湿；干姜、小茴香温中健脾，防诸药寒凉太过；生甘草调和诸药。全方疏肝行气活血，同时配以清热之品，疏解肝郁之火，效果良好。

医案五：房某某，女，35 岁，门诊患者。

主诉：经期小腹疼痛半年余。

患者半年来每次月经期间均小腹疼痛，每次月经提前 3 ~ 4 天，此次月经期间疼痛加重，前来就诊。刻下症见：小腹疼痛，得热痛减，月经量少，色暗有血块，伴腰痛，舌淡红，苔白腻，脉紧。

综合脉症，四诊合参，本证当属祖国医学“痛经”范畴，证属寒湿凝滞证，当以散寒除湿，化瘀止痛为主要治疗原则，方用少腹逐瘀汤加减，整方如下：

干姜 9 g	炒小茴 15 g	川芎 15 g	白芍 30 g
当归 20 g	生地 15 g	益母草 30 g	佩兰 15 g
泽泻 15 g	独活 20 g	桂枝 20 g	焦三仙 20 g(各)
乌贼骨 30 g	连翘 30 g	生甘草 15 g	

7 剂，水煎服，日 1 剂

二诊：月经期间小腹疼痛减轻，月经仍提前，腰疼明显减轻，经量仍少，舌淡红，苔白，稍腻，脉沉。上方去益母草、独活、桂枝、乌贼骨，改为白芍 20 g、干姜 12 g，水煎服，15 剂，日 1 剂。

三诊：现月经量增多，睡眠差，梦多，醒后周身乏力疲劳，舌红，苔白，脉沉。上方加珍珠母 60 g、郁金 30 g、杜仲 15 g，水煎服，15 剂，日 1 剂。

按：寒湿之邪重浊凝滞，客于冲任、胞宫与经血搏结，使经血运行不畅，故于经期小腹冷痛；血为寒凝，故经色不鲜有块；得热则凝滞稍减，故疼痛减缓；寒湿凝滞，经脉不利，故见腰痛；苔白腻，脉沉紧均为寒湿内闭，气血瘀滞之象。治疗应以散寒除湿，化瘀止痛为主，方以少腹逐瘀汤加减。方中小茴香、干姜味辛而性温热，入肝肾而归脾，理气活血，温通血脉；当归甘辛苦温，养血和血；白芍酸苦微寒，养血敛阴，柔肝缓急；生地滋阴补肝，养血调经；川芎活血行气以止痛；益母草既可活血调经，又能利水消肿；泽泻、佩兰利水渗湿，独活祛风除湿，通经止痛，桂枝温阳化气，温通经脉，以助上述三药利水渗湿；珍珠母质重沉降，镇心安神；杜仲味甘，性温，补益肝肾、强筋壮骨、调理冲任；连翘味苦性凉，防上药温热太过；乌贼骨制酸止痛，焦三仙健脾消食，二者合用，顾护胃气；生甘草既能益气健脾，又可调和诸药。诸药合用，可获良效。

医案六：孙某，女，42 岁，门诊患者。

主诉：痛经 4 月余。

患者近 4 月月经来时小腹疼痛，色暗量少，血块多，此次月经来时疼痛加重，经量更少，前来就诊。刻下症见：腹痛，得热则减，经色暗，量少，血块较多，伴腰酸，四肢发凉，舌暗，苔白，脉紧。

综合脉症，四诊合参，本证当属祖国医学“痛经”范畴，证属寒湿凝滞证，当以散寒除湿，化瘀止痛为主要治疗原则，方用少腹逐瘀汤加减，整方如下：

干姜9 g　　炒小茴15 g　　川芎15 g　　当归20 g
白芍15 g　　生地15 g　　元胡20 g　　独活30 g
桂枝20 g　　川楝子15 g　　青皮12 g　　生甘草6 g

7剂，水煎服，日1剂

按：寒湿之邪重浊凝滞，客于冲任、胞宫与经血搏结，使经血运行不畅，故于经期小腹冷痛；血为寒凝，故经色不鲜有块；瘀血内阻，血不循经，故月经提前；得热则凝滞稍减，故疼痛减缓；寒湿凝滞，经脉不利，故见腰痛；寒湿侵袭，经脉不温，故四肢发凉。仍以少腹逐瘀汤加减治疗。方中小茴香、干姜味辛而性温热，入肝肾而归脾，理气活血，温通血脉；当归甘辛苦温，养血和血；白芍酸苦微寒，养血敛阴，柔肝缓急；生地滋阴补肝，养血调经；川芎活血行气以止痛；元胡辛散、苦泄、温通，既入血分，又入气分，既能行血中之气，又能行气中之血，气畅血行，善治一身上下诸痛；气行则血行，用川楝子、青皮疏肝破气，消积化滞；独活祛风除湿，通络止痛，桂枝温阳通脉，助独活祛风除湿；生甘草调和诸药。诸药合用，共奏散寒除湿，化瘀止痛之功。

医案七：郃某某，女，25岁，门诊患者。

主诉：经期腹痛2年余，加重伴面部痤疮1个月。

患者2年来每次月经期间小腹坠胀疼痛，拒按，经色暗红，夹有血块，平素带下量多、色黄，近1个月来疼痛加重，面部出现痤疮，前来就诊。刻下症见：腹痛，面部痤疮，口干，便干，舌暗红，苔黄、稍腻，脉滑数。

综合脉症，四诊合参，本证当属祖国医学“痛经”范畴，证属湿热瘀阻证，当以清热除湿，化瘀止痛为治疗原则，方用黄连解毒汤合增液汤加减，整方如下：

黄连15 g　　黄芩20 g　　黄檗20 g　　酒大黄30 g
怀牛膝15 g　　生地30 g　　玄参20 g　　麦冬45 g
甘草15 g　　川芎20 g　　元胡15 g　　肉桂6 g
焦三仙20 g(各)

7剂，水煎服，日1剂

按：湿热之邪，盘踞冲任、胞宫，气血失畅，经前血海气血充盈，湿热与血热胶结，故小腹胀痛，拒按；湿热扰血，故经色暗红，夹有血块；湿热壅遏下焦，损伤任带，故带下量多色黄；热邪耗伤津液，阴亏液涸，故口干、便干；湿热蕴结，熏蒸皮肤，则面部痤疮；苔黄、稍腻，脉滑数均为湿热瘀阻之象。黄连清泻心火，兼泻中焦之火，黄芩泻上焦之火，黄檗泻下焦之火，导热下行，上三药清泻三焦火毒，同时都能燥湿；玄参苦咸而凉，滋阴润燥，壮水制火，启肾水以滋肠燥，生地甘苦而寒，清热养阴，壮水生津，以增玄参滋阴润燥之力；又肺与大肠相表里，故用甘寒之麦冬，滋养肺胃阴津以润肠燥；酒大黄功善活血，逐瘀通经，兼能缓泻；川芎活血行气以止痛，元胡辛散、苦泄、温通，既入血分，又入气分，既能行血中之气，又能行气中之血，气畅血行，善治一身上下诸痛，二药配伍，行气活血止痛；怀牛膝活血化瘀，清热利尿，使湿热之邪从小便而去；肉桂温阳通脉，同时防上药寒凉太过；焦三仙健脾，顾护胃气；甘草调和诸药。诸药合用，共奏清热除湿，化瘀止痛之功。

第三节　闭经

一、概念

女子年满 16 周岁，月经尚未来潮，或已经建立起月经规律后又停止 6 个月以上，或根据自身月经周期计算停经 3 个周期以上者，称为闭经。前者为原发性闭经，约占 5%；后者为继发性闭经，占 95%。青春期前、妊娠期、哺乳期、绝经后期的月经不来潮以及月经初潮后 1 年内月经偶尔停闭不行，无其他不适均属生理性停经，不属闭经范畴。此外，因玉门闭锁（处女膜闭锁）或阴道横隔以致经血潴留者，为隐经，并非闭经，需手术治疗。因先天性生殖器官缺如或畸形，或后天器质性损伤无月经者，药物不能奏效。

闭经的记载首见于《内经》。《素问·阴阳别论》之“女子不月”，《素问·评热病论》谓“月事不来”。该书所载第一首妇科处方“四乌贼骨一藘茹丸”，即为“血枯经闭”而设。《素问·阴阳别论》指出：“二阳之病发心脾，有不得隐曲，女子不月。”这是对闭经病因病机的最早认识。

二、诊断要点

1. 病史

原发性闭经者应了解其生长发育情况，健康状况，既往有无急慢性疾病病史，有无周期性下腹疼痛，其母在妊娠过程中的情况，同胞姐妹月经期情况等。继发性闭经应了解其停经前月经情况，如初潮、周期、经期、经量、经色、经质等情况，停经前有无精神紧张，体重下降，营养缺乏，剧烈运动，环境改变，药物（避孕药、镇静药、激素、减肥药），放射治疗或核素治疗等诱因的影响，有无近期分娩、产后出血、宫腔手术史及其他内分泌疾病病史。

2. 症状

女子年满16岁，女性第二性征出现但月经从未来潮者，或年满14岁仍无女性第二性征发育者；或正常月经发生后出现月经停止6个月以上；或根据自身月经周期计算停经3个周期以上者。注意有无周期性下腹胀痛、头痛及视觉障碍，有无溢乳、厌食、恶心等，有无体重变化（增加或减少）、畏寒或潮红或阴道干涩等症状。

3. 检查

（1）全身检查：观察患者体质、发育、营养状况、毛发分布情况、第二性征发育情况。

（2）妇科检查：了解外阴、子宫、卵巢的发育情况，有无缺如、畸形和肿块。对原发性闭经患者要注意外阴发育情况，处女膜有无闭锁，有无阴道、子宫、卵巢缺如或畸形。

（3）辅助检查：已婚妇女须先排除妊娠，通过病史、全身检查及妇科检查，在对病因及病变部位有初步了解的基础上，选择必要的辅助检查如子宫功能检查、卵巢功能检查、垂体功能检查、垂体兴奋试验、染色体检查、甲状腺功能检查、肾上腺功能检查、B型超声检查、腹腔镜检查等以明确诊断。

三、辨治要点

闭经的辨证，首先应当分清虚实。《景岳全书》以“血枯”和“血隔”立论。一般而论，禀赋不足，年逾16岁尚未行经，或月经后期、过少而逐渐停闭者，多属虚证。以往月经正常而突然停闭，或伴有痰饮、瘀血等征象者，多是实证。然而，亦常有虚实错杂、本虚标实之证，须当细辨。

闭经的治疗原则，是根据病证的虚实寒热，虚者补而通之，或补益肝肾，或调养气血；实者泻而通之，或活血化瘀，或理气行滞，或化痰调经。切不可不分虚实，滥用攻破通经之方药，如《景岳全书·妇人规》所云："欲其不枯，无如养营，欲以通之，无如充之。"如有实证，亦不可一味峻补，反而留邪，而阻滞精血。至于因他病而致经闭者，如虚痨、血痨、虫积等，又当先治他病，病愈则经可调。

四、医案介绍

医案一：房某某，女，31 岁，门诊患者。

主诉：月经 4 个月未至。

患者月经已有 4 个月未至，时感心烦，情绪急躁，前来就诊。刻下症见：闭经，平素月经量少、色暗、有血块，经来时小腹疼痛，得热疼痛缓解，经常熬夜，夜尿多，食欲欠佳，舌红，苔薄白，脉涩弱。

综合脉症，四诊合参，本证当属祖国医学"闭经"范畴，证属肝肾亏损，气滞血瘀证，当以滋补肝肾，理气活血为主要治疗原则，方用金匮肾气丸加减，整方如下：

制附子 18 g	肉桂 24 g	山药 20 g	山萸肉 10 g
熟地 20 g	泽泻 20 g	丹皮 20 g	栀子 20 g
桃仁 20 g	三棱 20 g	莪术 20 g	郁金 30 g
川楝子 10 g	玫瑰花 12 g	益母草 30 g	泽兰 10 g
干姜 6 g	小茴香 12 g	元胡 20 g	乌贼骨 30 g
香附 20 g	生甘草 6 g		

7 剂，水煎服，日 1 剂

二诊：服 3 剂后月经来潮，色暗，夹有血块，小腹疼痛减轻，舌红，苔薄白，脉涩弱，嘱原方继服。

三诊：心烦好转，夜尿减少，食欲可，舌红，苔薄白，脉沉弱。原方加石斛 20 g。

四诊：上述症状均好转，未述其他不适，舌红，苔薄白，脉沉弱。石斛改为30 g。

按：患者经常熬夜，损伤肝血，肝肾同源，肾精亏耗，肝血亦虚，则经血匮乏，源断其流，冲任亏损，胞宫无血可下，而成闭经。肝肾亏损，肝气不舒，气滞血瘀，瘀阻冲任，气血运行受阻，血海不能满溢，同样致月经停闭。方中附子、肉桂配伍使用，温命门之火以生土，附子得肉桂走形十二经脉，可温脏腑之寒；熟地、山茱萸补益肾阴而摄精气；山药健脾渗湿；泽泻泄肾中水邪；牡丹皮、栀子清肝胆相火；桃仁、三棱、莪术活血化瘀，破血行气；香附为女科之主帅，可行气解郁、调经止痛，郁金、川楝子、玫瑰花疏肝解郁，与香附配伍，共同行疏肝解郁，调经止痛；血不利则为水，益母草、泽兰可活血利水，调经止痛；干姜、小茴香和胃理气、温中散寒；乌贼骨涩精，同时可顾护胃气，防上药攻伐太过，损伤胃气；石斛滋阴，中和上药辛散燥热之性，防其温燥太过伤阴；生甘草调和诸药。诸药合用，攻补兼施，效果良好。

医案二：张某某，女，38岁，门诊患者。

主诉：月经3个月未行。

患者已有3个月月经未至，伴耳鸣，乳房胀痛，前来就诊。刻下症见：月经未至，耳鸣，乳房胀痛，眠差，脾气急躁易怒，偶有小腹绞痛，腰酸腰痛，舌暗红，苔黄，脉沉弦。

综合脉症，四诊合参，本证当属祖国医学“闭经”范畴，证属气滞证，当以疏肝理气，行滞调经为主要治疗原则，方用柴胡疏肝散加减，整方如下：

柴胡15 g	川芎15 g	白芍15 g	枳壳12 g
郁金30 g	香附15 g	玫瑰花15 g	桃仁15 g
红花12 g	炒枣仁30 g	珍珠母45 g	紫石英30 g
夏枯草30 g	益智仁15 g	石菖蒲15 g	远志12 g
独活20 g	桑枝30 g	桂枝20 g	制附子30 g
干姜9 g	炒小茴12 g	益母草20 g	生甘草9 g

上方药量×10，制作膏方，服用30天，每天2次，每次1匙

按：气机不宣，血因气滞运行不畅，冲任阻滞，血海不能按时溢满而致

经闭。肝乃将军之官，性喜条达，主条畅气机，肝失调达，疏泄不利，气阻络痹，女性乳房属足厥阴肝经，通过冲、任、督三脉与子宫相联系，肝气郁滞，乳络不通，故乳房胀痛；肝郁化火，肝火上炎，故耳鸣；肝火扰心，心神失养，故失眠；肝肾同源，肝肾损伤，故腰膝酸痛；舌暗红，苔黄，脉沉弦均为肝郁气滞之象。遵《内经》“木郁达之”之旨，治以疏肝理气，行滞调经之法，予柴胡疏肝散加减治疗。方中以柴胡功善疏肝解郁，香附为“气病之主司，女科之主帅”，可理气疏肝而止痛，川芎活血行气以止痛，二药相合，助柴胡以解肝经之郁滞，并增行气活血止痛之效；夏枯草苦寒，可清肝泻火，是清肝的圣药；郁金疏肝解郁，行气止痛；枳壳理气行滞；芍药、甘草养血柔肝，缓急止痛；血行不畅，用桃仁、红花活血化瘀止痛；酸枣仁滋养肝血，宁心安神；益智仁、石菖蒲、远志安神益智；珍珠母、紫石英镇心安神，与酸枣仁配伍，加强养血安神之功；血不利则为水，益母草活血利水，疏肝解郁；独活祛风除湿，通络止痛；桂枝、桑枝温阳化气，祛湿通络；附子、干姜、炒小茴补肾助阳，温阳化气以行水；生甘草调和诸药。诸药合用，共奏疏肝理气，行滞调经之功，并制成膏方，长期服用，徐徐图之。

医案三：马某某，女，31 岁，门诊患者。

主诉：月经 4 个月未行。

患者平素即月经不调，周期延长，每次经来时经色暗红，月经量少，有血块，近 4 个月来月经一直未至，前来就诊。刻下症见：月经 4 个月未行，精神抑郁，善太息，眠差，乳房胀痛，偶有小腹胀痛，舌质暗红，苔薄白，脉弦。

综合脉症，四诊合参，本证当属祖国医学“闭经”范畴，证属气滞证，当以行气解郁，活血调经为主要治疗原则，方用柴胡疏肝散加减，整方如下：

柴胡 12 g	枳壳 12 g	川芎 30 g	香附 15 g
郁金 30 g	瓜蒌 15 g	玫瑰花 12 g	桃仁 15 g
红花 12 g	当归 15 g	生地 15 g	丹皮 20 g
栀子 20 g	三棱 15 g	莪术 15 g	焦三仙 30 g(各)
连翘 15 g	乌贼骨 30 g	生甘草 6 g	

7 剂，水煎服，日 1 剂

二诊：服药 4 剂后月经来潮，经色暗，夹有血块，仍有小腹胀痛，头部胀痛，原方尽服，舌质暗红，苔薄白，脉弦。上方加白芍 30 g、桔梗 15 g、白蒺藜 15 g，水煎服，7 剂，日 1 剂。

按：气机不宣，血因气滞运行不畅，冲任阻滞，血海不能按时溢满而致经迟。肝乃将军之官，性喜条达，主条畅气机，肝失调达，疏泄不利，气阻络痹，女性乳房属足厥阴肝经，通过冲、任、督三脉与子宫相联系，肝气郁滞，乳络不通，故乳房胀痛；肝郁化火，肝火上炎，故头痛；肝火扰心，心神失养，故失眠；舌暗红，苔薄白，脉弦均为肝郁气滞之象。遵《内经》“木郁达之”之旨，治以行气解郁，活血调经之法，予柴胡疏肝散加减治疗。方中以柴胡功善疏肝解郁，香附为“气病之主司，女科之主帅”，可理气疏肝而止痛，川芎活血行气以止痛，二药相合，助柴胡以解肝经之郁滞，并增行气活血止痛之效；郁金、玫瑰花疏肝解郁，行气止痛；枳壳、桔梗理气行滞；瓜蒌行气宽中；血为气滞，血行不畅，用桃仁、红花活血化瘀止痛，三棱、莪术破血行气，消积止痛，与桃仁、红花配伍，加强活血之功；当归、生地补血和血，使活血而不伤血；芍药、甘草养血柔肝，缓急止痛；血瘀而化热，用丹皮、栀子清热凉血；白蒺藜入肝经，平肝解郁，祛风止痛；肝郁脾虚，脾气不舒，用焦三仙健脾消食，连翘清解积热，防食积化热，乌贼骨制胃酸，保护胃黏膜，止胃痛，三药合用，顾护胃气；生甘草调和诸药。诸药合用，共奏行气解郁，活血调经之功。

医案四：王某某，女，35 岁，门诊患者。

主诉：月经未行半年余。

患者近半年来月经一直未行。刻下症见：月经不行，夜间腿抽筋，善太息，易口舌生疮，便干，眠差，舌质红，苔薄黄，脉沉弦。

综合脉症，四诊合参，本证当属祖国医学“闭经”范畴，证属肝郁化火证，当以疏肝解郁、清热泻火为主要治疗原则，方用龙胆泻肝汤加减，整方如下：

龙胆草 18 g	黄芩 15 g	川芎 12 g	香附 15 g
枳壳 12 g	郁金 30 g	玫瑰花 12 g	炒枣仁 30 g
紫石英 30 g	连翘 20 g	独活 15 g	焦三仙 15 g(各)
生甘草 6 g			

7 剂，水煎服，日 1 剂

按：肝气不舒，疏泄失司，冲任失调，血海蓄溢失常，则月经不行、善太息；郁而化火，则口舌生疮、便干。治疗应当疏肝解郁，清热泻火。龙胆草大苦大寒，既能清利肝胆实火，又能清利肝经湿热，黄芩苦寒泻火，燥湿清热，二者合用，清热泻肝；郁金疏肝解郁，行气化瘀，活血止痛，香附疏肝解郁，行气止痛，玫瑰花疏肝解郁，三者合用，疏肝理气解郁；枳壳理气宽中，消积化滞；川芎行气活血，通络止痛，独活用量中等，可通络止痛；炒枣仁甘酸质润，可养血补肝，宁心安神；紫石英镇心安神，降逆气，暖子宫；仲景言“见肝之病，知肝传脾，当先实脾”，焦三仙健脾消食，连翘防食积化热，顾护脾胃，防止上药损伤胃气；生甘草调和诸药。全方以清热疏肝解郁为主，同时配以活血药、安神药缓解患者自身其他症状，同时与保护胃黏膜药物同用，效果良好。

医案五：李某某，女，31 岁，门诊患者。

月经 4 个月未行。

患者近 4 个月来月经一直未来，已排除怀孕，伴有小腹疼痛，近几日外出游玩后，出现咽痛，咳嗽，为求进一步诊治，前来就诊。刻下症见：咽痛，咳嗽，口干，腹痛，烦躁，舌质暗，苔薄黄，脉沉弦。

综合脉症，四诊合参，本证当属祖国医学“闭经”范畴，证属气滞血瘀证，当以理气活血为主要治疗原则，方用桃红四物汤加减，整方如下：

川芎 30 g　　赤芍 15 g　　生地 15 g　　当归 15 g
桃仁 15 g　　红花 15 g　　水蛭 9 g　　地龙 20 g
益母草 30 g　　泽兰 20 g　　川楝子 15 g　　生甘草 9 g
连翘 20 g　　金银花 15 g　　石斛 30 g

7 剂，水煎服，日 1 剂

按：气以宣通为顺，气机抑郁，不能行血，冲任不通，则经闭不行；气滞不宣，则烦躁；瘀血内停，积于血海，冲任受阻，则少腹疼痛；风热袭肺，肺失宣肃，则咳嗽、咽痛；邪热伤津，故口渴；舌质暗，苔薄黄，脉沉弦为瘀滞之象。方中桃仁、红花，力主活血化瘀，赤芍行瘀止痛，凉血消肿，川芎活血行气、调畅气血，以助活血之功，当归滋阴补肝、养血调经，活血而不伤血，生地滋阴养血，清热凉血，上药配伍，使瘀血祛、新血生、气机畅，化瘀生新，使祛瘀而不伤正；水蛭、地龙为血肉有情之品，祛瘀通络之力较强；“血不利则为水”，用益母草、泽兰活血化瘀，兼以利水；川楝子疏肝行气，气行则血行；金银花、连翘疏风清热；石斛养阴润燥；生甘草既能清热，又可调和诸药。诸药配伍，共奏理气活血，疏风宣肺之功。

第四节 月经前后诸证

一、概念

女性每值经期或月经前后出现某些症状，如乳房胀痛、头晕、头痛、身痛、发热、肿胀、泄泻、口舌糜烂、吐血衄血、痤疮、情志异常、烦躁易怒、失眠等症状，严重者影响工作和生活质量，称为月经前后诸证，又称经行前后诸证。以上症状可单独出现，也可三两证同见，多在月经前2～5天或1～2周出现，月经来潮后症状即减轻、消失。据统计，月经前后诸证的发生率约为30%～40%，症状严重者约占5%～10%。西医学的经前期综合征可参照本病辨证施治。

二、诊断要点

1. 病史 多见于25～45岁妇女，伴随月经周期反复发作，症状出现在月经前7～14天，经前2～3天症状明显加重，月经来潮后症状明显减轻或消失。常因情绪激动、人际关系紧张等因素诱发。

2. 症状 常见症状为：乳房胀痛、头晕、头痛、身痛、肿胀、泄泻、口舌糜烂、吐血衄血、粉刺、情志异常、烦躁易怒、失眠等。可归纳为三类：①躯体症状：头痛、乳房胀痛、腹部胀满、颜面肢体浮肿、体重增加、运动协调功能减退；②精神症状：烦躁易怒、焦虑、抑郁、情绪不稳定、疲乏，以及饮食、睡眠、性欲改变；③行为改变：思想不集中、工作效率低、意外事故倾向明显，易有犯罪行为或自杀意图。

3. 体征 每随月经周期见颜面及下肢压凹性水肿，体重增加，或乳房有触痛性结节，或口腔黏膜溃疡，或见荨麻疹、粉刺。程度轻重不一，月经干净后渐消失。妇科检查无器质性病变。

4. 辅助检查

（1）激素测定、宫颈黏液检查、基础体温测定等多提示有排卵月经周期。

（2）血常规、尿常规、粪常规、肝肾功能检查、血浆蛋白检查等，可排除全身性疾病引起的眩晕、泄泻、水肿。

三、辨治要点

本病的辨证因症状多样、证候复杂，应根据主证的部位、性质、特点等，参考月经的期、量、色、质，结合全身症状及舌脉，综合分析，审因论治。重在补肾、健脾、疏肝理气、活血祛瘀，使脏腑功能平衡，阴阳气血互济。治疗应分两步，平时辨证施治以治本，经前、经期在辨证基础上随证加减以控制症状。

四、医案介绍

医案一：刘某某，女，34岁，门诊患者。

主诉：月经期间口腔溃疡半年余。

患者自半年前开始月经期间出现口腔溃疡，伴有睡眠差，为求进一步诊治，前来就诊。刻下症见：口腔溃疡，口燥咽干，眠差，烦躁不舒，善太息，颈部不适，胃胀，便秘，舌暗红，苔黄厚，脉弦数。

综合脉症，四诊合参，本证当属祖国医学“经行口糜”范畴，证属阴虚火旺证，当以滋阴降火，活血化瘀为治疗原则，方用增液汤合桃红四物汤加减，整方如下：

生地 30 g	玄参 20 g	麦冬 20 g	石斛 20 g
玉米须 30 g	连翘 30 g	乌贼骨 30 g	焦三仙 20 g(各)
珍珠母 30 g	桃仁 20 g	红花 20 g	川芎 30 g
当归 20 g	赤芍 30 g	郁金 30 g	香附 20 g
玫瑰花 15 g	黄连 20 g	黄芩 20 g	羌活 20 g
独活 20 g	益母草 30 g	阿胶 50 g	

上方药量×10，制作膏方，服用30天，每天2次，每次1匙

按：阴虚火旺，值经行则营阴愈虚，虚火内炽，热乘于心，遂致口糜。用生地、玄参、麦冬、石斛以滋阴降火，清热生津，治疗疾病之本；玉米须泻热利尿，引导热邪下行；黄芩、黄连、连翘清热泻火除烦；热盛肉腐，瘀血内阻，经络不通，故加桃仁、红花，力主活血化瘀，赤芍行瘀止痛，凉血消肿，川芎活血行气、调畅气血，以助活血之功，当归滋阴补肝、养血调经，活血而不伤血；患者善太息、脉弦提示肝气郁滞，香附为“女科之主帅”可疏肝行气，调经止痛，玫瑰花、郁金配合香附疏肝解郁；羌活、独活祛湿通络止痛；益母草活血调经，利水消肿，善治痈肿疮疡；珍珠母重镇安神以除烦；阴虚火旺，胃中食积，加焦三仙健脾消食；乌贼骨制胃酸，止胃痛，顾护胃气，防止上药损伤正气；阿胶养血补血，兼能收膏。制成膏方，攻补兼施，长期服用，兼顾标本。

医案二：马某某，女，36岁，门诊患者。

主诉：月经时头晕1年余。

患者1年来月经时头晕，平素月经先后无定期，经量少，色淡质稀，为进一步诊治，前来就诊。刻下症见：头晕，乏力，颈椎不适，时有疼痛，便溏，舌淡，苔白腻，脉弱。

综合脉症，四诊合参，本证当属祖国医学“经行眩晕”范畴，证属脾虚证，当以益气健脾，祛湿止痛为治疗原则，方用补中益气汤加减，整方如下：

黄芪30 g	党参15 g	白术9 g	茯苓12 g
川芎12 g	当归30 g	木香12 g	柴胡15 g
升麻9 g	葛根30 g	羌活12 g	白蔻仁30 g(后入)
独活12 g	藿香15 g	佩兰15 g	生甘草9 g

15剂，水煎服，日1剂

按：脾胃为后天之本，气血化生之源，脾胃虚弱，清阳不升，不能上荣头目，故头晕；脾胃虚弱，一则无以化生气血，血海不充，不能如期溢满，一则统摄无权，冲任不固，经血失约，故患者月经不调，先后无定期；脾胃虚弱，湿邪内生，痹阻经络，故颈部不适。方用补中益气汤以益气健脾。方中以党参、黄芪、白术、甘草甘温之品补脾益气，温而不燥，补而不峻；茯苓温燥，健脾祛湿；当归补血活血，调经止痛；木香行气导滞，使补而不滞；

川芎行气止痛；柴胡、升麻补中益气，升举清阳，上荣头目；葛根生津舒筋；羌活、独活祛湿通络止痛；白蔻仁、藿香、佩兰健脾化湿；生甘草调和诸药。诸药合用，共奏益气健脾，祛湿止痛之功。

医案三：李某某，女，40 岁，门诊患者。

主诉：月经来时乳房胀痛半年余。

患者半年前开始每次月经来潮出现双侧乳房胀痛，自行服用逍遥丸效果不佳，前来就诊。刻下症见：双侧乳房胀痛，触之有结节，腋下淋巴结肿大，情志不舒，饮食佳，睡眠质量好，二便调，舌质淡红，苔薄白，脉弦细，B 超示双侧乳腺增生。

综合脉症，四诊合参，本证当属祖国医学“经行乳房胀痛”范畴，证属肝郁气滞证，当以行气止痛，活血化瘀为治疗原则，方用四逆散加味，整方如下：

柴胡 12 g	栀子 15 g	川芎 30 g	香附 15 g
枳壳 15 g	玫瑰花 12 g	郁金 30 g	丹皮 20 g
百合 15 g	当归 20 g	赤芍 15 g	生地 15 g
皂刺 20 g	瓜蒌 15 g	川贝 12 g	生甘草 12 g
夏枯草 15 g	元胡 20 g		

7 剂，水煎服，日 1 剂

按：女性乳房属足厥阴肝经，通过冲、任、督三脉与子宫相联系，肝气郁滞，乳络不通，不通则痛，导致诸症。用四逆散加味疏肝解郁。柴胡入肝胆两经，疏解肝郁，和解少阳，透邪外出；枳壳行气散结，以增强疏畅气机之效；香附、玫瑰花、郁金疏肝解郁，理气止痛；川芎辛温香燥，走而不守，行气活血作用广泛；元胡“行血中之气滞，气中血滞”，善治一身上下诸痛，行气止痛；肝气郁滞，郁而化热，加栀子清热泻火除烦，清透肝经郁热；赤芍、丹皮清热凉血，清透血中郁热；夏枯草大苦大寒，清泻肝胆实热；当归养血和血，防诸药行散太过，损伤阴血；百合可养心阴，清心安神，生地滋阴养血，清热凉血，二者合用，可养阴清热以除烦；皂刺通络散结；川贝养阴润肺；瓜蒌宽中散结，调畅气机；生甘草调和诸药。诸药合用，以疏肝为主，配以行气、滋阴、清热等方法，共奏行气止痛，活血化瘀之功。

第五节　带下过多

一、概念

带下量明显增多，色、质、气味异常，或伴全身、局部症状者，称为带下过多。妇女在经间期、经前期以及妊娠期带下稍增多，但无色、质、气味异常或不适，属正常生理现象，不作疾病而论。

《神农本草经》称“沃”“白沃”“赤沃”，又称“漏下赤白”。《金匮要略》称“下白物”。《诸病源候论》始称“五色带”，即白带、赤带、黄带、青带、黑带，又称“白崩”。《女科证治约旨》曰：“若外感六淫，内伤七情，酝酿成病，致带脉纵弛，不能约束诸脉经，于是阴中有物，淋漓下降，绵绵不断，即所谓带下也。”其对带下过多的病因、病机及症状作了系统描述。明清时代的妇产科著作对此记载尤详，如《傅青主女科·带下》以此列为首篇，提出“带下俱是湿证”，并根据带下颜色的变化，详细分析了白、黄、赤、青、黑五色带下的论治。

西医学的阴道炎、宫颈炎、内分泌功能失调（尤其是雌激素水平偏高）等疾病引起的阴道物分泌异常增多，可参照本病治疗。

二、诊断要点

1. 病史 经期、产后余血未净，摄生不洁，或不禁房事，或妇产科手术后感染邪毒史。

2. 症状 带下增多，色、质、气味异常，或伴有外阴、阴道瘙痒、灼热、疼痛等局部症状，或伴有全身症状。

3. 检查

（1）妇科检查：可有阴道炎、宫颈炎或盆腔炎性疾病的体征。

（2）其他检查：阴道、宫颈分泌物涂片检查阴道清洁度Ⅲ度或以上，或培养可见大量白细胞，或滴虫、假丝酵母菌等病原体。可行宫颈细胞学检查，必要时阴道镜或宫颈活组织检查，以明确诊断。

三、辨治要点

带下过多辨证，首先在于辨别带下的量、色、质、气味以辨其寒热虚实。一般而言，带下色深（黄、赤、青绿），质黏稠，臭秽者，多属实、属热；带下色淡（白、淡黄），质稀，或有腥气者，多属虚、属寒。久病阴液耗损，湿邪黏着缠绵，可致虚实错杂，或虚者更虚。临证时，应结合全身症状、舌脉等进行全面分析。治疗以除湿为主。一般治脾宜升、宜燥；治肾宜补、宜涩；湿热宜清、宜利；局部症状明显者可配合外治。

四、医案介绍

医案一：王某某，女，38 岁，门诊患者。

主诉：外阴瘙痒，白带多半年余。

患者半年前开始出现外阴瘙痒、白带增多，有异味，后诊断为滴虫性阴道炎，经治疗（不详）效果不佳，前来就诊。刻下症见：外阴瘙痒，白带增多，色黄，有异味，脾气急躁，便干，3～5 日一行，舌暗红，苔黄厚腻，脉弦。

综合脉症，四诊合参，本证当属祖国医学“带下”范畴，证属肝经湿热下注证，当以清肝利湿为主要治疗原则，方用龙胆泻肝汤加减，整方如下：

龙胆草 30 g	黄芩 20 g	栀子 20 g	半夏 9 g
枳壳 15 g	郁金 30 g	茵陈 30 g	薏苡仁 30 g
苦参 30 g	黄檗 20 g	知母 15 g	苍术 15 g
土茯苓 30 g	椿根皮 30 g	白鲜皮 15 g	蛇床子 30 g
木香 9 g	砂仁 6 g	生甘草 12 g	

免煎颗粒 + 上方药量 ×10，制作膏方，服用 30 天

按：肝经湿热下注，损伤任、带二脉，故带下量多，色黄，有异味，外阴瘙痒；湿热伤津，故便干；脾气急躁，舌暗红，苔黄厚腻，脉弦均为肝经湿热下注之象。应以龙胆泻肝汤加减治疗。方中龙胆草大苦大寒，上泻肝胆实火，下清下焦湿热；黄芩清上焦之火，清热燥湿；黄檗泻下焦之火，导热下行；茵陈苦泄下降，善能清热利湿；栀子泻三焦之火，导热下行，引邪热

从小便而出；知母性寒质润，清热泻火，滋阴润燥；郁金行气解郁，疏肝利胆，枳壳行气导滞，助郁金解肝经之郁滞，并增行气止痛之效；苍术辛香苦温，入中焦能燥湿健脾，使湿祛则脾运有权，脾健则湿邪得化；半夏辛温，燥湿散结；薏苡仁健脾渗湿，解毒散结，与苍术配伍，健脾除湿；土茯苓除湿，解毒，通利关节，椿根皮清热燥湿止带，白鲜皮清热燥湿解毒，蛇床子、苦参燥湿杀虫，上五药合用，清热燥湿；木香、砂仁归脾、胃经，行气导滞，化湿开胃，使气行则湿祛，同时顾护胃气；生甘草调和诸药。全方针对湿热下注，以清热祛湿为主，同时配以利水渗湿药，使湿邪祛有途径。

医案二：张某某，女，21岁，门诊患者。

主诉：白带增多半年余。

患者半年多来白带增多，色黄，味臭，为求进一步诊治，前来就诊。刻下症见：带下量多，色黄，味臭，伴有外阴瘙痒，小腹疼痛，口臭，口干，面部痤疮，舌红，苔黄稍腻，脉数。

综合脉症，四诊合参，本证当属祖国医学“带下”范畴，证属湿热下注证，当以清热燥湿为主要治疗原则，方用止带方加减，整方如下：

知母 20 g	黄檗 15 g	苍术 30 g	栀子 20 g
生地 15 g	玄参 15 g	麦冬 30 g	石斛 20 g
天花粉 30 g	丹皮 20 g	元胡 20 g	连翘 30 g
薏苡仁 30 g	白芨 15 g	白芷 15 g	白蔻仁 15 g（后入）
白附子 15 g	赤芍 30 g	生甘草 15 g	焦三仙 30 g（各）

7剂，水煎服，日1剂

按：湿热蕴积于下，损伤任、带二脉，故带下量多，色黄，有臭气；湿热伤津，故口干、口臭；湿热蕴结，熏蒸皮肤，则面部痤疮；舌苔黄腻，脉数均为湿热之象。知母性寒质润，清热泻火，滋阴润燥；黄檗泻下焦之火，导热下行；栀子泻三焦之火，导热下行，引邪热从小便而出；连翘清热解毒，散结消肿；苍术辛香苦温，入中焦能燥湿健脾，使湿祛则脾运有权，脾健则湿邪得化；薏苡仁健脾渗湿，解毒散结；白蔻仁理气宽中，燥湿健脾；赤芍、丹皮清热凉血，活血散瘀；玄参苦咸而凉，滋阴润燥，壮水制火，启肾水以滋肠燥，生地甘苦而寒，清热养阴，壮水生津，以增玄参滋阴润燥之力；又肺与大肠相表里，故用甘寒之麦冬，滋养肺胃阴津以润肠燥；石斛益胃生津，滋阴润燥；天花粉清热泻火，生津止渴；元胡辛散，行气化瘀止痛；白芨可收敛止血，消肿生肌；白附子性热主升为阳明之要药，所以能荣于面，可以润肤白面、灭瘢除黑，具有美容的功效；《本经》言“长肌肤而润泽颜色者，以温养为义”，白芷辛温，可燥湿消肿止痛，用于痈疽疮疡，此处用白芷消肿止痛，生肌润泽；焦三仙健脾，顾护胃气；甘草调和诸药。诸药合用，共奏清热燥湿之功。

医案三：石某某，女，56 岁，门诊患者。

主诉：白带增多 1 年，加重伴外阴瘙痒 2 周。

患者 1 年前绝经，后白带较多，有异味，近 2 周来患者白带逐渐增多，且伴有阴道瘙痒，为求进一步诊治，前来就诊。刻下症见：白带增多，色黄质稠，有异味，外阴瘙痒，舌红，苔黄，稍腻，脉滑。白带常规结果示：白细胞 + + +，子宫附件 B 超示：宫颈多发囊肿，病理宫颈细胞学检查示：未见上皮内病变。

综合脉症，四诊合参，本证当属祖国医学“带下”范畴，证属湿热下注证，当以清热燥湿为主要治疗原则，整方如下：

苦参 60 g　　黄檗 30 g　　苍术 20 g　　白鲜皮 30 g　　生甘草 12 g

7 剂，水煎，乘热熏洗患部，先熏后洗

按：本例患者症状相对单一，辨证也较为简单，就是湿热下注，选用苦参、黄檗、白鲜皮清热解毒，燥湿止带；用苍术燥湿健脾，使湿祛则脾运有权，脾健则湿邪得化；生甘草调和诸药。采用外阴熏洗的方法进行治疗。外阴熏洗是将煎好的中药蒸汽向阴户进行熏蒸，以及用温度适宜的药液进行淋洗和浸浴的一种外治方法。其机制主要是借助药液的热度温通经络，促使药物的渗透和吸收，达到清热解毒、止带消肿的目的，常用于带下病的治疗。治疗时多选用清热燥湿，杀虫止痒这一类的方药，如苦参、黄檗、蒲公英、紫花地丁、虎杖、连翘等。使用时将所用药物包煎，煮沸 20 ~ 30 分钟后方可外用。同时将药水倾入专用盆内，乘热熏洗患部，先熏后洗，待温度适中可以洗涤外阴或坐盆，每次 10 分钟。该方法一般在非行经期进行，凡阴道出血或患处出血、溃疡者禁用，妊娠期慎用。治疗期间应避免性生活，内裤、浴具需进行清洁消毒，必要时应同时治疗性伴侣，以免交叉感染而影响疗效。这种方法不仅可以达到杀虫、止痒、清热、解毒、止带等功效，也减少了药物对胃肠和肝肾的不良反应。而患者病情简单，且已绝经，更适合用此方法治疗。

第六节　回乳

产后不欲哺乳，或因乳母有疾不适宜哺乳，或已到断乳之时，可予回乳。对于乳汁不多的妇女，应逐渐减少哺乳次数，乳汁会渐渐减少，直到停止分泌。回乳时不能挤乳或用吸乳器吸乳，以免刺激泌乳。另外，回乳时要注意预防乳痈的发生。

医案：邢某某，女，35 岁，门诊患者。

患者因工作需要回乳，前来就诊。刻下症见：乳房胀满，硬结，轻微疼痛，伴有腰痛，舌淡红，苔薄黄，脉滑。

综合脉症，四诊合参，本证当为经络受阻所致，宜回乳消胀，整方如下：

炒麦芽 100 g　炒谷芽 60 g　柴胡 15 g　生甘草 9 g　元胡 15 g

7 剂，水煎服，日 1 剂

按：乳汁淤积，乳络不通，不通则痛，导致乳胀，重用炒麦芽、炒谷芽回乳消胀；柴胡入肝胆两经，和解少阳，疏肝通络；元胡“行血中之气滞，气中血滞”，善治一身上下诸痛，行气止痛；甘草调和诸药。

第七章　皮肤病证

皮肤病是指发生于人体皮肤、黏膜及皮肤附属器的疾病。关于皮肤病的记载，早在公元前 14 世纪左右殷商时代的甲骨文中已有记述。见于甲骨文的皮肤病有“疥”“疕”等。春秋时代的《五十二病方》记载了多种皮肤病，如“瘙”“疼”“疥”“面炮赤”等，分别和西医的色素脱失性皮肤病、瘙痒性皮肤病、皮脂溢出性皮肤病相似。该书载有砭法、灸法、熨法、薰法、洗浴法、敷贴法等外治疗法，并有散剂、膏剂、水剂、醋剂、酒剂、水银剂等剂型。《黄帝内经》总结了我国春秋战国以前的医学成就和治疗经验，其中关于皮肤病的记载有痈、疽、疠风、痤疿、痒疥、皮痹、胼胝等多种病名，并有不少关于皮肤的组织生理、病因病机以及治疗的记述，如《素问·水热穴论》曰："所谓玄府者，汗空也。"《素问·至真要大论》曰："诸痛痒疮，皆属于心。"汉代张仲景的《伤寒杂病论》中有很多皮肤病的记载，如"狐惑之为病……蚀于喉为惑，蚀于阴为狐……蚀于上部则声嘎，甘草泻心汤主之。""浸淫疮黄连粉主之。"南北朝时期，龚庆宣所撰的《刘涓子鬼遗方》是我国现存的第一本外科学专著。该书有"疥疽""瘙疽""疥癣""疮""疖""痿"等皮肤病的描述，并记述了许多种皮肤病的治疗方法，如治小儿头痛的紫草膏方，治皮肤热疿、瘰疬的白蔹膏方等。并且最早记载了使用水银治疗皮肤病，运用水银膏比国外至少要早 6 个世纪。隋代巢元方的《诸病源候论》是我国第一部论述各种疾病病因病理的专著。该书以很大的篇幅详尽地记述了多种皮肤病的病因和病理，对疣、癣、疥、瘾、疹等一些常见皮肤病的症状和辨证也有详细的描述，并指出漆过敏与个人素质有关，疥疮具有传染性，病因是疮内有虫。唐代孙思邈的《千金要方》《千金翼方》较详细地记述了当时所用的各种治疗药物和方法。除内服药外，外用的有粉剂、酊剂、醋泡剂、洗浴剂、湿敷剂、熏洗剂以及各种油膏等。孙思邈还是一个麻风病学家，曾亲手治疗 600 多例麻风病。明代陈实功的《外科正宗》素以"列证最详，论治最精"著称。该书所记载的皮肤病名，有些是前代医书未曾记载过的，如白屑风、臭田螺、枯筋箭等。该书对每一疾病的病因、症状、治法、预后、调理等各方面都有较详细的论述，并列出许多治疗方剂和药物配制方法，其中一部分临床上目前仍在使用。明代沈之问的《解围元薮》是我国第一部论述麻风的专著。书中对麻风的病因、病证、治疗方法进行了系统的论述，而且认识到麻风是一种危害最大的传染病，其传染源主要是麻风病人，主张采取隔离措施。以上说明中医学对皮肤病的防治有着丰富的记载和宝贵的经验，若能积极发掘、整理，中医皮肤病学将会为人类健康做出更大的贡献。

皮肤病的病因有内因、外因之分。外因包括风、寒、暑、湿、燥、火、虫、毒，内因包括七情内伤、饮食劳倦及脏腑损伤。其病机主要为气血不和，脏腑失调而生风、生湿、化燥、致虚、致瘀。许多皮肤病与风邪有着密切关系。凡人体腠理不密，卫气不固，风邪乘虚入侵，阻于皮肤，内不得通，外不得泄，致营卫不和，气血运行失常，肌肤失于濡润，则可致皮肤病。湿有内湿、外湿之分，皮肤病以外湿为多，湿邪由外感引起，多系感受自然界的湿气，如久居湿地、涉水淋雨等。内湿多因脾虚失运，水谷津液运化转输功能障碍，以致蓄积停滞肌肤而成。外感热邪，或脏腑实热，蕴郁肌肤，不得外泄，熏蒸为患。火热同源，热为火之渐，火为热之甚，热甚则化火化毒。由虫引起的皮肤病，一为确属虫体所引起，如疥疮；一为虫的毒素侵入人体引起的毒性反应，或由人体禀赋不耐，而引起的过敏性皮肤病。由毒引起的皮肤病，分药物毒、食物毒、漆毒、虫毒等。另外某些毒是针对禀性不耐之人而言，是指能诱发皮肤病的物质（过敏源）。由毒所致的皮肤病的病机，不外毒邪侵犯或禀赋不耐，而对某些物质过敏。凡外感六淫、内伤七情，均可致气机不畅，气为血之帅，血随气行，气滞则血瘀而为病。血虚风燥是慢性皮肤病的重要病机：因长期瘙痒，寝食不安，导致脾胃虚弱，饮食减退，以致气血生化乏源，而血虚化燥，生风；或因湿热郁久，化火耗伤阴血，致血虚风燥而发皮肤病。肝肾不足、脏腑失调是皮肤病的一大病因病机，其中以肝肾不足为多见。肝肾不足主要包括先天之精不足及后天精血不足。如肝血虚，爪失所荣，则甲肥厚干枯；肝虚血燥，筋气不荣，则生疣目；肾精不足，发失所养，则毛发易于枯脱；肾虚则黑色上泛，而面生黧黑。因肾为先天之本，故某些先天性、遗传性皮肤病与肝肾有一定的关系。皮肤病往往不是单一原因所引起，常为数个以上的病因共同作用所致，或内伤与外感兼夹在一起，或为实证，或为虚证，或虚实夹杂。所以在审因辨证时，要善于分析，才能得出正确的结论。

皮肤病的治疗方法一般分为内治、外治两大类：内治法包括祛风法、清热法、祛湿法、润燥法、活血法、温通法、软坚法、补肾法。皮肤病的病变部位多在皮肤或黏膜，故正确使用各种外治疗法，可以缓解患者的自觉症状，迅速消退皮损。有些皮肤病只需使用外治疗法即可治愈。在使用外治疗法时，必须根据皮损情况，依照外用药物的使用原则进行辨证施治，正确运用外用药物。外治法同样遵循同病异治、异病同治的治疗法则。

第一节　湿疮

一、概念

湿疮是一种由多种内外因素引起的过敏性炎症性皮肤病。以多形性皮损，对称分布，易于渗出，自觉瘙痒，反复发作和慢性化为临床特征。本病男女老幼皆可罹患，而以先天禀赋不耐者为多。一般可分为急性、亚急性、慢性三类。本病相当于西医的湿疹。

中医古代文献无“湿疮”之名，一般依据其发病部位、皮损特点而有不同的名称，若浸淫遍体，滋水较多者，称浸淫疮；以丘疹为主者，称血风疮或粟疮；发于耳部者，称旋耳疮；发于乳头者，称乳头风；发于手部者，称瘑疮；发于脐部者，称脐疮；发于阴囊者，称肾囊风或绣球风；发于四肢弯曲部者，称四弯风；发于婴儿者，称奶癣或胎症疮。

二、诊断要点

主要根据病史、皮疹形态及病程辨证。一般湿疹的皮损为多形性，以红斑、丘疹、丘疱疹为主，皮疹中央明显，逐渐向周围散开，境界不清，呈弥漫性，有渗出倾向，慢性者则有浸润肥厚。病程不规则，呈反复发作，瘙痒剧烈。按皮损表现分为急性、亚急性、慢性三期。

1. 急性湿疹 皮损初为多数密集的粟粒大小的丘疹、丘疱疹或小水疱，基底潮红，逐渐融合成片，由于搔抓，丘疹、丘疱疹或水疱顶端抓破后呈明显的点状渗出及小糜烂面，边缘不清。如继发感染，炎症更明显，可形成脓疱、脓痂、毛囊炎、疖等。自觉剧烈瘙痒。好发于头面、耳后、四肢远端、阴囊、肛周等，多对称发布。

2. 亚急性湿疹 急性湿疹炎症减轻后，皮损以小丘疹、结痂和鳞屑为主，仅见少量丘疱疹及糜烂。仍有剧烈瘙痒。

3. 慢性湿疹 常因急性、亚急性湿疹反复发作不愈而转为慢性湿疹；也可开始即为慢性湿疹。表现为患处皮肤增厚、浸润，棕红色或色素沉着，表面粗糙，覆鳞屑，或因抓破而结痂。自觉瘙痒剧烈。常见于小腿、手、足、肘窝、腘窝、外阴、肛门等处。病程不定，易复发，经久不愈。

三、辨治要点

笔者认为本病以热、湿、风三邪为主要原因，临床上不难鉴别。发病急，皮损潮红灼热，瘙痒无休，渗液流滋；伴身热，心烦，口渴，大便干，尿短赤者属于湿热浸淫，治疗以清热利湿为主。发病较缓，皮损潮红，瘙痒，抓后糜烂流滋，可见鳞屑，伴纳少，神疲，腹胀便溏者属于脾虚湿蕴，治疗以健脾利湿为主。病久，皮损色暗或色素沉着，剧痒，或皮损粗糙肥厚，伴口干不欲饮，纳差腹胀者属于血虚风燥，治疗以养血润肤，祛风止痒为主。

四、医案介绍

医案一：陈某某，男，56 岁，门诊患者。

主诉：全身瘙痒 3 月余，加重 4 天。

患者 3 个月前无明显诱因出现全身瘙痒，可见少量丘疹，主要集中于下肢，瘙痒难忍，曾用艾洛松等药物治疗，反复发作。4 天前瘙痒加重，无法睡眠，前来就诊。刻下症见：瘙痒难忍，下肢皮肤局部因抓挠出现破溃，散在脱屑，伴下肢发凉、乏力、疼痛，舌质暗红，苔黄，稍腻，脉沉缓。

综合脉症，四诊合参，本证当属祖国医学“湿疮”范畴，证属湿热内蕴证，当以清热燥湿，凉血止痒为治疗原则，方用麻黄连翘赤小豆汤合过敏煎加减，整方如下：

炙麻黄 9 g　连翘 15 g　赤小豆 15 g　黄连 9 g
黄芩 12 g　乌贼骨 30 g　生地 12 g　赤芍 12 g
地龙 12 g　乌梅 30 g　五味子 6 g　焦三仙 30 g（各）
僵蚕 12 g　防风 15 g　银柴胡 15 g　地骨皮 15 g
枇杷叶 30 g　生甘草 9 g　肉桂 12 g　制附子 15 g（先煎）

7 剂，水煎服，日 1 剂

二诊：患者丘疹减少，瘙痒减轻，睡眠有所好转。下肢逐渐有力，发凉好转。上方去附子、肉桂，防止热邪太盛，改黄芩为 20 g，加白鲜皮 30 g、土茯苓 30 g，药量 ×10，加阿胶 500 g，制成膏方，长期服用。

按：此例患者为湿热内蕴，热入血分，血热肉湿，湿热相搏，熏蒸皮肤，故瘙痒、出疹。治宜清热燥湿，凉血止痒。方中麻黄宣肺解表，兼能利水，清泻皮肤湿热；连翘、赤小豆清热利湿；黄芩、黄连清热燥湿以止痒；生地滋阴养血，清热凉血，赤芍与生地配合，加强清热凉血之功；地骨皮善入血分，清热凉血；防风辛温解表，散风胜湿，银柴胡甘寒益阴，清热凉血，乌梅酸涩收敛，化阴生津，五味子酸甘而温，益气敛肺，四药相配，有收有散，有补有泻，升降并举，阴阳并调，具有御卫固表，抗过敏的功效；枇杷叶入肺经，可清透肺热，善治肺风面疮；土茯苓、白鲜皮清热燥湿止痒；热邪炽盛，郁遏阳气，故四肢不温、乏力疼痛，加入附子、肉桂温通阳气，又“病痰饮者，当以温药和之”，用二药以温阳化饮；用地龙、僵蚕通络止痛，并且二药为血肉有情之品，可增加出膏；乌贼骨可制酸止痛，保护胃黏膜，焦三仙健脾消食，二药合用，顾护胃气；生甘草清热解毒，又能调和诸药。诸药合用，共奏清热燥湿，凉血止痒之功。

医案二：李某某，女，80 岁，门诊患者。

主诉：皮肤瘙痒 20 余天。

患者为老年女性，于多年前诊断为湿疹，曾口服药物、外用药膏，反复发作，20 天前患者曾食用海鲜，后湿疹发作，皮肤瘙痒，未做治疗，近几日瘙痒加重，难以入睡，前来就诊。刻下症见：全身皮肤瘙痒，有红色丘疹，以双下肢居多，皮肤干燥，伴有脱屑，舌质暗红，苔薄黄，脉沉略数。

综合脉症，四诊合参，本证当属祖国医学“湿疮”范畴，证属血热生风，湿热蕴结证，当以清热凉血，燥湿止痒为治疗原则，方用过敏煎加减，整方如下：

生地 15 g	赤芍 15 g	丹皮 20 g	栀子 20 g
黄檗 15 g	蝉蜕 12 g	知母 20 g	薏苡仁 30 g
连翘 15 g	苍术 15 g	牛蒡子 15 g	防风 12 g
乌梅 30 g	银柴胡 15 g	地骨皮 20 g	土茯苓 30 g

白鲜皮 30 g　　五味子 3 g　　生甘草 12 g

7 剂，水煎服，日 1 剂

二诊：患者皮疹渐消，瘙痒减轻，上方生地改为 30 g，赤芍改为 20 g，黄檗改为 20 g，连翘改为 20 g，防风改为 15 g，7 剂，水煎服，日 1 剂。

三诊：诸症继续减轻，上方继服，巩固疗效。

按：此例为血热生风，兼加湿热蕴结，风、湿、热三邪合而为病，导致诸症。治宜清热凉血，燥湿止痒。方中防风辛温解表，散风胜湿，银柴胡甘寒益阴，清热凉血，乌梅酸涩收敛，化阴生津，五味子酸甘而温，益气敛肺，四药相配，有收有散，有补有泻，升降并举，阴阳并调，具有御卫固表，抗过敏的功效；生地滋阴养血，清热凉血，赤芍、丹皮与生地配合，加强清热凉血之功；栀子、知母、黄檗苦寒，清热燥湿；薏苡仁、苍术健脾化湿，消肿生肌；《医宗金鉴·痈疽辨痒歌》提出"痒属风"，风为百病之长，善行而数变，故痒与风关系密切，牛蒡子、蝉蜕、连翘疏风清热，解毒散结；地骨皮清热凉血，燥湿止痒；白鲜皮既能清热，又善于止皮肤外之痒；土茯苓清热燥湿，杀虫止痒；生甘草清热解毒，兼能调和诸药。诸药合用，共奏清热燥湿，凉血止痒之功。

医案三：董某某，女，46 岁，门诊患者。

主诉：皮肤瘙痒 1 周。

患者多年前出现皮肤瘙痒，伴有红斑、丘疹，于外院就诊，诊断为湿疹，使用激素、维生素 B 等治疗，反复发作。1 周前食用海鲜，湿疹复发，使用艾洛松治疗，效果不佳，2 天前瘙痒加重，皮疹增多，难以入睡，前来就诊。刻下症见：患者全身皮肤瘙痒、发红，伴点状斑丘疹，以背部和双下肢多见，皮肤脱屑，口干，咽干，舌质红，苔薄黄，脉细弱。

综合脉症，四诊合参，本证当属祖国医学"湿疮"范畴，证属血热生风，湿热蕴结证，当以养阴清热，凉血祛风为治疗原则，方用过敏煎合增液汤加减，整方如下：

地骨皮 20 g　　乌梅 20 g　　五味子 6 g　　防风 15 g

生地 12 g　　麦冬 15 g　　黄连 12 g　　黄芩 15 g

葛根 30 g　　赤芍 15 g　　丹皮 20 g　　乌贼骨 30 g

7 剂，水煎服，日 1 剂

按：此例为血热生风，风、热搏结于血分，导致诸症。治宜养阴清热，凉血祛风。方中防风辛温解表，散风胜湿，乌梅酸涩收敛，化阴生津，五味子酸甘而温，益气敛肺，诸药相配，有收有散，有补有泻，升降并举，阴阳并调，具有御卫固表，抗过敏的功效；生地滋阴养血，清热凉血，赤芍、丹皮与生地配合，加强清热凉血之功；麦冬甘寒，养阴清热；地骨皮清热凉血；黄芩、黄连苦寒，清热泻火，葛根生津舒筋，具有滋身健体、抗衰老、增加皮肤弹性、润肤等功效；乌贼骨可制胃酸，顾护胃气。诸药合用，共奏养阴清热，凉血祛风之功。

医案四：陈某某，男，26岁，门诊患者。

主诉：皮肤瘙痒2天。

患者自述患湿疹10年余，因平时喜食海鲜，湿疹反复发作，2天前因多食海鲜，湿疹发作，于门诊就诊。刻下症见：全身出现皮疹，四肢居多，瘙痒剧烈，伴口干、口渴，舌质红，苔薄黄，脉沉。

综合脉症，四诊合参，本证当属祖国医学“湿疮”范畴，证属湿热蕴结证，当以清热燥湿，凉血解毒为治疗原则，方用过敏煎合增液汤加减，整方如下：

生地30 g	玄参20 g	麦冬20 g	连翘30 g
金银花30 g	丹皮30 g	栀子30 g	焦三仙30 g(各)
乌贼骨30 g	赤芍30 g	当归45 g	地骨皮45 g
银柴胡30 g	乌梅45 g	防风30 g	白鲜皮30 g
土茯苓30 g	蛇床子30 g	生甘草20 g	阿胶50 g

上方药量×10，制作膏方，服用30天，每天2次，每次1匙

按：患者嗜食海鲜，酿生湿热，湿热搏结，熏蒸皮肤，形成本证。方中栀子苦寒，清热燥湿，兼能凉血；地骨皮、白鲜皮清热凉血消斑；银柴胡甘寒益阴，清热凉血；赤芍酸寒，能泻能散，既能凉血活血，又能清热泻火；丹皮苦寒，可清热凉血消斑；连翘、金银花清热疏风，散结消肿；防风祛风止痒，当归养血和血，与防风相配，正所谓“治风先治血，血行风自灭”；土茯苓、蛇床子清热燥湿，杀虫止痒；生地、玄参、麦冬、乌梅滋阴养血，生津止渴；乌贼骨制酸止痛，保护胃黏膜，焦三仙健脾消食，二者配合，顾护

胃气；阿胶养血，兼以收膏；生甘草调和诸药。诸药合用，共奏清热燥湿，凉血解毒之功。

医案五：刘某某，女，60 岁，门诊患者。

主诉：皮肤瘙痒 2 个月，加重 1 周。

患者 2 个月前四肢皮肤潮红，后出现皮疹，瘙痒难忍，于外院诊断为湿疹，曾服用多种药物，并外用软膏，效果欠佳，近 1 周瘙痒加重，皮损增多，遂来就诊。刻下症见：四肢、躯干部红斑、丘疹，伴有脱屑、渗出，边界不清，舌暗红，苔黄腻，脉滑数。

综合脉症，四诊合参，本证当属祖国医学“湿疮”范畴，证属湿热蕴结证，当以清热燥湿，祛风止痒为治疗原则，方用龙胆泻肝汤加减，整方如下：

生地 20 g	赤芍 15 g	丹皮 20 g	栀子 20 g
夏枯草 30 g	龙胆草 30 g	薏苡仁 30 g	泽泻 30 g
滑石 20 g	杏仁 6 g	白鲜皮 30 g	白蔻仁 20 g(后入)
土茯苓 30 g	蛇床子 30 g	防风 20 g	银柴胡 15 g
地骨皮 15 g	蝉蜕 6 g	胆矾 15 g	

7 剂，水煎服，日 1 剂

二诊：诸症减轻，上方药量 ×10，加阿胶 500 g，制成膏方，长期服用。

按：此例为湿热蕴结，复为风邪外袭，风湿相合，客于肌肤，导致诸症。治宜清热燥湿，祛风止痒，给予龙胆泻肝汤加减。方中龙胆草大苦大寒，上泻肝胆实火，下清下焦湿热；栀子、夏枯草苦寒泻火，与龙胆草配合，清肝泻胆；泽泻清热利湿，使湿热从水道排出；白鲜皮、地骨皮、银柴胡清热燥湿，又能去除皮肤外之湿痒；薏苡仁、白蔻仁健脾化湿；杏仁宣肺，通调水道；丹皮、赤芍清热凉血；土茯苓、蛇床子清热燥湿，杀虫止痒；防风、蝉蜕清热祛风止痒；滑石、胆矾消肿生肌；肝主藏血，肝经有热，本易耗伤阴血，加用苦寒燥湿，再耗其阴，故用生地滋阴养血，以使标本兼顾。诸药合用，共奏清热燥湿，祛风止痒之功。

医案六：房某某，男，68 岁，门诊患者。

主诉：皮肤瘙痒 1 周。

患者半年前全身多部位出现红色丘疹，伴有剧烈瘙痒，于外院诊断为湿疹，曾服用多种药物，并外用软膏，效果欠佳，时常复发。近1周瘙痒加重，皮损增多，难以入睡，于门诊就诊。刻下症见：双下肢及背部红斑、丘疹，伴有脱屑、渗出，边界不清，部分皮肤破溃，舌暗红，苔黄腻，脉滑数。

综合脉症，四诊合参，本证当属祖国医学“湿疮”范畴，证属湿热蕴结证，当以清热燥湿，祛风止痒为治疗原则，方用过敏煎加减，整方如下：

银柴胡20 g　地骨皮20 g　乌贼骨30 g　防风15 g
五味子6 g　生地15 g　赤芍15 g　薏苡仁30 g
夏枯草30 g　白鲜皮30 g　土茯苓30 g　胆矾30 g
生甘草12 g　连翘15 g

10剂，水煎服，日1剂

二诊：患者瘙痒减轻，睡眠改善，上方不变，继续服用7剂。

按：此例为湿热蕴结，熏蒸肌肤，导致诸症。治宜清热燥湿止痒。方中防风辛温解表，散风胜湿，银柴胡甘寒益阴，清热凉血，五味子酸甘而温，益气敛肺，三药相配，具有御卫固表，抗过敏的功效；地骨皮清热凉血，燥湿止痒；生地滋阴养血，清热凉血，赤芍与生地配合，加强清热凉血之功；薏苡仁健脾燥湿，消肿生肌；胆矾酸寒，可祛腐解毒，消肿生肌；夏枯草大苦大寒，清热燥湿；白鲜皮清热燥湿，又能祛除皮肤外之湿痒；土茯苓清热燥湿，杀虫止痒；连翘宣散，可清热祛风止痒；乌贼骨保护胃黏膜，顾护胃气；生甘草清热解毒，调和诸药。诸药合用，共奏清热燥湿，祛风止痒之功。

医案七：陈某某，女，70岁，门诊患者。

主诉：皮肤瘙痒2天。

患者患湿疹多年，期间曾服用过多种药物，反复发作，患者前日行B超、心脏彩超检查后，乳房、下腹部、后背出现红色丘疹，伴有皮肤干燥脱屑，剧烈瘙痒，难以入睡，局部皮肤因抓挠出现破溃，下肢轻度水肿，口干，舌红，苔白腻，脉沉滑。

综合脉症，四诊合参，本证当属祖国医学“湿疮”范畴，证属血热生风，湿热蕴结证，当以清热凉血，燥湿止痒为治疗原则，方用过敏煎合增液汤加减，整方如下：

生地20 g　赤芍15 g　玄参15 g　麦冬15 g

丹皮 20 g	栀子 20 g	连翘 20 g	赤小豆 15 g
薏苡仁 30 g	银柴胡 15 g	地骨皮 20 g	防风 20 g
蝉蜕 12 g	乌梅 30 g	五味子 6 g	白鲜皮 30 g
蛇床子 30 g	车前子 30 g	生甘草 15 g	

7 剂，水煎服，日 1 剂

二诊：患者皮肤瘙痒、皮疹减轻，睡眠较差，仍有口干，伴有腰椎不适。上方加珍珠母 60 g、石斛 20 g、天花粉 30 g、独活 20 g，7 剂，水煎服，日 1 剂。

按：此例为血热生风，兼加湿热蕴结，风、湿、热三邪合而为病，导致诸症。治宜清热凉血，燥湿止痒。方中防风辛温解表，散风胜湿，银柴胡甘寒益阴，清热凉血，乌梅酸涩收敛，化阴生津，五味子酸甘而温，益气敛肺，四药相配，具有御卫固表，抗过敏的功效；生地滋阴养血，清热凉血，赤芍、丹皮与生地配合，加强清热凉血之功；玄参苦咸而凉，滋阴润燥，壮水制火；麦冬甘寒，滋养肺胃阴津以润燥；石斛、天花粉味甘、性寒，功善益胃生津，清热止渴；栀子苦寒，燥湿泻热；连翘、赤小豆清热利湿；车前子清热利尿，使湿热之邪有所出路；地骨皮清热凉血，燥湿止痒；白鲜皮既能清热，又善于止皮肤外之痒；蛇床子清热燥湿，杀虫止痒；薏苡仁健脾化湿，敛疮生肌，杀虫止痒；蝉蜕清热祛风止痒；珍珠母质重沉降，镇心安神；独活祛风胜湿，通络止痛；生甘草清热解毒，又能调和诸药。诸药合用，共奏清热凉血，燥湿止痒之功。

医案八：张某某，女，64 岁，门诊患者。

主诉：皮肤瘙痒 10 余年，加重 2 周。

患者 10 余年前患有湿疹，曾服用多种药物，其间湿疹反复发作，2 周前再次发作，前来就诊。刻下症见：皮肤瘙痒，局部有丘疹、水疱，部分皮肤因抓挠已破溃、结痂，伴有视物不清，耳鸣，舌暗红，苔薄黄，稍腻，脉弦数。

综合脉症，四诊合参，本证当属祖国医学“湿疮”范畴，证属湿热内蕴，肝火上炎证，当以清热燥湿，清肝泻火为治疗原则，方用过敏煎加减，整方如下：

银柴胡 15 g	地骨皮 15 g	乌梅 20 g	防风 15 g
白鲜皮 30 g	土茯苓 15 g	苦参 12 g	紫石英 30 g
石菖蒲 15 g	远志 12 g	菊花 12 g	焦三仙 20 g(各)
木香 9 g	生甘草 12 g	黄檗 15 g	

7 剂，水煎服，日 1 剂

二诊：瘙痒减轻，仍有耳鸣，视物模糊，舌暗红，苔薄黄腻，脉弦数，上方加磁石 30 g、知母 15 g，苦参改为 20 g，7 剂，水煎服，日 1 剂。

三诊：瘙痒减轻，耳鸣减轻，视物好转，舌暗红，苔薄黄，脉弦数，上方加生地 30 g、赤芍 15 g、丹皮 20 g、栀子 15 g，7 剂，水煎服，日 1 剂。

四诊：瘙痒明显好转，耳鸣减轻，夜眠差，上方加炒枣仁 30 g，5 剂，水煎服，日 1 剂。

五诊：瘙痒明显好转，夜眠较差，上方加皂角刺 20 g、浙贝 6 g，5 剂，水煎服，日 1 剂。

按：本例病症为湿热内蕴加之肝火上炎所形成，其中湿热内蕴为本，肝火上炎为标。湿热相搏，熏蒸皮肤，故瘙痒；肝火上炎，故视物模糊、耳鸣。治疗应以清热燥湿，清肝泻火为主。方中防风辛温解表，散风胜湿，银柴胡甘寒益阴，清热凉血，乌梅酸涩收敛，化阴生津，三药相配，具有御卫固表，抗过敏的功效；地骨皮清透里热，兼能燥湿止痒；白鲜皮、土茯苓、苦参、黄檗清热燥湿，杀虫止痒；生地滋阴养血，清热凉血，赤芍、丹皮与生地配合，加强清热凉血之功；栀子苦寒，清热燥湿；木香行气散结，使气顺则湿祛；石菖蒲、远志可开窍化浊，清利头面部诸窍；菊花入肝经，清肝明目，清热祛风；紫石英、磁石质重沉降，平肝潜阳；皂角刺辛温，消肿托毒，排脓杀虫；浙贝苦寒，软坚散结；焦三仙健脾消食，顾护胃气；生甘草可清热解毒，又能调和诸药。诸药合用，标本兼顾，可获良效。

医案九：刘某，女，50 岁，门诊患者。

主诉：皮肤瘙痒 3 天。

患者半年前出现全身皮肤瘙痒，干燥脱屑，自己曾用激素、维生素 B 等治疗，效果不佳，3 天前瘙痒加重，难以入睡，遂来就诊。刻下症见：全身皮肤脱屑，部分皮肤因抓痒出现脓疱、糜烂，伴有口干，咽干，舌红，苔薄黄，脉细数。

综合脉症，四诊合参，本证当属祖国医学“湿疮”范畴，证属血热生风证，当以清热凉血，祛风止痒为治疗原则，方用过敏煎加减，整方如下：

银柴胡 20 g　　地骨皮 20 g　　乌梅 30 g　　五味子 6 g
防风 20 g　　蝉蜕 15 g　　白鲜皮 30 g　　土茯苓 30 g
石菖蒲 30 g　　生地 30 g　　赤芍 20 g　　丹皮 20 g
栀子 20 g　　薏苡仁 30 g　　玄参 15 g　　麦冬 20 g
石斛 20 g　　天花粉 30 g

5 剂，水煎服，日 1 剂

二诊：诸症减轻，上方药量 ×10，加阿胶 500 g，制成膏方，长期服用。

按：此例为血热生风，风热相合，客于肌肤，故瘙痒剧烈，皮肤干燥。治宜清热凉血，祛风止痒。方中防风辛温解表，散风胜湿，银柴胡甘寒益阴，清热凉血，乌梅酸涩收敛，化阴生津，五味子酸甘而温，益气敛肺，四药相配，有收有散，有补有泻，升降并举，阴阳并调，具有御卫固表，抗过敏的功效；生地滋阴养血，清热凉血，赤芍、丹皮与生地配合，加强清热凉血之功；玄参苦咸而凉，滋阴润燥，壮水制火；麦冬甘寒，滋养肺胃阴津以润燥；石斛、天花粉味甘，性寒，功善益胃生津，清热止渴；蝉蜕清热祛风止痒；白鲜皮既能清热，又善于止皮肤外之痒；土茯苓清热杀虫止痒；地骨皮清热凉血，兼能止痒；栀子苦寒泻热；石菖蒲开窍化浊，兼能祛风；脾主肌肉，薏苡仁益气健脾，又能消肿生肌。诸药合用，共奏清热凉血，祛风止痒之功。

医案十：卢某某，女，42 岁，门诊患者。

主诉：全身瘙痒 1 周。

患者近 1 周来全身皮肤瘙痒，伴有脱屑，为进一步诊治，前来就诊。刻下症见：全身皮肤瘙痒，局部脱屑，粗糙肥厚，脾气急躁易怒，大便干结，舌红，苔薄黄，脉沉细。

综合脉症，四诊合参，本证当属祖国医学“湿疮”范畴，证属阴虚火旺证，当以滋阴泻火，祛风止痒为治疗原则，方用过敏煎合增液汤加减，整方如下：

生地 30 g　　玄参 15 g　　麦冬 30 g　　赤芍 15 g

防风 30 g　　银柴胡 20 g　　地骨皮 20 g　　乌梅 30 g
五味子 12 g　　生甘草 12 g　　连翘 30 g　　焦三仙 30 g(各)
乌贼骨 30 g　　香附 15 g　　玫瑰花 15 g　　郁金 20 g
珍珠母 60 g

7 剂，水煎服，日 1 剂

二诊：患者皮肤瘙痒、干燥脱屑的状况有所减轻，大便干燥明显改善，上方加白鲜皮 30 g、蛇床子 30 g、土茯苓 30 g，7 剂，水煎服，日 1 剂。

按：阴虚火旺，阴血亏虚，肝旺化燥生风，故全身皮肤瘙痒，脾气急躁易怒；虚火灼津，津枯肠燥，故大便干；舌红，苔薄黄，脉沉细为阴虚火旺之象。方中玄参苦咸而凉，滋阴润燥，壮水制火，启肾水以滋燥；生地甘苦而寒，清热养阴，壮水生津，以增玄参滋阴润燥之力；麦冬甘寒，滋养肺胃阴津；防风辛温解表，散风胜湿，银柴胡甘寒益阴，清热凉血，乌梅酸涩收敛，化阴生津，五味子酸甘而温，益气敛肺，四药相配，具有御卫固表，抗过敏的功效；赤芍、地骨皮清热凉血；白鲜皮苦寒，清热燥湿，祛风解毒；蛇床子苦温，燥湿祛风，杀虫止痒；土茯苓甘淡，解毒祛湿，通利关节；连翘清轻宣散，疏风清热；郁金行气解郁，清心除烦；香附、玫瑰花与郁金配伍，理气疏肝；珍珠母质重沉降，平肝息风；焦三仙健脾消食，乌贼骨制酸止痛，二者合用，顾护胃气；生甘草调和诸药。诸药合用，共奏滋阴泻火，祛风止痒之功。

医案十一：王某，女，47 岁，门诊患者。

主诉：皮肤出现红斑 1 周余。

患者自述 1 周前皮肤出现红斑，局部有瘙痒感，自行服用扑尔敏治疗，效果欠佳，前来就诊。刻下症见：四肢皮肤局部可见斑疹，色红，伴瘙痒感，舌红，苔黄腻，脉沉。

综合脉症，四诊合参，本证当属祖国医学“湿疮”范畴，证属湿热内蕴证，当以清热燥湿为治疗原则，整方如下：

白鲜皮 30 g　　蛇床子 30 g　　苦参 20 g　　防风 10 g　　甘草 6 g

7 剂，免煎颗粒，开水冲服，日 1 剂

按：湿热内盛，湿热相搏，熏蒸皮肤，故瘙痒、出疹。治疗以清热燥湿为主。白鲜皮苦寒，清热燥湿，祛风解毒；蛇床子苦温，燥湿祛风，杀虫止痒；苦参苦寒，清热燥湿，杀虫，利尿，使湿热之邪自小便而去；防风辛温解表，散风胜湿；甘草清热解毒，调和诸药。诸药合用，共奏清热燥湿之功。

第二节 粉刺

一、概念

粉刺是一种毛囊、皮脂腺的慢性炎症性皮肤病。因典型皮损能挤出白色半透明状粉汁，故称为粉刺。本病以皮肤散在性粉刺、丘疹、脓疱、结节及囊肿，伴皮脂溢出为临床特征。好发于颜面、胸、背部。多见于青春期男女。相当于西医的痤疮。

早在《内经》时代，即对本病有所论述。《素问·生气通天论》云："劳汗当风，寒薄为皶，郁乃痤。"《素问·生气通天论》说："汗出则湿，乃生痤疮。"指出汗之后，毛孔空虚，易于被湿邪侵入，郁聚于局部，则发为痤疮。《外科正宗·肺风粉刺酒齄鼻》说："粉刺属肺，齄鼻属脾，总皆血热郁滞不散，所谓有诸内，形诸外。"《外科大成·肺风酒刺》亦云："肺风由肺经血热郁滞不行而生酒刺也。"以上两本著名的中医外科专著都特别强调血热郁滞在痤疮发病过程中的意义，至今仍有指导意义。

二、诊断要点

本病好发于颜面，亦可见于胸背上部及肩胛部等处，典型皮损为毛囊性丘疹，多数呈黑头粉刺，周围色红，用手挤压，有小米或米粒样白色脂栓排出；少数呈灰白色的小丘疹，以后色红，局部发生小脓疱，破溃后痊愈，遗留暂时性色素沉着或有轻度凹陷的疤痕。有时形成结节、脓肿、囊肿等多种形态损害，愈后留下明显疤痕，皮肤粗糙不平，伴有油性皮脂溢出。一般无自觉症状或稍有瘙痒，若炎症明显时，可引起疼痛或触痛。病程缠绵，往往此起彼伏，有的可迁延数年或十余年，一般到30岁左右可逐渐痊愈。

三、辨治要点

笔者认为此病主要由湿、热二邪引起，丘疹色红，伴有痒痛者多属肺经风热，治疗以清肺散风为主；皮损红肿疼痛，伴有脓疱、口臭，便秘，尿黄者多属湿热蕴结，治疗以清热燥湿为主；皮损结成囊肿，伴有纳呆，便溏者多属痰湿蕴结，治疗以健脾化痰为主。

四、医案介绍

医案一：李某，男，26 岁，门诊患者。

主诉：面部痤疮疤痕加重 2 个月。

患者 5 年前患有痤疮，一直未做处理，后遗留疤痕，以两颊居多，近 2 个月来经常熬夜，疤痕颜色加深，面积变大，前来就诊。刻下症见：两颊可见痤疮疤痕，凹凸不平，伴口干，便干，舌质淡红，苔薄黄，脉细数。

综合脉症，四诊合参，本证当属祖国医学“粉刺”范畴，属于阴虚火旺证，当以滋阴降火为治疗原则，方用增液汤加减，整方如下：

生地 20 g	玄参 20 g	麦冬 20 g	黄芩 15 g
黄檗 15 g	黄连 12 g	知母 20 g	赤芍 20 g
乌贼骨 30 g	生甘草 9 g		

15 剂，水煎服，日 1 剂

二诊：疤痕变浅，口干、便干减轻，上方继服，巩固疗效。

按：阴虚火旺，热盛肉腐，故疤痕变大，颜色加深；虚火灼津，故口干、便干；舌质淡红，苔薄黄，脉细数为阴虚火旺之象。方中玄参苦咸而凉，滋阴润燥，壮水制火，启肾水以滋燥，生地甘苦而寒，清热养阴，壮水生津，以增玄参滋阴润燥之力；麦冬甘寒，滋养肺胃阴津；黄芩清上焦火，黄连清中焦火，黄檗清下焦火，使虚火得降；知母苦寒，可清热燥湿，泻火解毒；赤芍入血分，能清血分实热，散瘀血留滞；乌贼骨可制胃酸，保护胃黏膜，顾护胃气；生甘草清热解毒，又能调和诸药。诸药合用，共奏清热滋阴之功。

医案二：肖某某，女，45岁，门诊患者。

主诉：痤疮疤痕20余年，加重半年。

患者20年前患痤疮，未经治疗，后遗留大量疤痕，疤痕面积逐渐加大，颜色逐渐加重，前来就诊。刻下症见：患者前额、两颧大量痤疮疤痕，色深，舌红，苔黄腻，脉数。

综合脉症，四诊合参，本证当属祖国医学“粉刺”范畴，属于热毒炽盛证，当以清热解毒，凉血消斑为治疗原则，整方如下：

生地 10 g	赤芍 10 g	白芨 10 g	白芷 6 g
白附子 3 g	白薇 10 g	生甘草 6 g	桂枝 12 g
木香 12 g			

15剂，水煎服，日1剂

二诊：疤痕未再扩大，上方继服，巩固疗效。

按：热毒炽盛，热盛肉腐，故疤痕变大，颜色加深。治宜清热解毒，凉血消斑。生地甘苦而寒，清热养阴，壮水生津；赤芍入血分，能清血分实热，散瘀血留滞，凉血消斑；白薇苦咸寒，可清热凉血，解毒疗疮；白芨可收敛止血，消肿生肌；白附子性热主升，为阳明之要药，所以能荣于面，可以润肤白面、灭瘢除黑，具有美容的功效；《本经》言“长肌肤而润泽颜色者，以温养为义”，白芷辛温，可燥湿消肿止痛，用于痈疽疮疡，此处用白芷消肿止痛，生肌润泽；桂枝辛散，可发汗解肌，使邪有出路；木香行气导滞，健脾消食，顾护胃气；生甘草清热解毒，调和诸药。诸药合用，共奏清热解毒，凉血消斑之功。

医案三：王某，女，23岁，门诊患者。

主诉：痤疮3年。

患者平素因工作经常熬夜，患痤疮3年，现脸部皮疹红肿，为进一步诊治，前来就诊。刻下症见：脸部皮疹红肿，兼有水疱，皮肤油腻，伴口干黏，舌红，苔黄腻，脉滑。

综合脉症，四诊合参，本证当属祖国医学“粉刺”范畴，属于湿热蕴结，阴虚火旺证，当以清热燥湿，滋阴降火为治疗原则，方用增液汤加减，整方如下：

生地 30 g	玄参 15 g	麦冬 15 g	黄连 20 g
黄芩 15 g	黄檗 20 g	知母 20 g	苍术 20 g
白术 15 g	郁金 30 g	生甘草 12 g	生石膏 30 g
乌贼骨 30 g			

7 剂，免煎颗粒，开水冲服，日 1 剂

二诊：患者痤疮减轻，仍有水疱，上方加生麻黄 6 g、杏仁 9 g，7 剂，水煎服。

三诊：痤疮减轻，水疱较多，口仍干黏，上方改玄参 20 g、麦冬 20 g、生石膏 45 g，加炒小茴 15 g、干姜 6 g、泽兰 15 g、香附 20 g、益母草 30 g、川芎 30 g、焦三仙 30 g(各)，药量 ×10，加阿胶 500 g，制成膏方，长期服用。

按：患者由于熬夜，耗伤阴血，内生湿热，湿热蕴结，汗出不畅，熏蒸皮肤，故皮疹红肿，兼有水疱；热邪灼津，故口干黏；舌红，苔黄腻，脉滑为湿热之象。方中玄参苦咸而凉，滋阴润燥，壮水制火，启肾水以滋燥；生地甘苦而寒，清热养阴，壮水生津，以增玄参滋阴润燥之力；麦冬甘寒，滋养肺胃阴津；黄芩清上焦火，黄连清中焦火，黄檗清下焦火，使虚火得降；知母苦寒，可清热燥湿，泻火解毒；苍术、白术健脾化湿；泽兰、益母草活血利水；郁金行气，凉血，香附理气宽中，二药合用，调畅气机；川芎辛温香燥，走而不守，既能行散，上行可达巅顶，又入血分，下行可达血海，行气活血作用广泛；生石膏清泻阳明经热邪，而面部皮肤为阳明经所主，故用生石膏清泻面部之热；麻黄宣肺而泻邪热，杏仁降气，二者一宣一降，相辅相成；干姜、炒小茴温热，可温化水饮，同时防上药寒凉太过；乌贼骨制酸止痛，保护胃黏膜，焦三仙健脾消食，二药合用，顾护胃气；生甘草调和诸药。诸药合用，共奏清热燥湿，滋阴降火之功。

医案四：艾某某，女，21 岁，门诊患者。

主诉：痤疮 2 年。

患者平素喜食辛辣之品，患痤疮 2 年，于门诊就诊。刻下症见：脸部皮疹，色红，皮肤粗糙，口干，舌红，苔黄腻，脉滑数。

综合脉症，四诊合参，本证当属祖国医学“粉刺”范畴，属于湿热蕴结，阴虚火旺证，当以清热燥湿，滋阴降火为治疗原则，方用增液汤合麻杏石甘汤加减，整方如下：

生地 30 g	玄参 15 g	麦冬 20 g	黄连 15 g
黄芩 15 g	黄檗 15 g	知母 20 g	炙麻黄 9 g
生石膏 30 g	杏仁 9 g	生甘草 12 g	苍术 15 g
乌贼骨 30 g	生麦芽 20 g	薄荷 20 g	桂枝 20 g

7 剂，水煎服，日 1 剂

二诊：痤疮已明显减轻，但大便偏稀，日行 3 次，上方生地改为 20 g，减轻寒凉之性，桂枝改为 24 g，加强温阳之力，继服 7 剂。

按：《内经》云："汗出见湿，乃生痤痱……劳汗当风……郁乃痤。"患者平素嗜食辛辣，酿生湿热，使肺胃热盛，熏蒸皮肤，加之湿热蕴结，汗出不畅，导致痤疮；热邪灼津，故口干；舌红，苔黄腻，脉滑数为湿热之象。方中生地、玄参、麦冬为甘寒之品，养阴清热，治其本；知母苦寒燥湿，兼能清热泻火，黄芩、黄连、黄檗清热燥湿，通泻三焦湿热；麻黄辛温发汗，桂枝透达营卫，麻、桂配伍，是辛温发汗的常用组合；石膏辛凉，入阳明经，而面部皮肤为阳明经所主，因此用石膏清面部之热；杏仁助肺气宣通，宣发皮毛；薄荷辛凉，清轻宣散，可宣发肺经郁热；苍术健脾化湿；生麦芽健脾消食，乌贼骨制酸止痛，二者合用，顾护胃气；生甘草调和诸药，兼能清热解毒。诸药合用，共奏清热燥湿，滋阴降火之功。

医案五：程某，男，19 岁，门诊患者。

主诉：痤疮 1 年余。

患者熬夜较多，多食肥甘厚腻，患有痤疮 1 年余，近几日症状有所加重，于门诊就诊。刻下症见：脸部皮疹红肿，皮肤粗糙，眠差，舌红，苔黄，脉滑数。

综合脉症，四诊合参，本证当属祖国医学"粉刺"范畴，属于湿热蕴结，阴虚火旺证，当以清热燥湿，滋阴降火为治疗原则，方用增液汤合麻杏石甘汤加减，整方如下：

生地 30 g	玄参 20 g	麦冬 20 g	黄连 15 g
黄芩 12 g	黄檗 15 g	知母 20 g	麻黄 15 g
石膏 20 g	杏仁 10 g	生甘草 12 g	苍术 20 g

乌贼骨 30 g　　薄荷 20 g　　桂枝 15 g　　郁金 30 g
生麦芽 20 g

7 剂，水煎服，日 1 剂

二诊：皮肤粗糙好转，仍眠差，上方加珍珠母 40 g，继服 7 剂。

三诊：皮疹减少，睡眠改善，上方加焦山楂 30 g、焦神曲 30 g，药量 ×10，加阿胶 500 g，制成膏方，长期服用，巩固疗效。

按：患者熬夜较多，耗伤阴血，阴虚火旺，肺胃之经热盛；多食肥甘厚腻，酿生湿热，湿热蕴结，汗出不畅，熏蒸皮肤，导致痤疮。治宜清热燥湿，养阴润燥，方用增液汤合麻杏石甘汤加减。方中生地、玄参、麦冬为甘寒之品，养阴清热，治其本；知母苦寒燥湿，兼能清热泻火，黄芩、黄连、黄檗清热燥湿，通泻三焦湿热；麻黄辛温发汗，桂枝透达营卫，麻、桂配伍，是辛温发汗的常用组合；石膏辛凉，入阳明经，而面部皮肤为阳明经所主，因此用石膏清面部之热；杏仁助肺气宣通，宣发皮毛；薄荷辛凉，清轻宣散，可宣发肺经郁热；熬夜日久，耗伤肝血，肝经郁热，故用郁金疏肝解郁，清泻肝经郁热；苍术健脾化湿；焦三仙健脾消食，乌贼骨制酸止痛，二者合用，顾护胃气；生甘草调和诸药，兼能清热解毒。诸药合用，共奏清热燥湿，滋阴降火之功。

医案六：张某某，女，21 岁，门诊患者。

主诉：痤疮 1 年余。

患者平素嗜食味甘厚腻，患痤疮 1 年余，于门诊就诊。刻下症见：脸部皮肤发红，皮疹红肿，伴有口臭，白带较多，色黄腥臭，舌红，苔黄，脉滑数。

综合脉症，四诊合参，本证当属祖国医学“粉刺”范畴，属于胃火炽盛，湿热下注证，当以清胃养阴，清热燥湿为治疗原则，方用增液汤合麻杏石甘汤加减，整方如下：

生地 15 g　　玄参 15 g　　麦冬 30 g　　石斛 20 g
天花粉 30 g　　丹皮 20 g　　栀子 20 g　　白蔻仁 15 g(后入)
薏苡仁 30 g　　白芷 15 g　　连翘 30 g　　焦三仙 30 g(各)
白附子 15 g　　白芨 15 g　　赤芍 30 g　　生甘草 15 g

知母 20 g	黄檗 15 g	苍术 30 g	元胡 20 g

7 剂，免煎颗粒，开水冲服，日 1 剂

二诊：诸症减轻，上方药量 ×10，加阿胶 500 g，制成膏方，长期服用，巩固疗效。

按：患者平素多食味甘厚腻，酿生湿热，阳明胃经热盛，胃火循经上炎，故痤疮、口臭；湿热下注，故白带异常。治宜清胃养阴，清热燥湿，方用增液汤合麻杏石甘汤加减。方中玄参苦咸而凉，滋阴润燥，壮水以制火；生地甘苦而寒，清热养阴，壮水生津，以增玄参滋阴润燥之力；麦冬、石斛、天花粉甘寒，滋养肺胃阴津以清泻胃火；赤芍酸寒，能泻能散，既能凉血活血，又能清热泻火；丹皮苦寒，可清热凉血消斑；连翘清热宣肺，通调水道；栀子、知母、黄檗苦寒，清热燥湿；苍术、薏苡仁、白蔻仁健脾化湿；白附子上行走头面，入阳明经，可燥湿化痰，散结消肿；白芨擅长消肿止痛，养颜美容；白芷辛香苦燥，清热燥湿止带；元胡行气导滞，气顺则湿祛；焦三仙健脾消食，顾护胃气；生甘草清热解毒，调和诸药。诸药合用，共奏清胃养阴，清热燥湿之功。

医案七：叶某某，女，24 岁，门诊患者。

主诉：痤疮半年。

患者自述平素经常熬夜，面部出现丘疹，皮肤粗糙，为进一步诊治，前来就诊。刻下症见：面部丘疹，色红，皮肤粗糙，手脚发凉，眼睛干涩，月经大致正常，稍有血块，舌红，苔薄黄，脉弦涩。

综合脉症，四诊合参，本证当属祖国医学“粉刺”范畴，属于阴虚火旺，阳郁厥逆证，当以清热养阴，解郁透热为治疗原则，方用增液汤合四逆散加减，整方如下：

生地 30 g	玄参 15 g	麦冬 15 g	石斛 20 g
天花粉 30 g	黄连 15 g	黄芩 15 g	黄檗 15 g
知母 20 g	栀子 15 g	枇杷叶 30 g	柴胡 12 g
枳壳 12 g	白芍 15 g	川芎 20 g	生甘草 12 g

7 剂，水煎服，日 1 剂

二诊：眼睛干涩好转，手脚发凉减轻，面部丘疹变小，上方加郁金 30 g，继服 7 剂。

三诊：诸症继续好转，原方继服，巩固疗效。

按：患者经常熬夜，耗伤阴血，阴虚火旺，循经上犯头面，导致痤疮；熬夜最伤肝血，肝血亏虚，肝经郁热，阳气被郁，不能外达，四肢失于温煦，故手脚发凉。治宜清热养阴，解郁透热，方用增液汤合四逆散加减。方中玄参苦咸而凉，滋阴润燥，壮水制火，生地甘苦而寒，清热养阴，壮水生津，以增玄参滋阴润燥之力；麦冬、石斛、天花粉甘寒养阴，清热泻火；栀子、知母、黄芩、黄连、黄檗五药合用，通泻三焦火热；柴胡既可疏解肝郁，又可升清阳以使郁热外透，芍药养血敛阴，与柴胡相配，一升一敛，使郁热透解而不伤阴，又防清热之品损伤正气；枳壳、川芎、枇杷叶行气散结，降逆下气，以增强疏畅气机之效；郁金行气解郁，凉血，调畅气机；甘草缓急和中，又能调和诸药。诸药合用，共奏清热养阴，解郁透热之功。

医案八：刘某某，男，24 岁，门诊患者。

主诉：痤疮 3 年余。

患者自述晚上经常熬夜，平素爱食烧烤、爱饮酒，患有痤疮 3 年余，为进一步诊治，前来就诊。刻下症见：脸部皮疹红肿，皮肤粗糙，口臭，口干，舌红，苔黄，脉滑数。

综合脉症，四诊合参，本证当属祖国医学“粉刺”范畴，属于肺胃热盛，湿热蕴蒸证，当以养阴润燥，清热燥湿为治疗原则，方用增液汤加减，整方如下：

生地 24 g	玄参 15 g	麦冬 15 g	石斛 20 g
天花粉 30 g	黄连 15 g	黄芩 15 g	黄檗 15 g
知母 15 g	薏苡仁 30 g	赤芍 15 g	焦三仙 20 g(各)
连翘 15 g	乌贼骨 45 g	生甘草 6 g	

7 剂，水煎服，日 1 剂

按：患者熬夜较多，耗伤阴血，阴虚火旺，肺胃之经热盛；多食肥甘厚腻，多饮酒，易酿生湿热，湿热蕴结，汗出不畅，熏蒸皮肤，导致痤疮。治宜清热燥湿，养阴润燥，方用增液汤加减。方中生地、玄参、麦冬、石斛、天花粉为甘寒之品，养阴清热，生津润燥，治其本；知母苦寒燥湿，兼能清热泻火，黄芩、黄连、黄檗清热燥湿，通泻三焦湿热；薏苡仁健脾祛湿，消肿生肌；熬夜日久，阴血亏损，血分有热，故用赤芍清热凉血；连翘清热宣肺，散结消肿；焦三仙健脾消食，乌贼骨制酸止痛，二者合用，顾护胃气；生甘草调和诸药，兼能清热解毒。诸药合用，共奏清热燥湿，养阴润燥之功。

医案九：齐某某，女，47岁，门诊患者。

主诉：痤疮5年。

患者自述平素喜食肥甘厚腻，患有痤疮5年，其间，服用过多种药物，效果不佳，为进一步诊治，前来就诊。刻下症见：面部丘疹、结节，皮肤粗糙，伴恶心、不欲饮食，痞闷不舒，口干黏，口臭，舌红，苔腻微黄，脉沉滑。

综合脉症，四诊合参，本证当属祖国医学“粉刺”范畴，属于湿热蕴脾，胃火炽盛证，当以清胃养阴，清热燥湿为治疗原则，方用增液汤合二陈汤加减，整方如下：

生地45 g	玄参15 g	麦冬20 g	石斛15 g
天花粉30 g	黄连20 g	黄芩20 g	黄檗24 g
知母20 g	乌贼骨30 g	连翘20 g	焦三仙30 g(各)
半夏9 g	陈皮15 g	木香10 g	砂仁6 g
赤芍20 g	栀子20 g	丹皮20 g	白蔻仁20 g(后入)
生甘草12 g	薏苡仁15 g	阿胶50 g	

上方药量×10，制作膏方，服用30天，每天2次，每次1匙

按：患者平素多食味甘厚腻，酿生湿热，阳明胃经热盛，胃火循经上炎，故痤疮、口臭、口干；湿热蕴脾，脾失健运，气机失常，故恶心、痞闷。治宜清胃养阴，清热燥湿，方用增液汤合二陈汤加减。方中玄参苦咸而凉，滋阴润燥，壮水以制火，生地甘苦而寒，清热养阴，壮水生津，以增玄参滋阴润燥之力；麦冬、石斛、天花粉甘寒，滋养肺胃阴津以清泻胃火；赤芍酸寒，能泻能散，既能凉血活血，又能清热泻火；丹皮苦寒，可清热凉血消斑；连翘清热宣肺，通调水道；栀子、知母苦寒，清热燥湿；薏苡仁、白蔻仁健脾化湿；黄芩、黄连、黄檗清利三焦湿热；半夏性燥，可化痰祛湿，降逆散结，调畅气机；陈皮、木香理气燥湿，气顺则湿祛；砂仁芳香化浊，调畅气机；

乌贼骨制酸止痛，保护胃黏膜，焦三仙健脾消食，二药合用，顾护胃气；生甘草调和诸药；阿胶养血，兼能收膏。诸药合用，共奏清胃养阴，清热燥湿之功。

医案十：刘某，女，23 岁，门诊患者。

主诉：痤疮 2 年。

患者自述平素喜爱熬夜，爱食甜食，面部痤疮较严重，前来就诊。刻下症见：皮肤粗糙发红，面部粉刺、结节较多，尤以下颌及额头为多，且有疤痕，伴有恶心、不欲饮食。舌质红，苔薄黄，脉沉。

综合脉症，四诊合参，本证当属祖国医学“粉刺”范畴，属于湿热蕴脾证，当以健脾化湿，清热燥湿为治疗原则，方用补中益气汤加减，整方如下：

黄芪 15 g	党参 9 g	半夏 6 g	陈皮 12 g
木香 9 g	砂仁 6 g	乌贼骨 30 g	黄连 12 g
黄芩 15 g	生地 15 g	赤芍 15 g	生甘草 9 g
益母草 30 g	元胡 10 g		

7 剂，水煎服，日 1 剂

二诊：恶心好转，饮食尚可，仍有结节，上方继服，巩固疗效。

按：患者爱食甜食，酿生湿热，湿热蕴脾，循经上炎，导致痤疮；湿热蕴脾，脾失健运，气机失常，故恶心、不欲饮食。治宜健脾化湿，清热燥湿，方用补中益气汤加减。方中黄芪补中益气，托毒外出；党参益气健脾，助黄芪补中益气；半夏性燥，可化痰祛湿，降逆散结，调畅气机；陈皮、木香理气燥湿，气顺则湿祛；砂仁芳香化浊，调畅气机；黄芩、黄连清利上、中焦湿热；生地滋阴养血，清热凉血，赤芍与生地配合，加强清热凉血之功；益母草活血利水；元胡行气止痛；乌贼骨制酸止痛，保护胃黏膜，顾护胃气；生甘草清热解毒，兼能调和诸药。诸药合用，共奏健脾化湿，清热燥湿之功。

医案十一：于某某，男，23 岁，门诊患者。

主诉：面部痤疮 3 年，加重 2 个月。

患者自述晚上经常熬夜，使用电脑，患有痤疮 3 年余，未接受任何治疗，近 2 个月来天气炎热，晚间爱饮啤酒、吃烧烤，痤疮加重，前来就诊。刻下症见：面部皮肤出现丘疹，红肿突起，皮肤粗糙，毛孔粗大，舌红，苔黄腻，脉滑数。

综合脉症，四诊合参，本证当属祖国医学“粉刺”范畴，属于湿热蕴蒸证，当以养阴清热燥湿为治疗原则，方用增液汤加减，整方如下：

生地 30 g	玄参 15 g	麦冬 15 g	石斛 20 g
天花粉 30 g	黄连 15 g	黄芩 15 g	黄檗 20 g
知母 15 g	薏苡仁 30 g	赤芍 15 g	焦三仙 20 g(各)
连翘 20 g	乌贼骨 45 g	生甘草 6 g	

15 剂，水煎服，日 1 剂

二诊：丘疹减轻，皮肤粗糙好转，上方继服，巩固疗效。

按：患者熬夜较多，耗伤阴血，阴虚火旺，肺胃之经热盛；加之多食肥甘厚腻，多饮酒，易酿生湿热，湿热蕴结，汗出不畅，熏蒸皮肤，导致痤疮。治宜清热燥湿，养阴润燥，方用增液汤加减。方中生地、玄参、麦冬、石斛、天花粉为甘寒之品，养阴清热，生津润燥，治其本；知母苦寒燥湿，兼能清热泻火；黄芩、黄连、黄檗清热燥湿，通泻三焦湿热；薏苡仁健脾祛湿，消肿生肌；熬夜日久，阴血亏损，血分有热，故用赤芍清热凉血；连翘清热宣肺，散结消肿；患者多食肥甘厚腻之品，易造成食积，故用焦三仙健脾消食，乌贼骨制酸止痛，保护胃黏膜，二者合用，顾护胃气；生甘草调和诸药，兼能清热解毒。诸药合用，共奏清热燥湿之功。

医案十二：楚某某，女，25 岁，门诊患者。

主诉：面部痤疮 1 年。

患者平素喜食甜食，喜爱熬夜，患痤疮 1 年，1 年来未进行治疗，痤疮未减轻，前来就诊。刻下症见：面部痤疮，皮肤干燥粗糙，平时月经量少，有血块，伴腹痛，舌质红，苔薄白，脉沉滑。

综合脉症，四诊合参，本证当属祖国医学“粉刺”范畴，属于阴虚火旺，痰热瘀阻证，当以养阴清热燥湿为治疗原则，方用增液汤加减，整方如下：

生地 30 g	玄参 15 g	麦冬 20 g	石斛 30 g
天花粉 30 g	黄连 12 g	黄芩 15 g	黄檗 15 g
知母 20 g	薏苡仁 30 g	半夏 9 g	陈皮 15 g
乌贼骨 30 g	郁金 30 g	香附 15 g	川芎 20 g

酒大黄 15 g　　　生甘草 12 g

15 剂，水煎服，日 1 剂

二诊：患者痤疮减轻，仍月经量少，有血块，腹痛，怕冷，手脚凉，舌质红，舌边有瘀点，苔薄白，脉沉滑。上方加麻黄 9 g、连翘 15 g、赤小豆 20 g、附子 15 g、肉桂 9 g、元胡 20 g、白鲜皮 30 g、土茯苓 20 g，药量 ×10，加阿胶 500 g，制成膏方，长期服用，巩固疗效。

按：本例患者以阴虚为本，患者经常熬夜，耗伤阴血，阴液亏虚，则虚火内生，加之患者喜食甜食，酿生痰热，熏蒸皮肤，导致痤疮；痰热瘀阻胞宫，冲任失调，故月经量少，夹有血块。方中玄参苦咸而凉，滋阴润燥，壮水以制火，生地甘苦而寒，清热养阴，壮水生津，以增玄参滋阴润燥之力；麦冬、石斛、天花粉甘寒，滋养肺胃阴津；黄芩、黄连、黄檗清利三焦火热；知母苦寒，可清热泻火；薏苡仁健脾化湿，消肿散结；半夏辛温性燥，最善燥湿化痰，且能降逆和胃而止呕；陈皮理气燥湿，使气顺而痰消；香附为气病之总司，女科之主帅，最善活血调经；郁金行气解郁，调理冲任；川芎行气活血；元胡为血中之气药，行气止痛；大黄酒制可活血清热，尤善清上焦血分之热；麻黄辛温宣发，解表散邪；连翘、赤小豆苦寒，清热解毒；白鲜皮、土茯苓清热燥湿；附子、肉桂温阳通脉，防上药寒凉太过；乌贼骨制胃酸，保护胃黏膜，防止诸药苦寒太过，损伤胃气；生甘草调和诸药。全方配伍严谨，标本兼顾，共奏养阴清热燥湿之功。

第三节　白疕

一、概念

白疕是一种易于复发的慢性红斑鳞屑性皮肤病，相当于西医的银屑病。是免疫介导的多基因遗传性皮肤病，多种环境因素如外伤、感染及药物等均可诱导易感者发病。本病以皮肤上出现红色丘疹或斑块，上覆以多层银白色鳞屑为临床特征，病程呈慢性，易复发，多数患者冬季复发或加重，夏季缓解。

清代《外科大成·不分部位小疵·无名肿毒·白疕》中提出了白疕的病名，曰“白疕肤如疹疥，色白而痒，搔起白疕，俗呼蛇虱，由风邪客于皮肤，血燥不能荣养所致。宜搜风顺气丸、神应养真丹加白蛇之类”。《外科证治全书·卷四·发无定处证·白疕》曰：“皮肤燥痒，起如疹疥而色白，搔之屑起，渐至肢体枯燥坼裂，血出痛楚，十指间皮厚而莫能搔痒。因岁金太过，至秋深燥金用事，乃得此证。多患于血虚体瘦之人，生血润肤饮主之，用生猪脂搽之。”此书对白疕的描述与银屑病已非常吻合，因此现代将银屑病归属于中医学“白疕”范畴。

二、诊断要点

典型表现为境界清楚、形状大小不一的红斑，周围有炎性红晕。稍有浸润增厚。表面覆盖多层银白色鳞屑。鳞屑易于刮脱，刮净后有淡红发亮的半透明薄膜，刮破薄膜可见小出血点。皮损好发于头部、骶部和四肢伸侧面。部分患者自觉不同程度的瘙痒。根据临床表现，皮损特点，好发部位，季节性可诊断。

三、辨治要点

笔者认为本病多由血论治，内因多为血热或血虚，外因多与风、湿、燥相关，内外因共同作用，郁久化毒，泛溢肌肤，导致诸症。因此治疗时应加入滋阴清热、养血凉血之品，同时根据症状酌情加入祛风止痒、清热燥湿或活血祛瘀之品。

四、医案介绍

医案：高某某，女，43 岁，门诊患者。

主诉：皮肤脱屑、瘙痒 6 年余。

患者自述患牛皮癣 6 年余，曾服用多种药物治疗（具体不详），现脱屑，瘙痒，于门诊就诊。刻下症见：皮肤脱屑、瘙痒，伴口干、口渴，睡眠差，颈部不适，舌暗红，苔薄白，脉细。

综合脉症，四诊合参，本证当属祖国医学“白疕”范畴，证属血热风燥证，当以养阴清热，祛风止痒为主要治疗原则，治以增液汤加减，整方如下：

生地 30 g	玄参 15 g	麦冬 20 g	石斛 60 g
黄芩 15 g	黄连 12 g	黄檗 15 g	生大黄 6 g
银柴胡 30 g	地骨皮 30 g	防风 20 g	焦三仙 30 g（各）
羌活 20 g	桑枝 60 g	生甘草 6 g	

15 剂，水煎服，日 1 剂

二诊：脱屑、颈部不适有所减轻，仍睡眠差，上方加珍珠母 60 g，继服 7 剂。

三诊：上述症状继续改善，睡眠稍有改善，烦躁，另加郁金 30 g、香附 15 g、玫瑰花 15 g，水煎服，15 剂，日 1 剂。

四诊：皮肤脱屑明显改善，仍感颈部不适，予上方加僵蚕 20 g、地龙 20 g、全蝎 15 g、生石膏 30 g，药量 ×10，加阿胶 500 g，制作膏方，每天 2 次，每次 1 勺，长期服用。

按：阴虚火旺，血热内蕴，郁久化毒，外溢肌肤，兼外受风邪，故皮肤脱屑、瘙痒；阴虚火旺，灼伤津液，故口干、口渴；热毒阻络，不通则痛，故颈椎疼痛；热扰心神，心神不宁，故眠差；舌暗红，苔薄白，脉细为阴虚火旺之象。方中玄参苦咸而凉，滋阴润燥，壮水制火，启肾水以滋燥，生地甘苦而寒，清热养阴，壮水生津，以增玄参滋阴润燥之力；麦冬甘寒，滋养肺胃阴津；石斛养阴润燥，生津止渴；黄芩清上焦火，黄连清中焦火，黄檗清下焦火，使虚火得降；生大黄泻热通便，使热邪自下而去；银柴胡甘寒益阴，清热凉血；地骨皮甘寒，清热凉血；防风辛温解表，祛风止痒；羌活、桑枝祛风胜湿，通络止痛；珍珠母质重沉降，镇心安神，平肝潜阳；郁金行气解郁，清心凉血；香附、玫瑰花疏肝理气，与郁金配伍，疏肝解郁；焦三仙益胃健脾，顾护后天之本；生石膏清热泻火，除烦止渴；僵蚕通散，可祛风散结，地龙清热息风，可通行经络，全蝎攻毒散结，通络止痛，上三药皆为血肉有情之品，可通行经络，笔者常用在膏方中，一方面可以增加出膏量，一方面可使补而不滞；阿胶养血，兼能收膏；甘草调和诸药。诸药合用，共奏养阴清热，祛风止痒之功。

第四节　手足皲裂

一、概念

手足皲裂是指由各种原因引起的手足部皮肤干燥和裂纹，伴有疼痛，严重者可影响日常生活和工作。本病既是一些皮肤病的伴随症状，也是一种独立的皮肤病。

二、诊断要点

手足皲裂好发于秋冬季节。皮疹分布于指屈侧、手掌、足跟、足跖外侧等角质层增厚或经常摩擦的部位，临床表现为沿皮纹发展的深浅、长短不一的裂隙，皮损可从无任何感觉到轻度刺痛或中度触痛，乃至灼痛并伴有出血。根据皮损的临床特点，即可诊断，必要时进行真菌学检查、细菌培养和斑贴试验。

三、辨治要点

本病的发生系肌肤骤被寒冷、风燥所伤，使局部失于温煦，致血脉阻滞，气血运行不畅，肌肤失养所致。治疗以养血疏风润燥为主，佐以活血化瘀。

四、医案介绍

医案：郝某某，女，63 岁，门诊患者。

主诉：双手干裂 4 月余。

患者自述自冬季起出现持续双手干裂，疼痛难忍，曾使用多种软膏（具体不详），效果不佳，为进一步诊治，前来就诊。刻下症见：双手皮肤干燥，有裂纹，裂纹较深，疼痛难忍，舌红，苔白，脉沉。

综合脉症，四诊合参，本证当属祖国医学“手足皲裂”范畴，证属肺卫不固，风邪内侵，当以益气固表，祛风止痛为主要治疗原则，方用玉屏风散加减，整方如下：

生黄芪 45 g	白术 15 g	防风 20 g	蝉蜕 15 g
元胡 30 g	白芷 20 g	白芨 30 g	生甘草 12 g
白鲜皮 30 g	蛇床子 30 g		

7 剂，水煎服，日 1 剂

按：肺主皮毛，肺卫不固，风邪侵袭皮肤，阻碍气血运行，皮肤失于濡养，不荣则痛，故干裂、疼痛。故用玉屏风散加减益气固表。方中黄芪甘温，乃补气固表之圣药，重用黄芪补卫气固肌表，防风疏风祛邪，黄芪得防风之助则其功愈速；脾主肌肉，用白术健脾益气；元胡“行血中之气滞，气中血滞”，正所谓“治风先治血，血行风自灭”；白芨消肿生肌，是治疗皮肤皲裂的常用药；白鲜皮苦寒，清热燥湿，祛风解毒；蛇床子苦温，燥湿祛风，杀虫止痒；蝉蜕疏散风热；白芷辛温，祛风止痒，与蝉蜕、白鲜皮、蛇床子同用，可治疗皮肤瘙痒；生甘草调和诸药。诸药合用，共奏益气固表，祛风止痛之功。

第五节　虫咬皮炎

一、概念

虫咬皮炎是被虫类叮咬，或接触其毒液或虫体毒毛而引起的一种皮炎。《外科正宗》云：“恶虫乃各禀阴阳毒邪而去……如蜈蚣用钳，蝎蜂用尾……自出有意附毒害人……”其临床特点是皮肤呈丘疹样风团，上有针头大的瘀点、丘疹或水疱，呈散在性分布，多见于夏秋季节，好发于暴露部位，相当于西医学的丘疹性皮炎。

二、诊断要点

多见于夏秋季节，好发于暴露部位。皮损为丘疹、风团或瘀点，亦可出现红斑、丘疱疹或水疱，皮损中央常有刺吮点，散在分布或数个成群。自觉奇痒、灼痛，一般无全身不适，严重者可有恶寒发热、头痛、胸闷等全身中毒症状。

三、辨治要点

本病皆由人体皮肤被虫类叮咬，接触其毒液，或接触虫体的毒毛，邪毒侵入肌肤，与气血相搏所致，治疗时当以清热解毒为主。

四、医案介绍

医案：毕某某，女，26 岁，门诊患者。

主诉：皮肤瘙痒 3 天。

患者 3 天前腿部被虫子叮咬，皮肤起疹，瘙痒剧烈，今日瘙痒难忍，遂来就诊。刻下症见：小腿部皮肤局部红斑、丘疹，边界清楚，部分皮肤因抓挠出现破损、渗出，舌红，苔黄腻，脉滑数。

综合脉症，四诊合参，本证当属祖国医学“虫咬皮炎”范畴，属于热毒蕴结证，当以清热解毒，祛风止痒为治疗原则，整方如下：

冬瓜皮 20 g　　防风 20 g　　蝉蜕 6 g　　五味子 3 g
土茯苓 30 g　　白鲜皮 30 g　　蛇床子 15 g　　黄檗 20 g
苍术 20 g　　生甘草 6 g

7 剂，免煎颗粒，开水冲服，日 1 剂

按：虫毒侵入肌肤，蕴积化热，与气血相搏，导致诸症。防风辛温解表，散风胜湿，祛风止痒；蝉蜕味甘、咸，性凉，疏散风热，息风止痒；冬瓜皮清热解毒，利水消肿；白鲜皮清热燥湿，又能祛除皮肤外之湿痒；土茯苓、蛇床子清热燥湿，杀虫止痒；黄檗善清下焦湿热，使热邪自下焦而去；苍术苦温，燥湿健脾；五味子酸甘而温，益气敛肺，与防风配伍，一散一收，可抗过敏；生甘草清热解毒，调和诸药。诸药合用，共奏清热解毒，祛风止痒之功。

第六节　脱发

一、概念

脱发是皮肤科常见病和多发病，40 岁以前好发，皮损多为局限性斑片状秃发，少数患者病情较严重，可出现全秃或普秃。其发病原因尚不清楚，多认为与遗传免疫和精神紧张有关。

早在《内经》时代，已对此病有了较为详细的论述。《素问·上古天真论》篇云："女子五七，阳明脉衰，面始焦，发始堕；六七，三阳脉衰于上，面皆焦，发始白。""丈夫五八，肾气衰，发堕齿槁；六八，阳气衰竭于上，面焦，发鬓斑白……八八，则齿发去。"说明头发的生长有赖于肾气的强盛，若肾气衰弱，头发便会脱落。《素问·五藏生成篇》云："肾之合骨也，其荣发也，其主脾也，是故多食甘，则骨痛而发落。"指出嗜食肥甘厚味，致使脾虚生湿，湿热上蒸，毛发不固，亦可发生脱发。

二、诊断要点

本病一般无自觉症状，40 岁以前好发，皮损多为局限性斑片状秃发，少数患者病情较严重，可出现全秃或普秃，病区皮肤除无毛发外，不存在其他异常。

三、辨治要点

肾藏精，肝藏血，精血互生，肝肾同源，毛发的润养来源于血，其生机根源于肾，笔者临证时常应用滋补肝肾，养血生发的药物，并根据兼夹症状，随诊配伍。

四、医案介绍

医案：张某某，女，33 岁，门诊患者。

主诉：脱发 1 个月。

患者自述 1 个月前发现头后部有一处脱发，如钱币大小，为进一步诊治，前来就诊。刻下症见：脱发，左手不自主颤动，有时发麻，腰疼，乏力，失眠，舌红，苔滑，脉沉。

综合脉症，四诊合参，本证当属祖国医学"脱发"范畴，证属肾气不足，肾精亏损证，当以补肾益精生发为治疗原则，方用金匮肾气丸加减，整方如下：

肉桂 15 g	苏叶 15 g	山萸肉 12 g	制附子 20 g（先煎）
生地黄 20 g	泽泻 30 g	茯苓 30 g	丹皮 30 g
补骨脂 15 g	菟丝子 15 g	炙甘草 9 g	珍珠母 30 g
羌活 20 g	桑枝 60 g		

7 剂，水煎服，日 1 剂

二诊：腰疼减轻，乏力、失眠改善，仍脱发，上方附子改为 30 g，加郁金 30 g、焦三仙 30 g（各），继服 7 剂。

按：肾气不足，肾精亏损，肌肤失养，故头发脱落；腰为肾之府，肾气不足，腰府失养，故腰疼；心肾不交，则失眠；舌红，苔滑，脉沉为佐证。方中地黄滋阴补肾，因肝肾同源，互相滋养，故配山茱萸以补肝益肾；泽泻泄肾中水邪，并防地黄之滋腻；丹皮清泻肝火，并制山萸肉之温；茯苓益气健脾，淡渗脾湿，助泽泻利水渗湿；配少量附子、肉桂温补肾阳，意在微微生长肾中阳气，深寓"阴中求阳"的奥义；补骨脂、菟丝子补肾益精；珍珠母质重沉降，重镇安神；羌活、桑枝祛风除湿，通络止痛；苏叶理气和中，使补而不滞；郁金行气解郁，调畅气机；焦三仙健脾消食，顾护胃气；甘草调和诸药。诸药合用，共奏补肾益精生发之功。

第七节　丹毒

一、概念

丹毒是以患部突然皮肤鲜红成片，色如涂丹，灼热肿胀，迅速蔓延为主要表现的急性感染性疾病，相当于西医的急性网状淋巴管炎。《素问·至真要大论》云："少阳司天，客胜则丹疹外发，及为丹僳疮疡……"《诸病源候论·丹毒病诸候》云："丹者，人身忽然掀赤，如丹涂之状，故谓之丹。或发于足，或发腹上，如手掌大，皆风热恶毒所为。重者，亦有疽之类，不急治，则痛不可堪，久乃坏烂。"

二、诊断要点

多数发生于下肢，其次为头面部。新生儿丹毒，常为游走性。可有皮肤、黏膜破损等病史。发病急骤，初起往往先有恶寒发热、头痛骨楚、胃纳不香、便秘溲赤等全身症状。继则局部见小片红斑，迅速蔓延成大片鲜红斑，略高出皮肤表面，边界清楚，压之皮肤红色稍退，放手后立即恢复，表面紧张光亮，摸之灼手，肿胀、触痛明显。一般预后良好，约经 5 ~ 6 天后消退，皮色由鲜红转暗红或棕黄色，最后脱屑而愈。病情严重者，红肿处可伴发瘀点、紫斑，或大小不等的水疱，偶有化脓或皮肤坏死。亦有一边消退，一边发展，连续不断，缠绵数周者。患处附近可发生肿痛。

发于小腿者，愈后容易复发，常因反复发作，皮肤粗糙增厚，下肢肿胀而形成象皮腿。新生儿丹毒常游走不定，多有皮肤坏死，全身症状严重。

三、辨治要点

丹毒的病因以火毒为主，可由风湿热诸邪化火而致，辨证一般分为三型。皮肤红肿热痛，伴有恶寒发热等表证者属风热毒蕴，治疗时应疏风清热解毒，可配伍解表清热之品如金银花、连翘、牛蒡子、桔梗、板蓝根等。皮肤红肿热痛，伴有水疱、化脓、纳差者属湿热毒蕴，治疗时以清热利湿解毒为主，选用清热利湿之品如黄连、黄檗、萆薢、虎杖、薏苡仁等。同时治疗时可加入川芎、元胡等行气活血之品，行气止痛。

四、医案介绍

医案一：汤某某，男，70 岁，门诊患者。

主诉：双下肢红肿热痛 3 天。

患者多年前双下肢出现红斑，自觉灼热疼痛，住院诊断为下肢丹毒，经治疗后好转，后反复发作，症状较之前轻。3 天前患者又感觉双下肢疼痛，稍有灼热感，为进一步诊治，前来就诊。刻下症见：双下肢红肿疼痛，触之稍有灼热，皮肤干燥，有脱屑，无溃破，舌暗，苔黄腻，脉滑。

综合脉症，四诊合参，本证当属祖国医学“丹毒”范畴，证属湿热毒蕴，当以清热解毒，利湿通络为主要治疗原则，整方如下：

连翘 20 g	蒲公英 30 g	板蓝根 20 g	贯众 20 g
黄檗 20 g	苍术 30 g	薏苡仁 30 g	泽泻 30 g

元胡 20 g　　川芎 20 g　　冰片 3 g

7 剂，水煎，外洗

按：湿热蕴结，热瘀阻络，不通则痛，故皮肤红肿热痛；舌苔黄腻、脉滑皆为佐证。治宜清热解毒，利湿通络。因病位在表，患处在肢末，口服药力效果较差，故选用中药外洗。蒲公英苦寒，可清热解毒，利尿散结；贯众、板蓝根清热解毒凉血；连翘清热解毒，散结消肿；苍术健脾化湿；泽泻利水渗湿；薏苡仁健脾化湿，消肿散结；元胡、川芎行气活血，通络止痛；冰片苦辛性凉，长于通诸窍、散郁火，外用能清热解毒、消肿止痛，黄檗苦寒，功善清热燥湿、泻火解毒，外用能燥湿敛疮，二者相伍外用有清热泻火、解毒消肿、燥湿敛疮之功效。诸药外洗，共奏清热解毒，利湿通络之效，效果良好。

医案二：陈某某，女，88 岁，门诊患者。

主诉：左下肢局部皮肤红肿热痛 2 天。

患者多年前出现发热、恶寒，左下肢自觉灼热疼痛，伴有红斑，后诊断为下肢丹毒，经治疗后好转，后反复发作。2 天前患者又出现左下肢皮肤红肿热痛，遂来就诊。刻下症见：左下肢皮肤红肿，触之有灼热感，伴有疼痛，无破溃，舌暗红，苔薄黄，脉数。

综合脉症，四诊合参，本证当属祖国医学“丹毒”范畴，证属湿热毒蕴，当以清热解毒，利湿通络为主要治疗原则，整方如下：

连翘 20 g　　蒲公英 20 g　　天葵子 20 g　　元胡 30 g
白芷 15 g　　川芎 30 g　　冰片 3 g

7 剂，水煎，外洗

按：湿热毒蕴，瘀阻经络，热盛肉腐，不通则痛，故皮肤红肿热痛，舌脉俱为佐证。治疗上以清热解毒，利湿通络为主。因病位在表，患处在肢末，口服药力效果较差，故选用中药外洗。蒲公英、天葵子苦寒，可清热解毒，凉血散结；连翘清热解毒，散结消肿；元胡、川芎行气活血，通络止痛；冰片苦辛性凉，长于通诸窍、散郁火，外用能清热解毒、消肿止痛；《本经》言“长肌肤而润泽颜色者，以温养为义”，白芷辛温，可燥湿消肿止痛，用于痈疽疮疡，此处用白芷消肿止痛，生肌润泽。诸药合用，共奏清热解毒之功，收效甚佳。

医案三：王某某，男，83 岁，门诊患者。

主诉：左手红肿热痛 1 天。

患者多年前出现肢体肿胀疼痛，伴有发热，诊断为丹毒，经治疗后好转，后曾多次复发。1 天前丹毒再次复发，左手出现肿胀、疼痛，伴有发热，前来就诊。刻下症见：左手肿胀疼痛，触之有灼热感，体温 38.5 ℃，舌暗红，苔薄黄，脉滑数。

综合脉症，四诊合参，本证当属祖国医学“丹毒”范畴，证属风热毒蕴，当以清热解毒，疏风宣肺为主要治疗原则，方用麻杏石甘汤加减，整方如下：

金银花 20 g	连翘 20 g	炙麻黄 10 g	杏仁 10 g
生石膏 30 g	泽泻 30 g	地龙 10 g	麦冬 20 g
酒大黄 18 g	丝瓜络 10 g		

5 剂，免煎颗粒，开水冲服，日 1 剂

二诊：未再出现发热，左手肿胀、疼痛减轻，上方加焦三仙 20 g 健脾，加乌贼骨 30 g 制胃酸，保护胃黏膜，防止诸药苦寒太过，损伤胃气。继服 2 剂，巩固疗效。

按：风热毒邪犯肺，与血分热邪蕴结，郁阻肌肤，经络阻塞，气血不畅，故皮肤肿胀疼痛；风热毒邪与正气相争，故见发热；舌红、苔薄黄、脉滑数为邪热尚在表之象。方中麻黄宣肺解表而使热有出路，石膏清泻肺胃之热以生津，两药相配，既能宣肺，又能泻热；杏仁苦降肺气，既助石膏沉降下行，又助麻黄泻肺热；金银花、连翘既能清热解毒，又能疏风解表；麦冬甘寒养阴，生津泻热；热毒炽盛，瘀阻经络，故用地龙、丝瓜络通行经络以消肿止痛；酒大黄泻热，兼能活血化瘀；泽泻清热利湿，使邪有出路。诸药合用，共奏清热解毒，疏风宣肺之功。

三诊：未再出现发热，左手肿胀、疼痛减轻，患者自述平时乏力，腰膝酸疼，食欲差，想使用膏方调理，经辨证后患者可以服用膏方。整方如下：

金银花 20 g	连翘 20 g	杏仁 10 g	生石膏 30 g
泽泻 30 g	地龙 10 g	麦冬 20 g	酒大黄 18 g
丝瓜络 10 g	黄芪 45 g	党参 15 g	白术 15 g

当归 20 g	熟地 20 g	山药 20 g	山萸肉 12 g
茯苓 20 g	乌贼骨 30 g	桑枝 60 g	焦三仙 20 g(各)
鸡血藤 30 g	羌活 30 g	独活 30 g	杜仲 20 g
牛膝 20 g	桑寄生 30 g	木瓜 20 g	白芍 30 g
阿胶 50 g			

上方药量×10，制作膏方，服用30天，每天2次，每次1匙

考虑到患者年老体虚，去麻黄以防止宣肺太过；黄芪、党参、白术益气健脾，补益后天之本；熟地滋阴补肾，山萸肉养肝涩精，山药补脾而益精血，上三药用之滋补肾阴；白芍、当归养血补血；杜仲、牛膝、桑寄生补益肝肾，强筋健骨；鸡血藤活血止痛；羌活、独活祛风除湿止痛；桑枝利水消肿止痛；木瓜舒筋活络，和胃化湿，使补而不滞。全方有补有泻，补益而不恋邪，攻邪而不伤正，充分考虑到了老年人的特点，适合长期服用。

第八节　黄褐斑

一、概念

黄褐斑是面部对称性的色素沉着性皮肤病，多见于中青年女性。早在《内经》中就有记载，如《灵枢·经脉篇》言："血不流则毛色不泽，故其面黑如漆柴者。"《灵枢·邪气脏腑病形篇》又说："十二经脉，三百六十五络，其血气皆上于面而走空窍。"说明五脏六腑之精华均上注于面，面部气色的好坏、皮肤的光泽或枯槁、色素斑的形成与脏腑精气的盛衰及其功能的协调密切相关。隋代巢元方《诸病源候论》曰："或脏腑有痰饮，或皮肤受风邪，皆令气血不调，致生黑皯。五脏六腑，十二经血，皆上于面。夫血之行，俱荣表里。人或痰饮渍脏，或腠理受风，致血气不和，或涩或浊，不能荣于皮肤，故变生黑皯。"认为黑皯的病因是痰饮渍脏和腠理受风，病机为血气不和，不能荣于皮肤。后世医家亦多取此种看法。明代陈实功《外科正宗》对此有明确论述："黧黑斑者，水亏不能制火，血弱不能华肉，以致火燥结成斑黑，色枯不泽。"指出黄褐斑是由气血不足，肾阴虚不能制火，以致火燥结成黑斑。

清代张璐《张氏医通》曰：“面尘脱色，为肝木失荣。”

二、诊断要点

黄褐斑多为黄褐或深褐色斑片，常对称分布于颧颊部，也可累及眶周、前额、上唇和鼻部，边缘一般较明显。无主观症状和全身不适。色斑深浅与季节、日晒、内分泌因素有关。精神紧张，熬夜，劳累可加重皮损。根据黄褐色皮疹，好发部位即可确诊。

三、辨治要点

本病发病多与气血、痰饮、火热、肝郁有关，以气血不能上承荣于面为主要病机，症结为郁。在治疗上根据不同症状选择活血化瘀调经之法，理脾化痰、清热祛湿之法，补益气血、疏肝养肝之法，也可结合外治法。

四、医案介绍

医案：成某某，女，45 岁，门诊患者。

主诉：面部黄褐斑多年，加重半年。

患者于多年前面部出现黄褐斑，以两颊多见，近半年来色斑颜色加深，面积增大，遂来就诊。刻下症见：面部可见黄褐色斑点，两颊居多，不痛不痒，舌质淡红，苔薄黄，脉沉细。

综合脉症，四诊合参，本证属“阴虚火旺 瘀血内停”证，当以养阴清热，活血消斑为治疗原则，方用增液汤加减，整方如下：

生地 20 g	玄参 10 g	麦冬 30 g	黄连 12 g
黄芩 15 g	知母 20 g	黄檗 15 g	乌贼骨 30 g
白芍 15 g	川芎 12 g	元胡 20 g	炙甘草 9 g

15 剂，水煎服，日 1 剂

二诊：15 剂尽服，患者自述皮肤肤质变好，颜色稍有变浅，原方继服。

按：本例病机为阴虚火旺，阴血亏虚，不能制火，火郁于经络，灼伤血络，瘀血内停，导致色斑。治疗宜养阴清热，活血消斑。方中玄参苦咸而凉，滋阴润燥，壮水制火，启肾水以滋燥，生地甘苦而寒，清热养阴，壮水生津，以增玄参滋阴润燥之力；麦冬甘寒，滋养肺胃阴津；黄芩清上焦火，黄连清中焦火，黄檗清下焦火，使虚火得降；知母苦寒，可清热泻火。《诸病源候论·面体病诸候》言："五脏六腑，十二经血，皆上于面。夫血之行，俱荣表里。人或痰饮渍脏，或腠理受风，致血气不和，或涩或浊，不能荣于皮肤，故变生黑皯。"白芍味甘、酸，性微寒，补气益血，美白润肤，可以治疗面色萎黄、面部色斑；瘀血不去，新血不生，故加川芎、元胡行气活血，祛瘀通络以消斑；乌贼骨可制胃酸，止胃痛，保护胃黏膜，顾护胃气；炙甘草益气健脾，又能调和诸药。诸药合用，共奏养阴清热，活血消斑之功。

第八章　五官病证

五官病证指耳、鼻、喉、口、眼的病证。中医学认为，人体是一个有机的整体，耳、鼻、喉、口、眼虽位居人体头颈部，为外在的独立器官，但通过经络的沟通与内在的五脏六腑发生着密切的联系，发病也常相互关联，相互为病。因此，临床上常常把这五者的疾病放在一起进行讨论。

《内经》从整体观念出发，认为目、耳、鼻、口、舌是五脏的外窍，目为肝窍，耳为肾窍，鼻为肺窍，口为脾窍，舌为心窍，故五官的生理功能和病理变化与五脏密切相关。《伤寒论》中创立了比较系统的理法方药，促进了五官科的发展。该书运用猪肤汤、甘草汤、桔梗汤、苦酒汤、半夏汤对咽喉病辨证论治，确有疗效。《金匮要略》中以半夏厚朴汤治疗梅核气沿用至今。东晋葛洪著《肘后备急方》，记载有耳道异物、气道异物和食道异物的处理方法。皇甫谧所著《针灸甲乙经》详细记载了五官科疾病的针灸疗法。孙思邈所著《千金要方》列有七窍病，顺次列述鼻、咽、喉、耳、目、口、齿的疾病和治疗方药，并提出了预防眼病的方法。

头面五官位于头颈部，内连脏腑，外在体表，故来之于内外的诸种因素均可致病。其外因主要有外感邪毒、外伤创伤、异物所伤；内因多为七情所伤、饮食、劳倦及官窍之间的病变互相传变。各种致病因素引起脏腑功能失调，导致五官病证的发生，其病机不外乎实证、虚证或虚实夹杂证三大类。实证，常见于病变的初期或中期，以外邪侵袭、脏腑火热、痰湿困结、气滞血瘀等为多见。虚证，是指正气虚衰不足，即所谓“精气夺则虚”。五官病证的虚证常见于疾病的后期和一些慢性疾病中，临床上以肺、脾、肾的虚损为多见。虚实夹杂证，即正气亏虚而邪气滞留的病证。五官的慢性疾病，常可出现这类病证，如肺脾气虚，邪滞鼻窍，可致鼻窒；脾气虚弱，湿毒内困，可致鼻渊、耳闭、脓耳等病证；气虚血瘀，可致耳面瘫；喉痈溃脓后期常出现气阴耗损而余邪未清之证；鼻咽癌等病常出现正虚毒滞之证等。

内治法是五官病证的主要治疗方法之一，在运用内治法时，必须从整体观念出发，以四诊八纲为基础，进行局部与全身辨证，抓住疾病的本质，结合病情轻、重、缓、急变化，在审证求因、审因论治的原则指导下，拟定治则，选择各种不同的治法。与临床各科一样，邪在表者，宜疏散外邪；邪热偏盛于某一脏腑，出现某脏腑热证，治宜清脏腑热；脏腑虚损而致病者，则宜补益脏腑，如此等等。头面五官为清空之窍，临床上常因外邪侵袭，脏腑功能失调而产生邪毒、痰蚀、痰血、气郁闭塞空窍等病理变化。故治疗时，在运用以上常规治法的同时，还应注意运用和配合通窍、化痰、祛瘀、开音、消痈排脓、疏肝解郁等治法，以提高临床疗效。另外，外治法也是五官病证的重要治法，临床可采取针灸、推拿、刺血、导引等外治法，内外结合，提高疗效。

五官病证除采取积极的治疗措施外，恰当的调养与护理亦是重要的一个方面。正确、适时、合理的养护不仅可防止疾病的发生发展，缩短疗程，减少并发症，而且能提高疗效，促使病变早日痊愈。反之，若不注意养护，或养护失当则不仅影响治疗效果，而且尚可使病情加重或变生他疾等，故五官病证的养护亦应予以重视。五官病证的养护应针对不同的疾病而采取相应的调养与护理措施。但就其基本情况而言，亦有一定的规律可循，即是以保护与修炼正气，调和阴阳，饮食、起居有节，回避或祛除邪气为目的。亦即以《素问·上古天真论篇》“其知道者，法于阴阳，和于术数，食饮有节，起居有常，不妄作劳”所说，使“形与神俱”为基本原则，养护与治疗一样，亦应贯彻辨证施养、辨证施护的原则。根据病情、病性、病位的不同情况，辨明其表里、寒热、虚实、阴阳的不同性质而采取相应的措施与方法进行养护，以利疾病的治愈。

第一节　鼻渊

一、概念

鼻渊是指以鼻流浊涕，如泉下渗，量多不止为主要特征的鼻病。常伴头痛、鼻塞、嗅觉减退，鼻窦区疼痛，久则虚眩不已。是鼻科常见病、多发病之一。相当于西医学的鼻炎与鼻窦炎。

鼻炎即鼻腔炎性疾病，是病毒、细菌、变应原、各种理化因子以及某些全身性疾病引起的鼻腔黏膜的炎症。鼻炎的主要病理改变是鼻腔黏膜充血、肿胀、渗出、增生、萎缩或坏死等。鼻窦炎是一个或多个鼻窦发生的炎症，因鼻腔黏膜与鼻窦黏膜相延续，故鼻腔炎症常累及鼻窦黏膜，鼻窦炎症同时伴有鼻腔黏膜的炎症。鼻炎与鼻窦炎的发病机制与生理病理过程相同，且相辅相成，因此，目前将鼻炎和鼻窦炎统称为鼻—鼻窦炎。

鼻渊病名最早见于《内经》，如《素问·气厥论》“胆移热于脑，则辛頞鼻渊。鼻渊者，浊涕下不止也”，阐述了其病机及主要临床表现。继《内经》之后，历代医家对本病的论述也较多，又有“脑漏”“脑砂”“脑崩”“脑渊”等病名。

二、诊断要点

1. 病史：可有伤风鼻塞病史。

2. 临床症状：本病以脓涕量多为主要症状，常同时伴有鼻塞及嗅觉减退，症状可局限于一侧，也可双侧同时发生，部分病人可伴有明显的头痛，头痛的部位常局限于前额、鼻根部或颌面部、头顶部等，并有一定的规律性。

3. 检查：鼻黏膜充血肿胀，尤以中鼻甲及中鼻道为甚，或淡红，中鼻甲肥大或呈息肉样变，中鼻道、嗅沟、下鼻道或后鼻孔可见脓涕。前额部、颌面部或鼻根部可有红肿及压痛。鼻窦 X 线或 CT 检查常显示窦腔模糊、密度增高及混浊，或可见液平面。上颌窦穿刺冲洗可了解窦内有无脓液及其性质、量、气味等，但此项检查需在病人无发热，全身症状基本消失的情况下施行。

三、辨治要点

鼻渊有虚实之分。实证常见病因有风、火、寒，多因外邪侵袭，致肺、脾胃、胆病变而发病，表现为风热、肺热、湿热、胆热；虚证多因内伤、七情或久病等原因，致肺、脾之脏气虚损，加之邪气久羁，滞留鼻窍，以致缠绵难愈，临证时要注意辨别。同时也要及时治疗相邻器官（如牙）的疾病，也要嘱患者注意正确的擤鼻方法，以防止邪毒窜入耳窍致病。

四、医案介绍

医案一：陈某某，男，52 岁，门诊患者。

患者鼻炎反复发作 3 月余，现鼻塞，流涕，头痛、头晕，舌暗红，苔黄腻，脉沉。

综合脉症，四诊合参，本证当属祖国医学“鼻渊”范畴，证属风热上攻，当以疏风清热，开窍降气为主要治疗原则，方用银翘散加减，整方如下：

金银花 20 g	连翘 20 g	桑皮 20 g	黄芩 20 g
前胡 15 g	半夏 9 g	厚朴 15 g	茯苓 12 g
苏叶 15 g	藿香 15 g	芦根 20 g	玉竹 15 g
白芷 20 g	辛夷花 20 g	苍耳子 20 g	焦三仙 20 g(各)
乌贼骨 30 g	生甘草 15 g		

7 剂，水煎服，日 1 剂

按：风热上攻，清窍闭阻，又兼加湿邪，形成本证。治宜疏风清热，降气开窍。金银花、连翘气味芳香，既能疏散风热，清热解毒，又可辟秽化浊，在透散热邪的同时，兼顾了温热病邪易蕴结成毒及多夹秽浊之气的特点；桑白皮清泻肺热；黄芩善清上焦肺火；前胡宣散风热，下气化痰；芦根清热泻火，生津除烦；玉竹清热养阴；半夏化痰散结，降逆和胃，厚朴苦辛性温，下气除满，助半夏降逆散结；苏叶下气宽中；茯苓健脾渗湿，藿香芳香化浊，二者合用，化湿和中；白芷、辛夷花、苍耳子上行头面，善通鼻窍，祛风止痛；焦三仙消食健脾，乌贼骨制酸止痛，二者合用，顾护胃气；生甘草清热解毒，兼能调和诸药。诸药合用，共奏疏风清热，开窍降气之功。

医案二：陈某某，男，42 岁，门诊患者。

主诉：鼻塞、流涕反复发作 1 年余，加重伴胃脘部痞满 1 月余。

患者 1 年前因感冒出现鼻塞、流涕，口服药物（具体不详）后症状消失，其后上述症状反复发作，时轻时重，期间曾服用酮替芬、开瑞坦等多种药物，效果欠佳。1 月前患者再次出现鼻塞、流涕，且伴有胃脘部痞满，食欲不振，前来就诊。刻下症见：鼻涕白黏，量多，嗅觉减退，鼻塞较重，胃脘痞满，食少纳呆，头胀闷，夜眠差，舌暗红，苔黄腻，脉沉细。

综合脉症，四诊合参，本证当属祖国医学“鼻渊”范畴，证属脾气虚弱证，当以益气通窍，消痞散结为主要治疗原则，治以半夏泻心汤加减，整方如下：

半夏 9 g	黄连 12 g	黄芩 15 g	瓜蒌 20 g
厚朴 12 g	槟榔 9 g	干姜 6 g	焦三仙 15 g(各)
珍珠母 30 g	连翘 20 g	白芷 15 g	苍耳子 15 g
辛夷 15 g	生甘草 12 g		

5 剂，水煎服，日 1 剂

二诊：鼻塞、流涕及胃脘部痞满不适均有所减轻，夜眠可，口干，舌暗红，苔黄腻，脉沉细，上方加石斛 30 g，继服 7 剂。

三诊：上述诸症减轻，舌暗红，苔黄腻，脉沉细，原方继服，巩固疗效。

按：本例患者症状较多，但究其病机当属脾气虚弱。脾气虚弱，运化失健，气血精微生化不足，鼻窍失养，加之脾虚不能升清降浊，湿浊内生，困聚鼻窍而为病；湿邪上蒙清窍，则头胀闷；脾胃为后天之本，气血化生之源，脾胃虚弱，化生无源，心神失养，加之患者鼻塞，呼吸不畅，故夜眠差；脾胃居中焦，为阴阳升降之枢纽，中气虚弱，寒热错杂，故为痞证；舌暗红，边有齿痕，苔黄腻，脉沉细为脾气虚弱，寒热错杂之征象。半夏泻心汤出自《伤寒论·辨太阳病脉证并治》：“但满而不痛者，此为痞，柴胡不中与之，宜半夏泻心汤。”原用于治疗小柴胡汤误下，损伤中阳，少阳邪热乘虚内陷所致的寒热错杂之痞证。方中半夏散结消痞、降逆止呕；干姜温中散邪；黄芩、黄连苦寒，泻热消痞；瓜蒌味甘性寒入肺，涤痰散结；厚朴宽中散结，消痞除满；槟榔行气利水，消积散结；脾胃虚弱，运化失司，易产生食积，故加焦三仙健脾消食；肺开窍于鼻，用连翘宣发肺气；白芷、苍耳子、辛夷均味辛性温，善于宣肺气，通鼻窍；珍珠母质重沉降，镇心安神；甘草调和诸药。诸药配伍，寒热互用以和其阴阳，辛苦并进以调其升降，补泻兼施以顾其虚实。

医案三：赵某某，女，60 岁，住院患者。

主诉：阵发性头晕、头胀 2 年余，加重伴打喷嚏、流鼻涕 4 天。

现病史：患者 2 年前无明显诱因出现头痛、头晕，多次于门诊就诊，测量血压最高达 200/100 mmHg，诊断为高血压病，因口服洛汀新干咳，现口服代文、络活喜降压。4 天前感头晕、头胀较前加重，多次测血压偏高，视物旋转，恶心无呕吐，无晕厥及抽搐，无发热、咳嗽，无腹痛腹泻，门诊就诊，给予加用倍他乐克缓释片联合降压，仍感头晕，为求进一步治疗收入院。患者自发病以来，神志清，精神可，二便无异常，夜眠差，食欲可，近期体重无明显变化。

既往史：既往身体状况一般，高胆固醇血症病史 3 余年，曾服用舒降之效果欠佳。鼻炎病史 30 余年，平素打喷嚏、流鼻涕几乎不缓解。否认肝炎、结核等传染病史，无外伤手术史，无输血史，无药物及食物过敏史。预防接种史不详。其他系统回顾无特殊。

个人史、月经婚育史、家族史：长期居于当地，否认疫水及疫地接触史，不吸烟及饮酒。月经：13 5/28 51，绝经后无阴道不规则流血；已婚，子女身体健康。否认其他家族遗传病及传染病史。

查体：T 36. 2 ℃ P 72 次/分 R 19 次/分 BP 140/91 mmHg 老年女性，神志清，精神可，发育正常，营养良好，步入病房，自主体位，查体合作，全身皮肤、黏膜无黄染、皮疹及出血点。浅表淋巴结未触及肿大。头颅无畸形，巩膜无黄染，结膜无苍白，双侧瞳孔等大等圆，对光反射正常存在。咽无充血，口唇无紫绀，伸舌居中，颈软，颈静脉无怒张，气管居中，甲状腺不肿大。胸廓对称，双侧呼吸动度对称，触觉语颤正常存在，双肺叩清音，双肺呼吸音清，双肺未闻及干湿性啰音，心前区无隆起，心尖搏动无弥散，未触及震颤，心界无扩大，心率72次/分，律齐，各瓣膜听诊区无杂音，无心包摩擦音，周围血管征（-）。腹平软，肝脾肋下未触及，肝肾区无叩痛，移动性浊音（-），肠鸣音正常存在，腹部未闻及血管杂音。脊柱、四肢无畸形，肛门、外生殖器未查，四肢肌力、肌张力正常，双下肢无浮肿。腹壁、双侧肱二头肌、肱三头肌、膝腱、跟腱反射正常，Babinski氏征（-），脑膜刺激征（-）。

辅助检查：心电图（我科）：正常心电图。

入院诊断：1. 高血压病2级；2. 慢性鼻炎。

刻下症见：头痛，前额胀，打喷嚏、流鼻涕，睡眠欠佳，舌淡，瘦小，苔薄白，脉沉细。

综合脉症，四诊合参，本证当属祖国医学“鼻渊”范畴，证属肺气虚寒，当以散寒通窍为主要治疗原则，方用麻黄附子细辛汤合苍耳子散加减，整方如下：

炙麻黄15 g　熟附子15 g　细辛6 g　肉桂20 g
白芷30 g　炒苍耳子20 g　川芎30 g　辛夷30 g（包）
蔓荆子20 g　白蒺藜20 g　生甘草6 g

7剂，水煎服，日1剂

二诊：头痛、头胀减轻，打喷嚏、流鼻涕有所缓解，睡眠仍欠佳，上方加焦三仙各30 g、乌贼骨30 g、连翘20 g、珍珠母45 g、元胡20 g，制成膏方。

按：肺脏虚损，肺卫不固，易为邪犯，正虚托邪无力，邪滞鼻窍而为病；肺失宣降，则流涕、打喷嚏；肝阳上亢，故头痛、头胀；舌淡，瘦小，苔薄白，脉沉细为肺气虚寒之象。方中麻黄辛温，发汗解表，附子辛热，温肾助阳，二药配合，相辅相成，为助阳解表的常用组合；细辛归肺肾二经，芳香气浓，性善走窜，通彻表里，既能祛风散寒，助麻黄解表，又可鼓动肾中真阳之气，协助附子温里；肉桂辛甘大热，补火助阳，引火归元，散寒止痛，温通经脉，与附子合用，温经散寒；白芷、苍耳子、辛夷均味辛性温，善于宣肺气，通鼻窍；川芎辛温香燥，走而不守，既能行散，又能上行达巅顶，行气止痛；蔓荆子清利头目，善于治疗各种头痛，《本草汇言》云“蔓荆子，主头面诸风疾之药也”，白蒺藜苦、辛，入肝经，可平肝解郁，祛风明目，常用于肝阳眩晕头痛，二药合用，常用于治疗各类头痛；珍珠母质重沉降，可镇心安神；连翘清热，防上药温热太过；焦三仙健脾消食；乌贼骨制酸止痛，保护胃黏膜；甘草调和诸药。诸药合用，共奏散寒通窍之功。

第二节 喉痹

一、概念

喉痹是指以咽部红肿疼痛，或干燥、异物感，或咽痒不适，吞咽不利等为主要临床表现的疾病，相当于西医学的咽炎。

咽炎可分为急性咽炎和慢性咽炎。急性咽炎为咽部黏膜及黏膜下组织的急性炎症。咽淋巴组织常被累及。炎症早期可局限，随病情进展常可涉及整个咽腔，以秋冬及冬春之交较常见。慢性咽炎又称慢性单纯性咽炎，较多见。病变主要在黏膜层，表现为咽部黏膜慢性充血，黏膜及黏膜下结缔组织增生。黏液腺可肥大，分泌功能亢进，黏液分泌增多。多见于成年人，病程长，易复发。

“喉痹”一词，最早见于《五十二病方》，以后《内经》多次进行了论述，如《素问·阴阳别论》的“一阴一阳结，谓之喉痹”。其含义较广，大抵包含了具有咽喉部红肿疼痛为特点的多种咽喉部急、慢性炎症。后世医家对疾病的分类渐趋详细，将“喉痹”作为一种独立的疾病区分开来，如《喉科心法》的“凡红肿无形为痹，有形是蛾”。但总的来说，古代医籍中“喉痹”的概念一直较为笼统。现代中医喉科对“喉痹”的概念已逐渐统一，系专指急、慢性咽炎。根据病因病机的不同，急性咽炎又可称为“风热喉痹”或“风寒喉痹”。

二、诊断要点

1. 病史 多有感冒病史，或咽痛反复发作史。

2. 临床表现 发病较急，初起时咽部干燥、灼热、疼痛、吞咽痛。吞咽唾液时咽痛比进食更甚，全身症状一般较轻，但因年龄、免疫力以及病毒、细菌毒力之不同而程度不一，可有发热、头痛、食欲不振，四肢酸痛等表现。

3. 检查 咽黏膜充血、肿胀，咽后壁或见脓点，或见咽喉黏膜肥厚增生，或见咽黏膜干燥。

三、辨治要点

起病急者，多属肺胃之热证，如《丹溪心法・卷四》指出的“喉痹大概多见痰热”。因此治疗上要适当配伍清热化痰利咽的药物，笔者常用蝉蜕、木蝴蝶、射干、桔梗等。对于久病不愈、反复发作者，因根据体质不同，可有阴虚、气虚、阳虚、痰瘀等不同证型，临证时可根据其体质不同配伍相应的药物。

四、医案介绍

医案：朱某某，男，50 岁，门诊患者。

主诉：咽喉肿痛 1 周。

患者咽喉疼痛 1 周，自行服用牛黄益金片等中成药，效果不佳，前来就诊。刻下症见：咽痛，咽干，吞咽时加重，扁桃体充血红肿，眠差，伴胃部不适，颈椎疼，舌红，苔黄，脉沉。

综合脉症，四诊合参，本证当属祖国医学“喉痹”范畴，证属阴虚火旺证，当以滋阴降火，软坚散结为主要治疗原则，治以增液汤加味，整方如下：

生地 30 g	玄参 15 g	麦冬 30 g	黄芩 15 g
黄连 12 g	黄檗 20 g	桂枝 20 g	浙贝 15 g
皂角 20 g	元胡 30 g	珍珠母 60 g	连翘 30 g
乌贼骨 30 g	焦三仙 30 g(各)		

7 剂，水煎服，日 1 剂

按：肺阴不足，虚火上炎，咽喉失养，发为喉痹；虚火扰心，心神不宁，则眠差；胃阴不足，故胃部不适；舌红，苔黄，脉沉为阴虚火旺之象。方中玄参苦咸而凉，滋阴润燥，壮水制火，生地甘苦而寒，清热养阴，壮水生津，以增玄参滋阴润燥之力；麦冬甘寒，滋养肺胃阴津以润燥；黄芩清上焦火，黄连清中焦火，黄檗清下焦火，使虚火得降；浙贝清热散结，皂角清热解毒，散结消肿，连翘疏风解热，散结消肿，上三药合用，软坚散结；元胡行气止痛，善治一身上下诸痛症，桂枝通经，助元胡行气止痛；珍珠母质重沉降，重镇安神；焦三仙消食健脾，乌贼骨制酸止痛，二药用来顾护脾胃。诸药合用，共奏滋阴降火，软坚散结之功。

第三节　耳鸣

一、概念

耳鸣是指患者自觉耳中鸣响而周围环境并无相应的声源，它可发生于单侧，也可发生于双侧，有时患者自觉声音来自头颅内部，可称为“颅鸣”或“脑鸣”，为耳部疾病的常见症状，亦可出现于内、外、神经、精神等科的疾病中，耳鸣重者扰人不宁，影响正常生活和工作。

耳鸣既是多种耳科疾病乃至全身疾病的一种常见症状，有时也可单独成为一种疾病，耳鸣常与耳聋同时或先后出现。《杂病源流犀烛·卷二十三》言：“耳鸣者，聋之渐也，惟气闭而聋者则不鸣，其余诸般耳聋，未有不先鸣者。”故临床一般将二者合在一起进行讨论。西医学的突发性聋、噪声性聋、药物中毒性聋、老年性聋、耳硬化症以及原因不明的感音神经性聋、混合性聋及耳鸣等疾病，均可参考本节进行辨证论治。

二、诊断要点

1. 病史 耳外伤史、爆震史、噪声接触史、耳聋性药物用药史、耳流脓史、其他全身疾病史、治疗史等。

2. 临床症状 可急性起病，亦可缓慢起病；既可为单侧也可为双侧；可呈持续性，也可呈间歇性；耳鸣的音调可呈高音调如蝉鸣声、汽笛声、口哨声等，亦可呈低音调如机器声、隆隆声等；一般在夜间或安静时加重，严重时可影响睡眠及对生活、工作、情绪产生干扰；多数耳鸣伴有听力下降。

3. 检查 外耳道及鼓膜检查；听力学检查：如音叉实验、纯音测听、耳鸣音调与响度测试、声导抗测试、电反应测听等；影像学检查：如颞骨及颅脑X线、CT、MRI等。

三、辨治要点

耳鸣一般分为实证和虚证两大类，一般来说，起病急、病程短者以实证多见，常见于风热侵袭、肝火上炎、痰火郁结、气滞血瘀等证型；起病缓慢、病程较长者以虚证多见，如肾精亏损或气血亏虚等。

四、医案介绍

医案一：葛某某，女，30岁，门诊患者。

主诉：耳鸣1周。

患者近1周来耳鸣，夜间出汗，为进一步诊治，前来就诊。刻下症见：耳鸣，夜间出汗，睡眠差，伴腰疼，舌淡红，苔薄黄，脉沉弦。

综合脉症，四诊合参，本证当属祖国医学“耳鸣”范畴，证属肝肾阴虚，肝阳上亢证，当以滋补肝肾，平肝潜阳为治疗原则，整方如下：

川芎 20 g	葛根 30 g	石菖蒲 15 g	钩藤 30 g（后入）
远志 15 g	连翘 20 g	乌贼骨 30 g	焦三仙 15 g（各）
生龙骨 30 g	生牡蛎 30 g	珍珠母 60 g	生甘草 12 g
泽泻 30 g			

7剂，水煎服，日1剂

二诊：耳鸣减轻，白天消失，夜间稍重，上方继服7剂，巩固疗效。

按：肝肾亏虚，水不涵木，肝阳亢逆无所制，气火上扰，故耳鸣、盗汗、失眠。治宜滋补肝肾，平肝潜阳。方中钩藤清热平肝，息风潜阳；珍珠母清热息风，重镇安神；龙骨、牡蛎平肝潜阳，镇惊安神；远志安神益智；石菖蒲开窍益智；连翘清热疏风；川芎活血行气，祛风止痛，正所谓“治风先治血，血行风自灭”；葛根生津舒筋；泽泻渗泄肾中水邪；焦三仙消食健脾，乌贼骨制酸止痛，二者合用，顾护胃气；生甘草调和诸药。诸药合用，共奏滋补肝肾，平肝潜阳之功。

医案二：谢某某，男，40岁，门诊患者。

主诉：耳鸣半月余。

患者半月前无明显诱因突然出现耳鸣，伴有头晕，未做治疗，耳鸣一直存在，遂来就诊。刻下症见：耳鸣，头晕、头痛，心烦，失眠，伴有颈椎不适，舌暗红，苔黄厚，脉弦。

综合脉症，四诊合参，本证当属祖国医学“耳鸣”范畴，证属肝胆火旺，瘀血内阻证，当以泻热开窍，活血化瘀为治疗原则，方用芎芷石膏汤加减，整方如下：

川芎20 g	白芷15 g	石膏30 g	菊花12 g
连翘15 g	石菖蒲15 g	远志12 g	紫石英30 g
益智仁15 g	夏枯草30 g	苏木20 g	独活20 g
鸡血藤30 g	杜仲15 g	牛膝15 g	桑寄生30 g
地龙20 g	生甘草12 g		

7剂，水煎服，日1剂

二诊：耳鸣减轻，上方连翘改为20 g，加强清热之功；加元胡15 g，行气活血，继服7剂，巩固治疗。

按：耳鸣一病，虚证责之于肾，实证责之于肝胆，本证患者肝胆火旺，上壅于耳，清窍失灵，故耳鸣；上攻于头，清阳之气受阻，气血不畅，则头晕、头痛；肝胆火旺，扰动心神，故心烦、夜寐不安；肝胆火旺，壅阻经络，不通则痛，故颈椎不适。治疗以泻热开窍为主，辅以活血化瘀之法。川芎辛温香燥，走而不守，能行能散，上行巅顶，清利头目；白芷上行头目，下抵肠胃，中达肢体，遍通肌肤以至毛窍，而利泄邪气；菊花清泻肝火，石膏泻热下行，用二药以制约芎、芷的温燥之性；连翘疏风泻热，夏枯草大苦大寒，清肝泻胆；石菖蒲、远志开窍化浊，清利耳窍；紫石英质重沉降，重镇安神；益智仁安神益智；独活用到20 g，剂量中等，主要用来通络止痛；肝胆火旺，壅阻经络，容易产生瘀血，更加阻塞耳窍，故加苏木、鸡血藤、地龙活血化瘀；杜仲、牛膝、桑寄生补益肝肾，强筋健骨；生甘草调和诸药。本方在泻热开窍的同时适当配伍活血药。诸药合用，共奏泻热开窍，活血化瘀之功。

第四节 牙痛

一、概念

牙痛是指牙齿由各种原因引起的疼痛，为口腔疾患中常见的症状之一，可见于龋齿、牙髓炎、根尖周炎、牙外伤、牙本质过敏、楔状缺损等。

二、诊断要点

牙痛是多种牙齿疾病和牙周疾病常见症状之一，其特点表现为以牙痛为主，牙龈肿胀，咀嚼困难，口渴口臭，或时痛时止，遇冷热刺激痛，面颊部肿胀等，牙龈鲜红或紫红、肿胀、松软，有时龈缘有糜烂或肉芽组织增生外翻，刷牙或吃东西时牙龈易出血，但一般无自发性出血，患者无明显的自觉症状，有时可有发痒或发胀感。

三、辨治要点

“齿为骨之余”“肾主骨”，足阳明胃之经脉络于龈中，所以齿与肾、龈与胃关系最为密切。从整体观念出发，牙痛往往与外邪侵袭、炎症、肝肾功能失调及不重视自我保健有关。一般而言，急性牙痛、牙龈红肿者，多从胃治；而慢性牙痛、齿松、齿痛隐隐、红肿不甚者，宜从肾治。

四、医案介绍

医案：陈某某，男，67 岁，门诊患者。

主诉：牙痛 1 周，加重 3 天。

患者 1 周前感右侧牙齿隐痛，发现有磨牙萌出，3 天前食用辛辣之品，疼痛加重，前来就诊。刻下症见：右侧牙齿疼痛，牙龈红肿，咀嚼、吞咽时加重，右侧面颊稍肿胀，颈部淋巴结增大，口干，自述平素口臭，喜食辛辣，便秘，舌红，苔黄，脉数。

综合脉症，四诊合参，本证当属祖国医学“牙痛”范畴，证属胃火炽盛，当以清热泻火，消肿止痛为主要治疗原则，治以调胃承气汤加减，整方如下：

黄芩 20 g	黄檗 20 g	栀子 30 g	大黄 15 g
芒硝 6 g	甘草 12 g	元胡 20 g	肉桂 6 g

7 剂，水煎服，日 1 剂

按：足阳明胃经循行上齿，胃火炽盛，循经上蒸齿龈，"人身之火，惟胃最烈"，火既升于齿牙，故牙齿痛，牙龈红肿较甚。本例患者平素口臭，说明胃中有积热，加之食用辛辣之品，引动胃火，循经上蒸牙床，伤及龈肉，损伤脉络为病；热伤津液，故口渴引饮，大便秘结；口有臭气，舌苔黄，脉数均为胃腑热盛之象。治以调胃承气汤加减调和肠胃，承顺胃气，驱除肠胃积热，使胃气得和，气机相接，从而诸证蠲除。方中大黄苦寒以泻热通便，荡涤肠胃，芒硝咸寒以泻下除热，软坚润燥，甘草调和大黄、芒硝攻下泻热之方，使之和缓；栀子、黄芩、黄檗清热泻火，凉血解毒；元胡辛散、苦泄、温通，既入血分，又入气分，既能行血中之气，又能行气中之血，气畅血行，善治一身上下诸痛；肉桂可引火归元，《本草纲目》言其"内托痈疽痘疮，能引血化汗化脓，解蛇蝮毒"，同时其味辛、甘，性热，防上药苦寒太过，损伤正气；甘草调和诸药。诸药合用，共奏清热泻火，消肿止痛之功。

第五节　口疮

一、概念

口疮是以口腔局部出现小溃疡，灼热疼痛为特征的口腔黏膜病，是口腔黏膜疾病中常见的溃疡性损害疾病，并且容易反复发作，给病人带来很大的痛苦。普通感冒、消化不良、精神紧张、郁闷不乐等情况均能偶然引发该病，好发于唇、颊、舌缘等，在黏膜的任何部位均能出现，但在角化完全的附着龈和硬腭则少见。西医学中复发性口腔溃疡可参照本节进行辨证论治。

中医对口疮的认识较早，在《素问·气交变大论》就有"岁金不及，炎火乃行，生气乃用……民病口疮"的记载。《素问·五常政大论》云："少阳司天，火气下临，肺气上从，白起金用……鼻窒口疡。"《素问·气厥论篇》

中云："膀胱移热于小肠，膈肠不便，上为口糜。"《素问病机气宜保命集·疮疡论》提出"少阴口疮""太阴口疮"。《卫生宝鉴·卷十一》载"心病口疮"。《外科正宗·卷之四》将口疮命为"口破"，并从病位表现而辨虚实，曰"口破者，有虚火实火之分，色淡色红之别。虚火者，色淡而白斑细点……实火者，色红而满口烂斑"。《医宗金鉴·大人口破》明确口破与口疮为同一病证，曰"大人口破，此证名曰口疮"。

二、诊断要点

1. 口、舌、唇、齿龈等处可见单个或多个淡黄色或白色小溃疡，周围红晕，局部疼痛，常伴流涎，甚则发热。

2. 外感引起者，可伴发热，颌下礜核肿大。

3. 血象可见白细胞总数、中性粒细胞总数偏高或不变。

三、辨治要点

治疗口疮要分虚实，辨脏腑，辨病与辨证相结合，才能取得较好疗效。一般来说，口疮多为火热之证，当分虚实。若患者是青年，口疮剧痛，犹如火灼，口苦口臭，便干尿黄，为实热实火。治当清热泻火、解毒止痛。若患者年老体弱，口疮隐隐作痛，咽干舌燥，烦热或五心烦热，舌红少津，为虚热虚火。治宜养阴生津，清降虚火。同时可配合外治法，用冰硼散、锡类散涂敷患处。笔者临证时用吴茱萸适量，捣碎，醋调敷涌泉穴，睡前固定，第二天早晨去除，效果良好。

四、医案介绍

医案一：李某某，女，47 岁，门诊患者。

主诉：口腔溃疡反复发作 5 个月。

患者自述近 5 个月来口腔溃疡反复发作，口腔黏膜疼痛，饮食困难，严重影响生活，为求进一步诊治，前来就诊。刻下症见：口腔溃疡，疼痛，难以进食，口干，伴眠差，腰椎不适，舌红，苔黄腻，脉细数。

综合脉症，四诊合参，本证当属祖国医学"口疮"范畴，证属阴虚火旺，上炎口龈证，当以滋阴养胃，清热生津为治疗原则，方用增液汤加减，整方如下：

生地 30 g	玄参 15 g	麦冬 30 g	黄连 12 g
黄芩 15 g	黄檗 20 g	元胡 20 g	苍术 30 g
薏苡仁 30 g	肉桂 6 g	生甘草 12 g	

7 剂，水煎服，日 1 剂

按：胃阴亏虚，虚火上炎，灼伤口舌肌膜，则反复发作口腔溃疡、口干；虚火扰心，心神不宁，故眠差；舌红，苔黄腻，脉细数为阴虚火旺之象。方中玄参苦咸而凉，滋阴润燥，壮水制火，生地甘苦而寒，清热养阴，壮水生津，以增玄参滋阴润燥之力；麦冬甘寒，滋养肺胃阴津以润燥；黄芩清上焦火，黄连清中焦火，黄檗清下焦火，使虚火得降，现代药理研究也证明，三者具有抗炎作用；苍术燥湿健脾；薏苡仁健脾渗湿，消肿排脓；肉桂温热，可引火下行，并防诸药寒凉太过；元胡行气止痛，善治一身上下诸痛症；生甘草调和诸药。诸药合用，共奏滋阴养胃，清热生津之功。

医案二：郭某某，女，68 岁，门诊患者。

主诉：反复口腔溃疡 1 年余。

患者 1 年前曾诊断为肺癌，后行肺癌化疗术治疗，术后反复发作口腔溃疡。刻下症见：口腔溃疡，疼痛，难以进食，口干，心悸，便秘，舌暗红，苔黄腻，脉沉。

综合脉症，四诊合参，本证当属祖国医学“口疮”范畴，证属阴虚火旺，上炎口龈证，当以滋阴养胃，清热生津为治疗原则，方用增液汤加减，整方如下：

生地 30 g	玄参 20 g	麦冬 20 g	石斛 20 g
瓜蒌 45 g	黄连 15 g	黄芩 15 g	大黄 30 g
薏苡仁 30 g	泽泻 30 g	浙贝 12 g	生牡蛎 30 g
半枝莲 20 g	夏枯草 30 g	蜂房 24 g	莪术 20 g
珍珠母 45 g	阿胶 50 g	山慈菇 24 g	白花蛇舌草 30 g

上方药量×10，制成膏方，服用 30 天，每日 2 次，每次 1 匙

二诊：口腔溃疡减轻，有时感心悸，便秘减轻，偶恶心，舌脉同上。上

方生地改为45 g，瓜蒌改为60 g，大黄改为45 g，加半夏12 g、乌贼骨30 g。上方药量×10，制作膏方，服用30天。

按：本例患者患有肺癌，肺阴已经受损，加之经过化疗治疗，体内正气更加受损，导致胃气损伤，胃阴亏虚，虚火上炎，灼伤口舌肌膜，则反复发作口腔溃疡、口干；阴液不足，津枯肠燥，则便秘；肺气不利，肺失宣肃，则咳嗽、咳痰；患者体质虚弱，心神失养，心主不安，则心悸；舌暗、苔黄腻、脉沉提示脾胃受损，脾失健运，痰湿内生。选用生地、玄参、麦冬养阴增液，增水行舟；石斛甘淡，益胃生津，滋阴润燥；黄芩、黄连、夏枯草清热泻火；酒大黄泻热通便；薏苡仁健脾化湿，泽泻清热利湿，使湿热从水道排出；瓜蒌化痰散结，行气宽中，润肠通便，调畅气机；半夏燥湿化痰；浙贝化痰散结；生牡蛎质重沉降，可安神定悸，还能滋阴降火，与珍珠母配合，镇心安神；半枝莲、山慈菇、蜂房、白花蛇舌草、莪术可消肿散结，攻毒止痛，且现代药理学已证明五药均有抗肿瘤作用；乌贼骨收敛固涩，防止正气耗散，同时可保护胃黏膜，顾护胃气；阿胶养血补血，扶助正气，兼能收膏。诸药合用，攻补兼施，同时膏方可补虚扶弱，正适合肿瘤患者服用，长期服用，可徐徐图之。

第六节　白涩症

一、概念

白涩症为眼科常见病，以眼红、眼睑红肿、眼痒、流泪或溢泪、晨起时分泌物多而难以睁眼为主要症状，相当于西医学的结膜炎。

结膜炎是结膜组织在外界和机体自身因素的作用下而发生的炎性反应的统称。虽然结膜炎本身对视力影响并不严重，但是当其炎症波及角膜或引起并发症时，可损害视力。

二、诊断要点

结膜充血和分泌物增多是各种结膜炎的共同特点，炎症可为单眼或双眼同时/先后发病。根据患者的发病过程和临床表现可有一初步判断，如感染性结膜炎通常是双眼发病，并可累及家人；大多数急性病毒性结膜炎最先是一眼发病，而后另眼发病；沙眼的病变以上睑为主；而病毒所致的急性滤泡性结膜炎则是以下睑为主；细菌性结膜炎的卡他症状更为显著；淋球菌所致的炎症则出现大量的脓性分泌物。这些病变特点皆有助于诊断。结膜刮片、细菌学检查、分泌物的细菌培养和药敏试验等相关化验检查也可进一步明确诊断。

三、辨治要点

肝开窍于目，笔者对此证的治疗多从肝论治，治疗时选用清肝泻火明目之品，并配以疏风解表，滋阴养血之品，清肝泻火，明目消肿。

四、医案介绍

医案：张某某，女，45 岁，门诊患者。

主诉：左眼红肿不适 1 年余。

患者自述 1 年来左眼红肿不适，双眼迎风流泪，曾使用多种滴眼液治疗，效果一般，为进一步诊治，前来就诊。刻下症见：左眼红肿，迎风流泪，睡眠可，饮食及二便可，舌红，苔薄黄，脉沉。

综合脉症，四诊合参，本证属肝经郁热，肝火上炎，当以清肝泻火，明目消肿为主要原则，方用龙胆泻肝汤加减，整方如下：

龙胆草 20 g	黄芩 15 g	当归 30 g	白芍 20 g
川楝子 15 g	菊花 15 g	枸杞 12 g	白芨 20 g
生甘草 6 g	栀子 20 g		

7 剂，水煎服，日 1 剂，内服 + 外洗

二诊：左眼红肿较之前有所减退，服药后腹泻，上方去当归，加桑叶 15 g，7 剂，水煎服，日 1 剂。

按：肝开窍于目，肝火上炎，则目赤肿痛，迎风流泪。治宜清肝泻火，方用龙胆泻肝汤加减。方中龙胆草大苦大寒，善泻肝胆之实火；栀子苦寒，泻火解毒，清热利湿；黄芩善清上焦热邪；肝为藏血之脏，肝经有热则易伤

阴血，当归甘温，补血活血；白芍性微寒，味酸，养血柔肝；菊花味苦、甘，性微寒，可散风清热，平肝明目，清热解毒；桑叶甘寒，疏散风热，平肝明目；枸杞性味甘平，养肝滋肾，清热明目；川楝子苦寒，疏肝泻热，行气止痛；白芨味苦、甘、涩，性寒，消肿生肌；生甘草调和诸药。诸药合用，共奏清肝泻火，明目消肿之功。

第九章　甲状腺病证

甲状腺位于前结喉两侧，颈前属任脉所主，任脉起于小腹中极穴之下，沿腹和胸部正中线直上，抵达咽喉，再上至峡部，经过面部进入两目；颈部也属督脉，盖督脉其循少腹直上者，贯脐中央，上贯心，入喉；任督两脉皆系于肝肾，且肝肾之经脉，皆循喉咙。故颈前部位与任、督、肝、肾经络有一定的联系。在甲状腺病证的治疗中，结合病位的经络所属辨证施治，对指导治疗有一定意义。

瘿病（甲状腺病证）的发病原因，总的来说，不外乎正气不足，外邪入侵，而在疾病的发生过程中形成气滞、血瘀、痰凝等病理变化。饮食过偏（长期饮用沙水），或情志抑郁，皆可影响气的正常运行，造成气的功能失调，形成气滞、气郁。气滞、气郁日久，积聚成形，导致肿块的发生，如蕴结于颈部结喉两侧而为气瘿。血瘀多由气滞不畅，或气虚无以推动血之运行，而致血液阻滞凝结，凝滞日久则瘀阻成块。痰凝多因外邪所侵，或因情志内伤，或因体质虚弱，而使气机阻滞，津液积聚为痰，痰的生成与肺、脾、肾、肝关系密切，而以上四脉均循行于喉颈部，痰循经结于颈部则成瘿。痰火郁结多因肝郁胃热，风热、风火客于肺，痰火相互凝聚，搏结于颈，而成瘿痈。

甲状腺病证检查时，应嘱患者端坐，双手放于两膝，显露颈部并使患者头部略为俯下。检查者坐在患者对面，观察颈部，如两侧是否对称，有无肿块隆起，有无血管怒张，并注意肿块的位置、大小、形态、数目、硬度、光滑度、活动度，有无压痛，边界是否清楚，肿块能否随吞咽而上下移动，有无震颤，气管位置是否受压移位，颈部淋巴结有无肿大。甲状腺机能亢进时，血清 T3 可高于正常 4 倍左右，而 T4 为正常的 2.5 倍，因此，T3 测定对甲亢的诊断具有较高的敏感性。甲状腺扪及有结节时首选 B 型超声扫描，能区别结节的囊肿性或实体性。

对瘿病的治疗中医学早有记载，且具有相当的针对性，并积累了丰富的经验。综合上述瘿的病因病机，在治疗方面，以理气解郁、活血祛瘀、化痰软坚、清热化痰为基本原则，以含碘的海生植物最为常用。理气解郁法适用于发病与精神因素有关的病人，病变在肝经部位。结块漫肿软绵，或坚硬如石，胸胁胀痛，舌苔薄白，脉弦滑。方如逍遥散、四海舒郁丸。活血祛瘀法适用于肿块色紫坚硬，或肿块表面青筋盘曲或网布红丝，痛有定处，舌质紫暗，瘀点瘀斑，脉濡涩。方如桃红四物汤。化痰软坚法适用于结块位于皮里膜外，患处不红不热，按之坚实有囊性感，舌苔薄腻，脉滑。方如海藻玉壶汤、通气散坚丸。清热化痰法适用于颈前漫肿，色红灼热，疼痛，舌苔黄，脉滑数。方如柴胡清肝汤。针对本病，中医中药治疗有一定疗效，但对其中属肿瘤范畴者，当及时采取手术治疗，以免贻误病情。

第一节　气瘿

一、概念

气瘿是以颈前漫肿，边缘不清，皮色如常，按之柔软，可随喜怒而消长为主要表现的甲状腺肿大性疾病。《诸病源候论》云：“气瘿之状，颈下皮宽，内结突起，膇膇然亦渐大，气结所致也。”好发于青年，女多于男，尤以怀孕期及哺乳期的妇女多见。相当于西医学的单纯性甲状腺肿。

甲状腺肿是指良性甲状腺上皮细胞增生形成的甲状腺肿大。单纯性甲状腺肿也称为非毒性甲状腺肿，是指非炎症和肺肿瘤原因，不伴有临床甲状腺功能异常的甲状腺肿。如果一个地区儿童中单纯性甲状腺肿的患病率超过10%，称之为地方性甲状腺肿。

二、诊断要点

1. 患者有长期单纯性甲状腺肿的病史。发病年龄一般大于30岁。女性多于男性。甲状腺肿大程度不一，多不对称。结节数目及大小不等，一般为多发性结节，早期也可能只有一个结节。结节质软或稍硬，光滑，无触痛。有时结节境界不清，触摸甲状腺表面仅有不规则或分叶状感觉。病情进展缓慢，多数患者无症状。较大的结节性甲状腺肿可引起压迫症状，出现呼吸困难、吞咽困难和声音嘶哑等。结节内急性出血可致肿块突然增大及疼痛，症状可于几天内消退，增大的肿块可在几周或更长时间内减小。

2. 结节性甲状腺肿出现甲状腺功能亢进症（Plummer病）时，患者有乏力、体重下降、心悸、心律失常、怕热多汗、易激动等症状，但甲状腺局部无血管杂音及震颤，突眼少见，手指震颤亦少见。老年患者症状常不典型。

3. 患者有无接受放射线史、口服药物史及家族史，患者来自地区是否为地方性甲状腺肿流行区等。一般结节性甲状腺肿病史较长，无压迫症状，无甲状腺功能亢进症状，患者多不在意，无意中发现甲状腺结节而来就诊检查。

4. 如为热结节（毒性结节）时，患者年龄多在40岁以上，结节性质为中等硬度，有甲亢症状，甚至发生心房纤维性颤动及其他心律失常表现，出血时可有痛感，甚至发热。结节较大时可发生压迫症状，如发音障碍，呼吸不畅，胸闷、气短及刺激性咳嗽等症状。

5. 来自碘缺乏地区的结节性甲状腺肿患者，其甲状腺功能可有低下表现，临床上也可发生心率减慢、水肿、皮肤粗糙及贫血表现等。少数患者也可癌变。温结节比较多见，可用甲状腺制剂治疗，肿大的腺体可缩小。冷结节比较少见，有临床甲减（甲状腺功能减退症）者可用甲状腺制剂治疗，但往往需要手术治疗。

三、辨治要点

本病多与情志内伤、居住地区水质过偏有关。治疗一般采用内治法，以疏肝解郁、化痰软坚为主。肝郁气滞证，治宜疏肝理气、解郁消肿，方用四海舒郁丸加减；肝郁肾虚证，治宜疏肝补肾、调摄冲任，方用四海舒郁丸合右归饮加减。瘿肿过大出现压迫症状和结节性甲状腺肿者，以手术治疗为宜。

四、医案介绍

医案一：赵某某，女，32 岁，门诊患者。

主诉：甲状腺肿大 3 月余。

患者 3 个月前家中突遭变故，精神受到打击，后开始出现两侧弥漫性甲状腺肿，3 个月来持续增大，前来就诊。刻下症见：双侧甲状腺弥漫性肿大，质软，随吞咽上下移动，善太息，胸胁满闷不舒，舌红，苔黄，脉弦。

综合脉症，四诊合参，本证当属祖国医学“气瘿”范畴，证属肝郁气滞证，当以疏肝理气，软坚散结为主要治疗原则，方用龙胆泻肝汤合海藻玉壶汤加减，整方如下：

龙胆草 20 g	黄芩 15 g	栀子 20 g	柴胡 15 g
当归 20 g	赤芍 20 g	川芎 20 g	香附 15 g
郁金 30 g	玫瑰花 15 g	夏枯草 30 g	茵陈 12 g
海藻 15 g	昆布 20 g	荔枝核 20 g	皂刺 15 g
浙贝 9 g	生牡蛎 30 g	天花粉 30 g	焦三仙 20 g（各）
乌贼骨 30 g	连翘 20 g	白蔻仁 20 g（后入）	

7 剂，水煎服，日 1 剂

二诊：胸胁满闷减轻，仍有甲状腺肿大，上方药量 ×10，加阿胶 500 g，制作膏方，长期服用。

按：本例患者遭受精神创伤，过度抑郁，肝失疏泄，气机郁滞，脾虚生痰，壅阻颈部，导致诸症。治宜清肝泻胆，软坚散结，方用龙胆泻肝汤合海藻玉壶汤加减。方中龙胆草大苦大寒，上泻肝胆实火，下清下焦湿热；黄芩、栀子、夏枯草、茵陈苦寒泻火，清热燥湿，与龙胆草配合，清肝泻胆；赤芍清热凉血；川芎行气活血；柴胡、香附、郁金、玫瑰花疏肝解郁，清泻肝经郁火；肝主藏血，肝经有热，本易耗伤阴血，加用苦寒燥湿，再耗其阴，故用天花粉、当归滋阴养血；海藻咸寒，软坚散结，消痰退肿，《纲目》云：“海藻，咸能润下，寒能泄热引水，故能消瘿瘤、结核、阴肿之坚聚，而除浮肿、脚气、留饮、痰气之湿热。”昆布亦咸寒，功善软坚散结；荔枝核、皂角刺行气散结，活血消肿；浙贝、生牡蛎可软坚散结；白蔻仁健脾化湿以散结；肝失疏泄，脾失健运，易食积化热，故加焦三仙健脾消食；连翘清热散结；乌贼骨制胃酸，止胃痛，用来保护胃黏膜，顾护胃气。诸药合用，清肝泻胆，软坚散结，7剂尽服，效果良好。后上方药量×10，制作膏方，长期服用，缓缓图之。

医案二：刘某某，男，53岁，门诊患者。

主诉：双侧甲状腺结节1年。

患者1年前开始出现双侧甲状腺结节，经B超检查，最大者1.5 cm×1.1 cm，1年来未做治疗，结节持续增大，前来就诊。刻下症见：双侧甲状腺结节性肿大，可触知，随吞咽上下移动，吞咽时咽部有异物感，舌暗红，苔黄，脉弦滑。

综合脉症，四诊合参，本证当属祖国医学“气瘿”范畴，证属气滞痰结证，当以疏肝解郁，化痰散结为主要治疗原则，方用龙胆泻肝汤合二陈汤加减，整方如下：

龙胆草30 g	柴胡12 g	黄芩15 g	栀子20 g
半夏9 g	陈皮15 g	木香9 g	砂仁6 g
连翘20 g	昆布20 g	海藻15 g	焦三仙30 g(各)
川贝10 g	皂刺20 g	瓜蒌15 g	生甘草12 g
乌贼骨30 g	川楝子15 g	青皮15 g	阿胶50 g

上方药量×10，制作膏方，服用30天，每日2次，每次1匙

按：肝失疏泄，气机郁滞，郁而化火，炼液成痰；肝失疏泄，横逆犯脾，脾虚生痰，壅阻颈部，导致诸症。治宜疏肝解郁，化痰散结，方用龙胆泻肝汤合二陈汤加减。方中龙胆草大苦大寒，上泻肝胆实火，下清下焦湿热；黄芩、栀子苦寒泻火，清热燥湿，与龙胆草配合，清肝泻胆；柴胡疏肝解郁；半夏辛温性燥，最善燥湿化痰，且能降逆和胃而止呕；陈皮、木香理气燥湿，使气顺而痰消；川楝子、青皮疏肝解郁，破气消积；砂仁辛香温燥，燥湿化痰；瓜蒌宽中散结，调畅气机；海藻、昆布咸寒，软坚散结；川贝、皂刺化痰散结；肝失疏泄，脾失健运，易食积化热，故加焦三仙健脾消食；连翘清热散结；乌贼骨制胃酸，止胃痛，用来保护胃黏膜，顾护胃气；生甘草调和

诸药；阿胶养血，防止诸药寒凉温燥太过，兼能收膏。诸药合用，疏肝解郁，化痰散结，制作膏方，长期服用。

医案三：齐某某，女，46 岁，门诊患者。

主诉：甲状腺弥漫性肿大半年。

患者近半年来双侧甲状腺出现弥漫性肿大，伴有心慌、多汗，为进一步诊治，前来就诊。刻下症见：双侧甲状腺出现弥漫性肿大，心慌，多汗，烦躁，口渴，舌红，苔薄黄，脉弦。甲功三项结果示 T3、T4 增高，超声示双侧甲状腺弥漫性肿大（甲亢可能）。

综合脉症，四诊合参，本证当属祖国医学“气瘿”范畴，证属肝郁气滞证，当以疏肝解郁，化痰散结为主要治疗原则，方用龙胆泻肝汤加减，整方如下：

龙胆草 20 g	黄芩 20 g	栀子 30 g	柴胡 15 g
当归 30 g	白芍 15 g	皂角刺 30 g	浙贝 20 g
天花粉 30 g	石斛 30 g	生甘草 12 g	

7 剂，水煎服，日 1 剂

二诊：症状稍减轻，上方龙胆改为 30 g，加夏枯草 20 g，7 剂，水煎服。

三诊：症状继续减轻，上方继服。

按：肝失调达，肝郁气滞，横逆犯脾，脾失健运，痰浊内生，痰气互结，循经上行，结于喉结之处，故甲状腺肿大、烦躁；肝失疏泄，气血不和，营卫失调，故多汗；肝郁化火，火热扰心，心失所养，故心慌；热邪灼津，故口渴；舌红，苔薄黄，脉弦为肝郁气滞之象。方中龙胆草大苦大寒，上泻肝胆实火，下清下焦湿热；黄芩、栀子苦寒泻火，清热燥湿，与龙胆草配合，清肝泻胆；柴胡疏肝解郁；肝主藏血，肝经有热，本易耗伤阴血，加用苦寒燥湿，再耗其阴，故用当归、白芍滋阴养血；石斛味甘，性微寒，益胃生津，滋阴清热，天花粉甘，微苦，微寒，清热泻火，生津止渴，助石斛滋阴清热；皂角刺辛温，可消肿散结；浙贝苦寒，苦泻热毒，开郁散结，是治疗甲状腺肿大的常用药；甘草清热解毒，调和诸药。诸药合用，共奏疏肝解郁，化痰散结之功。

第二节　肉瘿

一、概念

肉瘿是以颈前结喉正中附近出现半球形柔软肿块，能随吞咽而上下移动为主要表现的甲状腺良性肿瘤。《仁斋直指方》提出了“肉瘿”这个病名：“其肉色不变者，谓之肉瘿。”本病好发于青年及中年人，女性多见。相当于西医的甲状腺腺瘤。

二、诊断要点

1. 临床表现：本病多见于 30～40 岁女性。在结喉正中一侧或双侧有单个肿块，呈圆形或椭圆形，表面光滑，质韧有弹性，可随吞咽而上下移动，生长缓慢，一般无任何不适，多在无意中发现。若肿块增大，可感到憋气或有压迫感。部分患者可发生肿物突然增大，并出现局部疼痛，是因乳头状囊性腺瘤囊内出血所致。巨大的肉瘿可压迫气管，使之移位，但少有发生呼吸困难和声音嘶哑者，有的可伴有性情急躁、胸闷易汗、心悸、手颤等症。极少数病例可发生癌变。

2. 辅助检查：甲状腺同位素碘扫描显示多为温结节，囊肿多为凉结节，伴甲亢者多为热结节。B 型超声为实质性肿块或混合性肿块。

三、辨治要点

本病辨证多为肝郁痰凝，治宜理气解郁、化痰软坚，必要时采取手术治疗。由于本病与情志关系密切，因此要保持心情舒畅，避免忧思郁怒。

四、医案介绍

医案一：刘某某，男，53 岁，门诊患者。

主诉：发现甲状腺瘤 2 月余，焦虑、出汗伴失眠 1 周。

患者 2 个月前查体时发现颈部肿块，经相关检查，确诊为甲状腺瘤，后情绪焦虑，失眠，为进一步诊治，前来就诊。刻下症见：焦虑，失眠，汗出，夜间加重，口渴，胃部不适，舌暗红，苔薄黄，脉弦数。

综合脉症，四诊合参，本病当属祖国医学“肉瘿”范畴，证属肝郁痰凝，当以化痰散结，敛阴止汗为治疗原则，整方如下：

生黄芪 45 g	麦冬 15 g	五味子 3 g	川芎 15 g
丹参 20 g	黄连 12 g	黄芩 15 g	黄檗 15 g
知母 12 g	浮小麦 30 g	生牡蛎 30 g	木香 9 g
生甘草 6 g	麻黄根 30 g	连翘 20 g	焦三仙 30 g(各)
乌贼骨 30 g	砂仁 6 g	半夏 9 g	干姜 6 g
珍珠母 30 g	紫石英 30 g	皂刺 15 g	浙贝 12 g
天花粉 30 g	海藻 15 g	昆布 12 g	白芍 30 g
阿胶 50 g	藿香 15 g	佩兰 12 g	白蔻仁 20 g(后入)

上方药量×10，制作膏方，服用 30 天，每日 2 次，每次 1 匙

二诊：患者出汗明显减轻，睡眠稍改善，胃部不适好转，舌脉同前，上方改珍珠母 60 g、白蔻仁 45 g、麻黄根 45 g，制作膏方，继服 1 月。

三诊：患者病情明显好转，前方继服 1 月以巩固病情。

按：肝失疏泄，气机郁滞，郁而化火，炼液成痰；肝失疏泄，横逆犯脾，脾虚生痰，壅阻颈部，形成肉瘿；肝郁化火，火邪扰心，心神不宁，故失眠；火邪伤阴，阴液失守而汗出、口渴；肝郁犯胃，故胃部不适；舌暗红，苔薄黄，脉弦数为肝郁之象。方中重用黄芪，益气实卫，固表止汗，以固未定之阴，麦冬甘寒，滋养肺胃阴津，五味子酸温，生津止渴，三药合用，益气养阴，令气阴两复，肺润津生；天花粉清热泻火，生津止渴；丹参活血化瘀；川芎行气，助丹参活血祛瘀；汗出因于水不济火，火热熏蒸，故以黄连清泻心火，合以黄芩、黄檗泻火以除烦，清热以坚阴；知母苦寒，滋阴降火，清解肝中郁热；浮小麦味甘，性凉，可除虚热，止汗；生牡蛎咸、寒，可滋阴潜阳，收敛固涩；麻黄根味甘、涩，性平，固表止汗，无论寒热，均可配伍；海藻、昆布咸寒，软坚散结；半夏燥湿化痰，降逆和胃；木香理气，使气顺则痰消；砂仁理气和胃，燥湿醒脾；白蔻仁辛温，理气宽中，燥湿解毒；藿香辛温，化湿醒脾，辟秽和中；佩兰辛平，芳香化湿，醒脾开胃；“病痰饮

者，当以温药和之”，干姜温中散寒，温化水饮，同时可防上药寒凉太过；珍珠母、紫石英质重沉降，镇心安神；皂刺辛温，可消肿散结；浙贝苦寒，苦泻热毒，开郁散结，是治疗甲状腺疾病的常用药；肝主藏血，肝经有热，本易耗伤阴血，加用苦寒燥湿，再耗其阴，故用白芍滋阴养血；乌贼骨制胃酸，保护胃黏膜，焦三仙健脾消食，连翘防食积化热，三药合用，顾护胃气；生甘草益气健脾，调和诸药。诸药合用，共奏化痰散结，敛阴止汗之功。

医案二：张某某，女，39 岁，门诊患者。

主诉：甲状腺肿大半年，加重伴吞咽困难 1 个月。

患者半年前偶然发现左侧颈部稍有肿大，经检查确诊为甲状腺瘤，未做治疗，近 1 个月来甲状腺持续肿大，吞咽稍困难，前来就诊。刻下症见：左侧甲状腺肿大，可随吞咽而上下移动，吞咽稍困难，烦躁，失眠，舌红，苔黄，脉沉弦。

综合脉症，四诊合参，本病当属祖国医学“肉瘿”范畴，证属肝郁痰凝，当以理气散结，解郁安神为治疗原则，整方如下：

黄芪 30 g	麦冬 15 g	五味子 3 g	川芎 15 g
丹参 20 g	郁金 24 g	香附 15 g	玫瑰花 9 g
酸枣仁 30 g	紫石英 30 g	木香 9 g	琥珀粉 2 g(冲服)
生甘草 6 g	皂角刺 20 g	鳖甲 15 g	银柴胡 20 g
地骨皮 20 g	浙贝 15 g	龙胆草 30 g	夏枯草 30 g
珍珠母 60 g			

7 剂，水煎服，日 1 剂

二诊：睡眠可，上方皂角刺改为 30 g，浙贝改为 20 g，加丹皮 20 g、栀子 20 g、乌贼骨 30 g、焦三仙各 30 g，药量 ×10，制作膏方，服用 30 天。

三诊：甲状腺肿大减小，口渴，上方加天花粉 30 g，仍制作膏方，服用 30 天。

四诊：症状继续改善，上方继服，巩固疗效。

按：情志不畅，肝郁气滞，脾失健运，痰湿内生，痰气互凝，结于颈前，故生瘿肿；痰气搏结日久则血行失畅，瘀血内生，与痰气相凝而生结节；肝郁化火，火邪扰心，心神不宁，故失眠；烦躁，舌红，苔黄，脉沉弦皆肝郁痰凝之象。方中黄芪甘温，益气健脾，麦冬养心阴，滋胃阴，二者合用可补益心脾气之不足及心胃阴虚；五味子可补益心肾，收敛心气；丹参活血化瘀，川芎行气，助丹参活血祛瘀；郁金疏肝解郁，行气化瘀，活血止痛；香附归肝、脾、三焦经，功善疏肝解郁，理气宽中，郁金、玫瑰花理气和血，与香附同用，加强疏肝解郁之功；木香理气导滞，调畅气机；酸枣仁甘酸质润，入心、肝之经，养血补肝，宁心安神；紫石英味甘，性温，归心、肺、肾经，可镇心安神，温肾助阳，本品甘温能补，质重能镇，为温润镇怯之品，常与酸枣仁、柏子仁等同用治疗心悸怔忡，虚烦失眠；琥珀粉归心、肝经，可镇静安神。《本草经疏》言："琥珀，专入血分。心主血，肝藏血，入心入肝，故能消瘀血也。""此药毕竟是消磨渗利之性，不利虚人。大都从辛温药则行血破血，从淡渗药则利窍行水，从金石镇坠药则镇心安神。"珍珠母质重沉降，与紫石英、琥珀粉配伍，镇心安神；皂角刺辛温，可消肿散结；浙贝苦寒，苦泻热毒，开郁散结；鳖甲味咸，性微寒，滋阴潜阳，软坚散结；银柴胡甘寒益阴，清热凉血；地骨皮善入血分，清热凉血；丹皮清热凉血，活血化瘀；龙胆草大苦大寒，上泻肝胆实火，下清下焦湿热；夏枯草辛、苦、寒，清肝泻火，散结消肿；天花粉甘，微苦，微寒，清热泻火，生津止渴；乌贼骨制胃酸，保护胃黏膜；焦三仙健脾消食，顾护胃气；生甘草益气健脾，调和诸药。诸药合用，共奏理气散结，解郁安神之功。

第三节　石瘿

一、概念

石瘿是以颈前肿块坚硬如石，推之不移，凹凸不平为主要表现的恶性肿瘤。宋代陈无择《三因方》云："坚硬不可移者，名曰石瘿。"本病好发于40岁以上的妇女，临床较常见，相当于西医的甲状腺癌。

二、诊断要点

1. 临床表现：颈前肿块于初期较小，每被忽视，偶然发觉时肿块即质硬而高低不平。肿块逐渐增大，吞咽时肿块上下移动度减少，晚期常压迫气管、食管、神经，出现呼吸困难、吞咽困难或声音嘶哑。石瘿也有由肉瘿多年不愈，突然迅速增大变硬，生长迅速恶变而成者。

2. 病理方面可分为：①乳头状腺癌：为最常见的甲状腺癌。多见于青年女性。此型生长缓慢，属低度恶性，转移多在颈部淋巴结。②滤泡状腺癌：多见于中年人。此型发展较迅速，属中度恶性。主要转移途径是从血液到达肺和骨。③未分化癌：多见于老年人，此型发展迅速，属高度恶性。发病早期即可发生局部淋巴结转移，或侵犯喉返神经、气管或食管，并常经血液转移至肺、骨等处。④髓样癌：此型恶性程度中等，较早出现淋巴结转移，且可血行转移到肺。

3. 辅助检查：甲状腺同位素 131 碘扫描，多显示为凉结节（或冷结节）。配合 B 超、CT 扫描检查有助于诊断。

三、辨治要点

本病多因情志内伤、痰浊、瘀毒三者痼结，上逆于颈部而成。痰凝毒聚证，治宜化痰软坚、消瘿解毒；痰郁气结证，治宜舒肝理气、化痰散结；毒热蕴结证，治宜清肝解郁、散结化毒；瘀热伤阴证，治宜和营养阴。石瘿一经确诊，即宜早期施行根治性切除术，未分化癌则采用放射线外照射。

四、医案介绍

医案：刘某某，女，34 岁，门诊患者。

主诉：甲状腺癌切除术后乏力不适 2 个月。

患者自述因工作压力情绪抑郁，患有甲状腺癌，行切除、化疗术，出现全身疲乏无力，饮食差，为进一步诊治，前来就诊。刻下症见：身体瘦弱，乏力，腰膝酸软，面色白，语声低微，不思饮食，口渴，情绪低落，偶有心悸，舌淡，瘦小，舌苔白腻，脉沉细。

综合脉症，四诊合参，本证当属祖国医学“石瘿”范畴，证属气血两虚证，当以温补气血为主要治疗原则，方用十全大补汤加减，整方如下：

附子 20 g　　肉桂 10 g　　山药 15 g　　熟地 15 g

山茱萸 10 g	川芎 10 g	当归 30 g	白芍 15 g
苍术 12 g	白术 12 g	茯苓 15 g	泽泻 15 g
连翘 20 g	珍珠母 20 g	炙甘草 9 g	陈皮 12 g
半夏 9 g	元胡 20 g	白芷 15 g	防风 20 g
黄芪 30 g	焦三仙 15 g(各)		

上方药量×10，制成膏方，服用 30 天，每日 2 次，每次 1 匙

二诊：乏力改善，饮食尚可，精神有所好转，上方继服，巩固疗效。

按：本例患者经过手术、化疗后脾肾均受损，肾为先天之本，肾阳虚衰，经脉失于温养，则腰膝酸软，全身乏力；脾胃乃后天之本，气血化生之源，脾胃受损，化源不足，也可导致乏力；脾胃损伤，脾失健运，故不思饮食；阳气不足，津不上承，则口渴；气血不足，心脉失养，故心悸；舌淡，瘦小，舌苔白腻，脉沉细为气血俱虚之象。方中附子大辛大热，温阳补火，肉桂辛甘而温，温通阳气，二药相合，补肾阳，助气化；肾为水火之脏，内藏真阴真阳，阳气无阴则不化，“善补阳者，必于阴中求阳，则阳得阴助，而生化无穷”，故用熟地滋阴补肾生精，配伍山茱萸、山药补肝养脾益精，阴生则阳长；黄芪甘温，益气健脾，使湿无所聚，则痰无由生，同时可使气旺则血生；泽泻、茯苓利水渗湿，配附子、肉桂又善温化痰饮；半夏燥湿化痰，降逆和胃；陈皮理气，使气顺则痰消；苍术、白术以其辛香苦温，入中焦能燥湿健脾，使湿祛则脾运有权，脾健则湿邪得化；防风、白芷祛风燥湿；当归补血养肝，和血调经，白芍养血和营以增强补血之力，川芎活血行气，调畅气血，三药合用，补血而不滞血，和血而不伤血；珍珠母质重沉降，镇心定悸；元胡行气，使补而不滞；焦三仙健脾消食，连翘防食积化热，顾护胃气；炙甘草益心气，补脾气，以资气血生化之源，同时调和诸药。诸药合用，共奏温补气血之功。

第十章　癌病

癌病是多种恶性肿瘤的总称，是机体在各种致瘤因素作用下，局部组

织的细胞在基因水平上失去对其生长的正常调控导致异常增生与分化而形成的新生物。一般将肿瘤分为良性和恶性两大类。肿瘤一旦形成，不因病因消除而停止生长，其生长不受正常机体生理调节，而是破坏正常组织与器官，这一点恶性肿瘤尤其明显。与良性肿瘤相比，恶性肿瘤生长速度快，呈浸润性生长，易发生出血、坏死、溃疡等，并常有远处转移，造成人体消瘦、无力、贫血、食欲不振、发热以及严重的脏器功能受损等，最终导致患者死亡。

远在殷墟甲骨文就有“瘤”的记载。《说文解字》：“瘤，肿也，从病，留声。”《圣济总录》说：“瘤之为义，留滞不去也。”对瘤的含义作了精辟的解释。中医古籍对一些癌病的临床表现、病因病机、治疗、预后、预防等均有所记载，至今仍有重要的参考价值。如清代祁坤《外科大成·论痔漏》说：“锁肛痔，肛门内外如竹节锁紧，形如海蜇，里急后重，便粪细而带扁，时流臭水，此无治法。”上述症状的描述与直肠癌基本相符。中医古籍认为癌病的病因病机多是由于阴阳失调，七情郁结，脏腑受损等原因，导致气滞血瘀，久则成为“癥瘕”“积聚”。如《诸病源候论·积聚病诸候》说：“诸脏受邪，初未能成积聚，留滞不去，乃成积聚。”关于癌病的治疗，中医学著作中论述更多，有内治与外治，单方与复方，药物与手术等治疗方法。明代张景岳《景岳全书·积聚》说：“凡积聚之治，如经之云者，亦既尽矣。然欲总其要，不过四法，曰攻，曰消，曰散，曰补，四者而已。”对积聚之治法作了高度概括。唐代《晋书》中说“初帝目有瘤疾，使医割之”，为我国手术治疗癌病的最早记载。

恶性肿瘤的临床表现因其所在的器官、部位以及发展程度不同而不同，但恶性肿瘤早期多无明显症状，即便有症状也常无特征性，等患者出现特征性症状时，肿瘤常已经属于晚期。根据肿瘤发生的不同部位和性质，对患者的临床表现和体征进行综合分析，结合实验室检查和影像学、细胞病理学检查通常能做出明确诊断。

肿瘤属于正虚邪实、邪盛正衰的一类疾病，所以治疗的基本原则是扶正祛邪，攻补兼施。要结合病史、病程、四诊合参及实验室检查等临床资料，综合分析，辨证施治，做到“治实当顾虚，补虚勿忘实”。扶正之法主要是根据正虚侧重的不同，并结合主要病变脏腑而分别采用补气、补血、补阴、补阳的治法；祛邪主要针对病变采用理气行气、化痰散结、活血化瘀、清热解毒等法。做好预防对减少发病有重要意义，病后加强饮食调养，调畅情志，注意休息，有利于肿瘤的康复。

第一节　肺癌

一、概念

原发性支气管肺癌简称肺癌，是起源于支气管黏膜或腺体的恶性肿瘤。肺癌发病率为肿瘤的首位，在我国，肺癌是癌症死亡的首要病因。由于早期诊断不足使预后较差，目前随着诊断方法进步、新化疗药物以及靶向治疗药物的出现，癌生物学行为进行多学科治疗的进步，肺癌患者生存率有所提高。然而，想要大幅度提高患者的生存率，仍有赖于早期诊断和规范治疗。中西医结合治疗，可以互相取长补短，充分发挥各种治疗方法在疾病各阶段中的作用，在提高机体免疫力的前提下，最大限度抑制或消灭癌细胞。中西医结合治疗可起到提高疗效或减毒增效的作用，以改善症状，提高患者的生存质量，延长生存期。

肺癌是中西医学共同的疾病名称，西医学对肺癌按组织学分类，分为鳞状上皮细胞癌、小细胞癌、腺癌、大细胞癌等，其中以鳞状上皮细胞癌多见。根据肿瘤部位的不同，临床常分为中央型肺癌和周围型肺癌，以中央型肺癌常见。原发性支气管肺癌、肺部其他原发性恶性肿瘤、肺转移性肿瘤等，可参照本节进行辨证论治。

二、诊断要点

1. 近期发生的呛咳、顽固性干咳持续数周不愈，或反复咯血痰，或不明原因的顽固性胸痛、气急、发热，或伴消瘦、疲乏等。

2. 年龄在 40 岁以上，有长期吸烟史的男性。

3. 痰脱落细胞学检查是早期诊断肺癌的简单而有效的方法，阳性率在

80%左右，多次检查阳性率可提高。

4. 胸部X线检查、CT、支气管碘油造影，有助于肺癌的早期诊断。

5. 纤维支气管镜检查，可确定病变性质，病理检查是确诊肺癌的重要方法。

此外，对临床上高度怀疑为肺癌的病例，经上述检查未能确诊，且有切除条件者，可及时剖胸探查。

肺癌的细胞学分类诊断属西医学范畴，但它对估计病情、判断预后、选择治疗方案等有重要意义，所以要尽可能了解肺癌细胞学性质，结合患者的全身情况、肿瘤发展情况等，以合理安排综合治疗方案。

三、辨治要点

肺癌的发生多与肺气不足、痰湿瘀血阻滞有关。肺癌早期，多见气滞血瘀，痰湿毒蕴之证，以邪实为主；肺癌晚期，多见阴虚毒热，气阴两虚之证，以正虚为主。临床上，多病情复杂，虚实互见。

肺癌是高度恶性的肿瘤，发展快，变化速。辨明邪正盛衰，是把握扶正祛邪治则和合理遣方用药的关键。一般说来，肺部癌瘤及症状明显，但患者形体尚丰，生活、活动、饮食等尚未受阻，此时多为邪气盛而正气尚充，正邪交争之时；如病邪在肺部广泛侵犯或多处转移，全身情况较差，消瘦、乏力、衰弱、食少，生活行动困难，症状复杂多变者，多为邪毒内盛而正气明显不支的正虚邪实者。

扶正祛邪、标本兼治是治疗肺癌的基本原则。本病整体属虚，局部属实，正虚为本，邪实为标。肺癌早期，以邪实为主，治当行气活血、化瘀软坚和清热化痰、利湿解毒；肺癌晚期，以正虚为主，治宜扶正祛邪，分别采用养阴清热、解毒散结及益气养阴、清化痰热等法。临床还应根据虚实的不同，每个患者的具体情况，按标本缓急恰当处理。由于肺癌患者正气内虚，抗癌能力低下，虚损情况突出，因此，在治疗中要始终顾护正气，保护胃气，把扶正抗癌的原则，贯穿肺癌治疗的全过程。应在辨证论治的基础上选加具有一定抗肺癌作用的中草药。

四、医案介绍

医案一：张某某，男，51 岁，门诊患者。

主诉：肺癌切除术后胃部不适 2 个月。

患者 2 个月前被诊断为右侧肺癌，于外院行右肺上叶切除术，术后进行 4 次化疗，现胃部不适，烧心，嗝气，纳呆，口干，晨起干咳，咽痒，无痰，眠差，乏力，便干，舌暗红，苔黄腻，脉滑。

综合脉症，四诊合参，本证当属祖国医学“痞满”范畴，证属湿阻中焦，当以除湿化痰，理气和中为主要治疗原则，整方如下：

黄芪 30 g	麦冬 15 g	五味子 3 g	川芎 15 g
丹参 20 g	半夏 9 g	陈皮 15 g	焦三仙 30 g(各)
乌贼骨 30 g	木香 15 g	砂仁 6 g	连翘 15 g
瓜蒌 45 g	枳壳 15 g	藿香 20 g	旋覆花 20 g(包煎)
佩兰 20 g	酒大黄 20 g	沙参 30 g	珍珠母 45 g
石斛 30 g	桔梗 20 g	代赭石 30 g	白蔻仁 30 g(后入)
阿胶 50 g	生甘草 6 g		

上方药量×10，制成膏方，服用 30 天，每日 2 次，每次 1 匙

二诊：服用 1 月后患者上述诸症减轻，上方加蜂房 10 g、山慈菇 10 g、白花蛇舌草 15 g、半边莲 10 g、半枝莲 10 g。三诊时上 5 药加倍，后每月随诊，随证加减，服药半年，病情稳定。

按：本例患者经过手术、化疗后脾胃受损，胃气受伤，脾胃乃后天之本，气血化生之源，脾胃受损，健运失常，故胃胀反酸，纳呆恶心；气血化生无源，故神疲乏力；心神失养，故失眠；脾失健运，津液不布，故口干；气血虚弱，血行不畅，血不利则为水，水积成痰成湿，进一步困脾，加剧诸症。方中黄芪健脾补中，补气偏于行，麦冬养心阴，滋胃阴，二者合用可补益心脾气之不足及心胃阴虚；五味子可补益心肾，收敛心气；丹参活血化瘀，川芎行气，助丹参活血祛瘀；大黄通便，酒制后活血之力较强；半夏燥湿化痰，降逆和胃；陈皮、木香理气，使气顺则痰消；乌贼骨制胃酸，保护胃黏膜，焦三仙健脾消食，连翘防食积化热，三药合用，顾护胃气；砂仁、藿香、佩

兰、白蔻仁益气扶正，健脾化湿；加枳壳、桔梗、代赭石、旋覆花以复肺宣发肃降之功能；肺喜润勿燥，肿瘤形成日久必损伤肺津，另加沙参、石斛滋阴润燥。二诊时胃气已渐复，再加少量山慈菇、蜂房、白花蛇舌草、半枝莲、半边莲软坚散结，攻毒止痛，且现代药理学已证明上五药均有明确的抗肿瘤作用；阿胶养血补血，扶助正气，兼能收膏；生甘草益气健脾，调和诸药。本例中患者刚刚正气大伤，不耐攻伐，因此开始并未使用过多的攻伐之品，而是待其胃气恢复后稍稍加之，同时膏方可补虚扶弱，正适合肿瘤患者，长期服用，可徐徐图之。

医案二：王某某，男，65 岁，住院患者。

主诉：阵发性胸闷、憋气 5 年余，加重 7 天。

现病史：患者 5 余年前开始劳累后出现阵发性胸闷、憋气，休息后可缓解，近两年胸闷较前加重，多次行心电图检查无明显异常，间断口服复方丹参滴丸等药物治疗。2012 年 8 月份患者出现胸痛、咯血，2012 年 10 月 28 日于枣庄市立医院行胸部 CT 检查明确左侧肺癌，于 2012 年 11 月 15 日行左肺上叶切除 + 纵隔淋巴结清扫术 + 左肺动脉成形术。术后出现声音嘶哑，于上海长海医院行 4 次化疗。近 7 天患者感胸闷、憋气加重，于社区行心电图检查提示 ST－T 改变，为进一步诊治收入院。

既往史：既往身体状况一般，高血压病 2 年余，最高血压 100/150 mmHg，用药不规律。高脂血症病史 3 年，曾服用辛伐他汀类药物，效果欠佳，后换用来适可。否认糖尿病、慢性肾病、慢支病史，否认肝炎、结核的急慢性传染病史。无食物、药物过敏史。预防接种史叙述不清。

个人史、婚育史、家族史：长期居于济南，否认疫水及疫地接触史。无烟酒嗜好。适龄结婚，配偶及子女身体均体健。否认家族中有遗传病及传染病史。

查体：BP 130/77 mmHg。胸廓对称无畸形，双侧呼吸动度对称，左侧胸部可见一斜行长约 20 cm 手术疤痕，触觉语颤正常存在，右肺听诊呼吸音清，左肺听诊呼吸音低，双肺未闻及干湿性啰音。心前区无隆起，心尖搏动无弥散，未触及震颤，心界无扩大，心率 65 次/分，律齐，A2 > P2，各瓣膜听诊区未闻及病理性杂音。

辅助检查：心电图示：窦性心律，大致正常心电图。化验示：高密度脂蛋白胆固醇 1.09 mmol/L、低密度脂蛋白胆固醇 3.58 mmol/L。

入院诊断：1. 冠心病 心功能 2 级；2. 肺癌术后；3. 高胆固醇血症；4. 高血压病 2 级。

刻下症见：胃胀反酸，纳呆恶心，神疲乏力，失眠多梦，口干口黏，舌暗红，苔白、稍腻，脉沉细。

综合脉症，四诊合参，本证当属祖国医学“痞满”范畴，证属脾胃虚弱，当以益气健脾，化湿散结为主要治疗原则，整方如下：

黄芪 30 g	麦冬 15 g	五味子 3 g	川芎 15 g
丹参 20 g	半夏 9 g	陈皮 15 g	焦三仙 30 g(各)
乌贼骨 30 g	木香 15 g	砂仁 6 g	连翘 15 g
生甘草 6 g	藿香 20 g	佩兰 20 g	白蔻仁 30 g(后入)
珍珠母 45 g	白术 20 g	苍术 20 g	生牡蛎 45 g
郁金 30 g	天花粉 30 g	鳖甲 20 g	厚朴 15 g
阿胶 50 g			

上方药量 ×10，制成膏方，服用 30 天，每日 2 次，每次 1 匙

1 月后复诊，患者仍胃胀，睡眠改善。上方改藿香、佩兰、白蔻仁为 45 g，改白术、苍术为 30 g，加升麻 10 g、柴胡 20 g、山慈菇 15 g、蜂房20 g、浙贝 20 g、皂刺 45 g、三棱 20 g、莪术 20 g，仍制成膏方，继服 1 剂。

三诊时，患者上述诸症明显减轻，上方中蜂房、山慈菇改为 20 g，后每月随诊，随证加减，服药 8 个月，病情稳定。

按：本例患者经过手术、化疗后脾胃受损，胃气受伤，脾胃乃后天之本，气血化生之源，脾胃受损，健运失常，故胃胀反酸，纳呆恶心；气血化生无源，故神疲乏力；心神失养，故失眠；脾失健运，津液不布，故口干；气血虚弱，血行不畅，血不利则为水，水积成痰成湿，进一步困脾，加剧诸症。方中黄芪健脾补中，补气偏于行，麦冬养心阴，滋胃阴，二者合用可补益心脾气之不足及心胃阴虚；五味子可补益心肾，收敛心气；丹参活血化瘀，川芎行气，助丹参活血祛瘀；半夏燥湿化痰，降逆和胃；陈皮、木香理气，使气顺则痰消；厚朴行气散结，宽中散结；白术、苍术苦温，健脾燥湿；砂仁、

白蔻仁、藿香、佩兰芳香化湿；珍珠母、生牡蛎重镇安神，同时生牡蛎还可软坚散结；患者患病日久，加之失眠多梦，故情志不舒，加郁金疏肝解郁，行气和血；天花粉、鳖甲滋阴潜阳，生津止渴，软坚散结；乌贼骨制酸止痛，保护胃黏膜，焦三仙健脾消食，连翘防食积化热，三药合用，顾护胃气；阿胶养血，扶助正气，兼能收膏；生甘草益气健脾，调和诸药。二诊时其胃气已渐复，加浙贝、皂刺软坚散结；患病日久，痰瘀互结，病势较重，故加三棱、莪术破血逐瘀，再加山慈菇、蜂房抗肿瘤。本例中患者正气大伤，不耐攻伐，因此开始并未使用过多的攻伐之品，而是待其胃气恢复后稍稍加之，同时膏方可补虚扶弱，正适合肿瘤患者，长期服用，可徐徐图之。

第二节　大肠癌

一、概念

大肠癌是由于正虚感邪、内伤饮食及情志失调引起的，以湿热、瘀毒蕴结于肠道，传导失司为基本病机，以排便习惯与粪便性状改变，腹痛，肛门坠痛，里急后重，甚至腹内结块，消瘦为主要临床表现的一种恶性疾病。

大肠癌包括结肠癌与直肠癌，是常见的恶性肿瘤。其发病率在世界不同地区差异很大，以北美洲、大洋洲最高，欧洲居中，亚非地区较低。我国南方，特别是东南沿海的发病率明显高于北方。近20多年来，世界上多数国家大肠癌（主是结肠癌）发病率呈上升趋势。我国大肠癌发病率上升趋势亦十分明显。

采用中西医结合治疗，对接受手术、化疗、放疗的患者具有整体治疗效应，在改善症状、减毒增效、劳动力的恢复等方面具有优势。

二、诊断要点

凡30岁以上的患者有下列症状时需高度重视，需考虑有大肠癌的可能：①近期出现持续性腹部不适，隐痛，胀气，经一般治疗症状不缓解；②无明显诱因的大便习惯改变，如腹泻或便秘等；③粪便带脓血、黏液或血便，而无痢疾、肠道慢性炎症等病史；④结肠部位出现肿块；⑤原因不明的贫血或体重减轻。

出现上述临床症状时，应详细询问病史，全面体检，并及时进行直肠指诊、全结肠镜检查、钡灌肠 X 线检查、血清癌胚及肠癌相关抗原测定、直肠内超声扫描、CT 等检查以明确诊断，协助治疗。

三、辨治要点

本病的辨证主要应辨别便血、便形及腹痛、腹泻，以区别其虚实。

1. 辨便血 直肠癌的患者便血为常见症状。其血色鲜红，常伴大便不爽，肛门灼热，此为湿热下注、热伤血络所致。

2. 辨大便形状 大便变细、变扁，常夹有黏液或鲜血，症状进行性加重，这是由于肿块不断增大堵塞肠道所致。

3. 辨腹痛 腹痛时作时止，痛无定处，排便排气稍减，为气滞；痛有定处，腹内结块为血瘀；腹痛隐隐，得温可减，为虚寒；痛则虚汗出或隐痛绵绵，为气血两虚。

4. 辨腹泻 大便干稀不调多为气滞；泻下脓血、腥臭，为湿热瘀毒；久泻久痢，肠鸣而泻，泻后稍安，常为寒湿；泻下稀薄，泻后气短头晕，多为气血两虚。

本病病机的中心环节是湿热，并由湿热进一步演化为热毒、瘀毒蕴结于肠中，日久形成结块，故以清热利湿、化瘀解毒为治疗原则。病至晚期，正虚邪实，当根据患者所表现的不同证候，以补虚为主兼以解毒散结。应在辨证论治的基础上，结合选用具有一定抗大肠癌作用的中草药。

四、医案介绍

医案：赵某某，男，87 岁，门诊患者。

主诉：乙状结肠癌术后半年，腹胀不适 1 周。

刻下症见：腹部不适，时胃胀，反酸，口干，口黏，全身乏力，睡眠可，二便调，舌质红，苔薄黄，脉沉。

综合脉症，四诊合参，本病当属祖国医学“痞满”范畴，证属湿阻中焦，当以除湿化痰，理气和中为主要治疗原则，整方如下：

黄芪 30 g	麦冬 15 g	五味子 3 g	川芎 15 g
丹参 20 g	半夏 9 g	陈皮 15 g	焦三仙 30 g(各)
乌贼骨 30 g	木香 15 g	砂仁 6 g	连翘 15 g
生甘草 6 g	黄连 15 g	苍术 20 g	厚朴 15 g
杜仲 12 g	藿香 15 g	佩兰 15 g	白蔻仁 15 g(后入)
牛膝 12 g	莱菔子 15 g	桑寄生 30 g	阿胶 50 g

上方药量×10，制成膏方，服用 30 天，每日 2 次，每次 1 匙

二诊：患者胃胀、口黏均减轻，舌脉同前，上方改白蔻仁 45 g，继服 1 月。

三诊：患者症状明显减轻，病情好转。

按：本例患者经过手术后脾胃受损，胃气受伤，脾胃乃后天之本，气血化生之源，脾胃受损，健运失常，故胃胀反酸；气血化生无源，故神疲乏力；脾失健运，津液不布，故口干；气血虚弱，血行不畅，血不利则为水，水积成痰成湿，进一步困脾，加剧诸症。方中黄芪甘温，补中益气，麦冬甘寒，滋养肺胃阴津，五味子酸温，敛肺止汗，生津止渴，三药合用，益气养阴，令气阴两复，肺润津生；丹参活血化瘀，川芎行气，助丹参活血祛瘀；半夏燥湿化痰，降逆和胃；木香理气，使气顺则痰消；苍术辛香苦温，入中焦能燥湿健脾，使湿祛则脾运有权，脾健则湿邪得化；湿邪阻碍气机，且气行则湿化，厚朴芳化苦燥，长于行气除满，且可化湿，与苍术相伍，行气以除湿，燥湿以运脾，使滞气得行，湿浊得祛；陈皮理气和胃，燥湿醒脾，以助苍术、厚朴之力；莱菔子辛、甘、平，理气消胀；乌贼骨制胃酸，保护胃黏膜，焦三仙健脾消食，连翘防食积化热，三药合用，顾护胃气；砂仁、藿香、佩兰、白蔻仁益气扶正，健脾化湿；黄连苦寒，清热燥湿；杜仲、牛膝、桑寄生补肝肾，强筋骨；阿胶养血，扶助正气，兼能收膏；甘草益气健脾，调和诸药。诸药合用，共奏除湿化痰，理气和中之功。

第三节　肝癌

一、概念

原发性肝癌简称肝癌，是指由肝细胞或肝内胆管上皮细胞发生的恶性肿

瘤，是我国常见的恶性肿瘤之一，死亡率在恶性肿瘤中居第二位。全世界每年约有 25 万人死于肝癌，而我国约占其中的 45%。目前中医药治疗是本病的主要治疗手段之一。所以积极利用中医药对本病进行预防和治疗在当今有重要意义。

肝癌一病，早在《内经》就有类似记载，历代有肥气、痞气、积气之称。《难经·五十六难·论五脏积病》载："肝之积名曰肥气，在左胁下，如覆杯，有头足。"《诸病源候论·积聚病诸候·积聚候》："脾之积，名曰痞气，在胃脘覆大如盘，久不愈，令人四肢不收，发黄疸，饮食不为肌肤。……诊得脾积，脉浮大而长，饥则减，饱则见肠，起与谷争，累累如桃李，起见于外，腹满呕泄，肠鸣，四肢重，足胫肿厥，不能卧，是主肌肉损……色黄也。"宋代《圣济总录》云："积气在腹中，久不差，牢固推之不移者……按之其状如杯盘牢结，久不已，令人身瘦而腹大，至死不消。"其所描述的症状与肝癌近似，对肝癌不易早期诊断、临床进展迅速、晚期的恶病质、预后较差等都作了较为细致的观察。在治疗上强调既要掌握辨证用药原则，又须辨病选药，灵活掌握。

二、诊断要点

1. 不明原因的右胁不适或疼痛，原有肝病症状加重伴全身不适、胃纳减退、乏力、体重减轻等均应纳入检查范围。

2. 右胁部肝脏进行性肿大，质地坚硬而拒按，表面有结节隆起，为有诊断价值的体征，但已属中晚期。

3. 结合肝区 B 超、CT 扫描、肝穿刺、血清学检查（如甲胎球蛋白等）等，有助于明确诊断。尽可能了解肝癌细胞学分类情况，以估计预后及选择最佳治疗方案。

三、辨治要点

针对肝癌患者以气血亏虚为本，气血湿热瘀毒互结为标的虚实错杂的病机特点，扶正祛邪，标本兼治，以恢复肝主疏泄之功能，则气血运行流畅，湿热瘀毒之邪有出路，从而减轻和缓解病情。治标之法常用疏肝理气、活血化瘀、清热利湿、泻火解毒、消积散结等法，尤其重视疏肝理气的合理运用；治本之法常用健脾益气、养血柔肝、滋补阴液等法。要注意结合病程、患者的全身状况处理好“正”与“邪”，“攻”与“补”的关系，攻补适宜，治实勿忘其虚，补虚勿忘其实。还当注意攻伐之药不宜太过，否则虽可图一时之快，但耗气伤正，最终易致正虚邪盛，加重病情。在辨证论治的基础上应选加具有一定抗肝癌作用的中草药，以加强治疗的针对性。

四、医案介绍

医案一：蒋某某，男，58岁，门诊患者。

主诉：腹胀伴乏力3个月，发现肝癌15天。

患者近3个月来不明原因出现腹胀、乏力，自行服用吗丁啉等药物，效果差，半个月前于我院进行体检，确诊为肝癌。刻下症见：腹胀，腹水，纳差，乏力，双下肢轻度水肿，舌暗红，苔白腻，脉沉弦。

综合脉症，四诊合参，本证当属祖国医学“痞满”范畴，证属脾虚湿盛，当以益气健脾，化湿散结为主要治疗原则，整方如下：

黄芪 30 g	麦冬 15 g	五味子 3 g	川芎 15 g
丹参 20 g	半夏 9 g	陈皮 15 g	焦三仙 30 g（各）
乌贼骨 30 g	木香 15 g	砂仁 6 g	连翘 15 g
生甘草 6 g	泽泻 30 g	茯苓 30 g	葶苈子 30 g（包煎）
车前子 30 g	槟榔 15 g	厚朴 15 g	制附子 45 g（先煎）
肉桂 20 g	山慈菇 30 g	半枝莲 20 g	阿胶 50 g

上方药量×10，制成膏方，服用30天，每日2次，每次1匙

二诊：腹胀、水肿减轻，饮食及二便可，上方肉桂改为30 g，半枝莲改为30 g，加白蔻仁45 g（后入）、藿香20 g、佩兰20 g、蜂房20 g、白花蛇舌草24 g，药量×10，仍制成膏方，长期服用。

按：脾胃虚弱，饮食不能化生精微而变为痰湿，痰湿积聚，日久则形成肝癌；脾胃虚弱，不能运化水谷，中焦气机不畅，故腹胀、纳差；脾胃为后天之本，气血化生之源，脾胃虚弱，气血化生无源，故神疲乏力；舌暗红，苔白腻，脉沉弦为脾虚湿盛之象。方中黄芪甘温，补中益气，麦冬甘寒，滋

养肺胃阴津，五味子酸温，生津止渴，三药合用，益气养阴，令气阴两复，肺润津生；丹参活血化瘀，川芎行气，助丹参活血祛瘀；半夏燥湿化痰，降逆和胃；木香理气，使气顺则痰消；泽泻甘淡，直达肾与膀胱，利水渗湿；茯苓淡渗，健脾化湿；葶苈子辛、苦、寒，利水消肿；槟榔苦温，行气利水；车前子利尿消肿，使湿邪自小便而去；湿邪阻碍气机，且气行则湿化，厚朴芳化苦燥，长于行气除满，且可化湿，陈皮、砂仁理气和胃，燥湿醒脾，以助厚朴之力；白蔻仁辛温，理气宽中，燥湿解毒；藿香辛温，化湿醒脾，辟秽和中；佩兰辛平，芳香化湿，醒脾开胃；“病痰饮者，当以温药和之”，附子、肉桂辛热，补火助阳，温阳化气以助利水；乌贼骨制胃酸，保护胃黏膜，焦三仙健脾消食，连翘防食积化热，三药合用，顾护胃气；最后加入蜂房、山慈菇、半枝莲、白花蛇舌草软坚散结，抗肿瘤；生甘草益气健脾，调和诸药。诸药合用，共奏益气健脾，化湿散结之功。

医案二：李某某，男，31 岁，门诊患者。

主诉：肝癌放疗后，腹胀、纳差 3 个月。

患者 3 个月前确诊为肝癌，放疗后出现腹胀、纳差，前来就诊。刻下症见：腹胀，腹水，纳差，恶心，乏力，口干，舌红，苔黄，脉沉弦。

综合脉症，四诊合参，本证当属祖国医学“痞满”范畴，证属脾胃虚弱，当以益气健脾，化湿散结为主要治疗原则，整方如下：

黄芪 30 g	麦冬 15 g	五味子 3 g	川芎 15 g
丹参 20 g	半夏 9 g	陈皮 15 g	焦三仙 30 g(各)
乌贼骨 30 g	木香 15 g	砂仁 06 g	连翘 15 g
生甘草 6 g	藿香 20 g	佩兰 20 g	葶苈子 30 g(包煎)
车前子 30 g	冬瓜皮 30 g	肉桂 30 g	制附子 45 g(先煎)
山慈菇 30 g	半枝莲 20 g	蜂房 30 g	白花蛇舌草 24 g
阿胶 50 g	白蔻仁 45 g(后入)		

上方药量 ×10，制成膏方，服用 30 天，每日 2 次，每次 1 匙

二诊：上述症状减轻，上方制作膏方，继续服用，以后每月复诊，随证加减。

按：本例患者经过手术后脾胃受损，胃气受伤，脾胃乃后天之本，气血

化生之源，脾胃受损，健运失常，故腹胀、纳差；气血化生无源，故神疲乏力；脾失健运，津液不布，故口干；气血虚弱，血行不畅，血不利则为水，水积成痰成湿，进一步困脾，加剧诸症。方中黄芪甘温，补中益气，麦冬甘寒，滋养肺胃阴津，五味子酸温，生津止渴，三药合用，益气养阴，令气阴两复，肺润津生；丹参活血化瘀，川芎行气，助丹参活血祛瘀；半夏燥湿化痰，降逆和胃；木香理气，使气顺则痰消；葶苈子辛、苦、寒，利水消肿；车前子、冬瓜皮利尿消肿，使湿邪自小便而去；陈皮、砂仁理气和胃，燥湿醒脾；白蔻仁辛温，理气宽中，燥湿解毒；藿香辛温，化湿醒脾，辟秽和中；佩兰辛平，芳香化湿，醒脾开胃；“病痰饮者，当以温药和之”，附子、肉桂辛热，补火助阳，温阳化气以助利水；乌贼骨制胃酸，保护胃黏膜，焦三仙健脾消食，连翘防食积化热，三药合用，顾护胃气；最后加入蜂房、山慈菇、半枝莲、白花蛇舌草软坚散结，抗肿瘤；生甘草益气健脾，调和诸药。诸药合用，共奏益气健脾，化湿散结之功。

第四节　乳腺癌

一、概念

乳腺癌是发生在乳腺腺上皮组织的恶性肿瘤，是女性最常见的恶性肿瘤之一，在我国占全身各种恶性肿瘤的7%～10%，呈逐年上升趋势。其特点是乳房有肿块，质地坚硬，表面不平，边界不清，推之不移，按之不痛，晚期溃烂或凸如泛莲，或凹如岩穴，直至死亡，属祖国医学“乳岩”范畴。

中医学对本病很早就有记载，隋唐时期将本病称为“乳石痈”，孙思邈《千金方》中有“妒乳”记载，这实际系指乳房部的湿疹样癌。乳岩的病名首见于宋《妇人大全良方》，书中较为详细地记载了本病的初起、晚期症状和病因，“若初起，内结小核，或如鳖棋子，不赤不痛，积之岁月渐大，巉岩崩破如熟石榴，或内溃深洞，此属肝脾郁怒，气血亏损，名曰乳岩”。《普济方》一书中又称本病为“石奶”“番花奶”。《疮疡经验全书》指出了本病早期诊断与治疗的重要性。《丹溪心法》进一步详细地描述了乳岩的病因、病机、症状、治疗，还特别地提出男子亦可患乳岩。《医宗金鉴·外科心法要诀》指出了乳岩晚期癌肿转移累及腋下与胸壁的临床表现："乳岩初起结核隐痛……耽延继发如堆粟，坚硬岩形引腋胸。"总之，历代医家对乳岩是富有研究的，对其病因病机的认识也较为深刻，并在临床实践方面进行了宝贵的探索。

目前针对乳岩的治疗，早期以手术治疗为主，并可施用中医辨证施治、成药验方及中西医结合治疗等。根据有关报道，乳岩的治疗效果在恶性肿瘤中是比较好的。

二、诊断要点

1. 多发生于45~60岁的女性，尤以未婚或婚后未生育者多见。

2. 初期：乳房内有一肿块，多见于外上方，质地坚硬，表面高低不平，逐渐长大。中期：经年累月，始觉有不同程度的疼痛。肿块形如堆栗或覆碗，与周围组织粘连，皮核相亲，推之不动，皮肤呈橘皮样变，乳头内缩或抬高。皮色紫褐，上布血丝，即将溃破。后期：溃后岩肿愈坚，疮口边缘不齐，有的中间凹陷很深，形如岩穴；有的高突，状如翻花，常流臭秽血水。患侧上肢肿胀。

3. 可在患侧腋下、缺盆上下凹处触到质地坚硬的肿块，或转移至内脏或骨骼。

4. 可出现发热，神疲，心烦不寐，形体消瘦等症。

5. 可进行X线检查、超声检查、病理学检查等帮助确诊。

三、辨治要点

乳房结块，伴心情不舒，胸闷不适，两胁胀痛，遇精神刺激加重者属肝气郁滞，治疗宜疏肝解郁，化痰散结，药物有柴胡、香附、郁金、茯苓、百合、合欢皮、白芍、瓜蒌、当归、乳香、没药等。乳房结块坚硬疼痛，伴腰膝酸软，月经不调，脱发，头昏，耳鸣者属冲任失调，治疗宜调摄冲任，化痰散结，主要药物有仙茅、仙灵脾、菟丝子、当归、女贞子、旱莲草、鹿角霜、川贝母、香附、郁金、王不留行等。岩肿疼痛剧烈、溃烂、翻花、血水淋漓、臭秽不堪，疮色紫暗者属热毒蕴结，治疗宜扶正解毒。病程日久，面色苍白，精神萎靡，消瘦无力，饮食不思者属气血两虚，治疗宜补益气血，解毒化痰。要注意攻伐之药不宜太过，否则虽可图一时之快，但耗气伤正，最终易致正虚邪盛，加重病情。在辨证论治的基础上应选加具有一定抗癌作用的中草药，以加强治疗的针对性。

四、医案介绍

医案一：孔某某，女，39 岁，门诊患者。

主诉：乳腺癌术后伴胃胀不适 1 月余，加重 6 天。

刻下症见：胃胀、反酸，口黏，口干，乏力，睡眠差，二便调，舌暗红，苔白、略腻，脉沉。

综合脉症，四诊合参，本病当属祖国医学“痞证”范畴，证属湿热内阻，当以清热理气，健脾祛湿为治疗原则，开具处方，整方如下：

黄芪 30 g	麦冬 15 g	五味子 3 g	川芎 15 g
丹参 20 g	半夏 9 g	陈皮 15 g	焦三仙 30 g（各）
乌贼骨 30 g	木香 15 g	砂仁 6 g	连翘 15 g
生甘草 6 g	黄连 20 g	黄芩 20 g	藿香 15 g
佩兰 15 g	皂刺 20 g	浙贝 12 g	蜂房 20 g
没药 15 g	乳香 15 g	山慈菇 20 g	白花蛇舌草 30 g
珍珠母 60 g	生牡蛎 30 g	天花粉 20 g	白蔻仁 20 g（后入）
阿胶 50 g			

上方药量 ×10，制成膏方，服用 30 天，每日 2 次，每次 1 匙

二诊：1 月后复诊，患者胃胀、反酸减轻，睡眠改善，现仍口干，乏力，舌脉同前，上方加石斛 30 g、丹皮 20 g、肉桂 30 g，继服 1 月。

三诊：患者症状明显减轻，病情好转。

按：乳腺癌是女性最常见的恶性肿瘤之一，据资料统计，发病率占全身各种恶性肿瘤的 7% ~10%，常与遗传有关。40 ~60 岁绝经期前后的妇女发病率较高，仅 1% ~2% 的乳腺癌患者是男性。乳腺并不是维持人体生命活动的重要器官，原位乳腺癌并不致命；但由于乳腺癌细胞丧失了正常细胞的特性，细胞之间连接松散，容易脱落。癌细胞一旦脱落，游离的癌细胞可以随

血液或淋巴液播散全身，形成转移，危及生命。其典型临床表现有乳腺肿块、乳头溢液、皮肤改变、乳头乳晕异常、腋窝淋巴结肿等。乳腺癌的早期发现、早期诊断，是提高疗效的关键，应结合患者的临床表现及病史、体格检查、组织病理学和细胞病理学检查，建议行乳腺X线摄影（乳腺钼靶照相）、彩超，必要时也可进行乳腺磁共振检查（MRI）。手术治疗仍为乳腺癌的主要治疗手段之一，可结合放疗、化疗等方法。此患者的病机乃本虚标实，以气虚阴虚为本，以气滞、血瘀、湿热为实。方中黄芪甘温，补中益气，麦冬、天花粉、石斛甘寒，滋养肺胃阴津，五味子酸温，敛肺止汗，生津止渴，上五药合用，益气养阴，令气阴两复，肺润津生；川芎味辛，性温，归肝、胆、心包经，功效活血行气，祛风止痛，本品辛散温通，既能活血化瘀，又能行气止痛；丹参味苦，性微寒，归心、心包、肝经，可活血调经，祛瘀止痛，本品善于通行血脉，祛瘀止痛，广泛用于各种瘀血病证；半夏燥湿化痰，降逆和胃；陈皮、木香理气，使气顺则痰消；砂仁辛温，理气化湿，温脾开胃；白蔻仁辛温，理气宽中，燥湿健脾；藿香、佩兰芳香化浊，燥湿健脾；黄芩、黄连清热泻火；生牡蛎咸、微寒，具有滋阴、养血、补五脏、活血、充肌等功效，适宜阴虚烦热失眠、心神不安、癌症及放疗、化疗后食用；丹皮清热凉血，活血散瘀；珍珠母质重沉降，镇心安神；乳香、没药活血行气止痛，消肿生肌；肉桂辛热，引火归元，补火助阳，温经止痛；山慈菇、蜂房、白花蛇舌草、浙贝、皂刺软坚散结，攻毒止痛，同时抗肿瘤；乌贼骨制胃酸，保护胃黏膜，焦三仙健脾消食，连翘防食积化热，三药合用，顾护胃气；阿胶养血补血，扶助正气，兼能收膏；甘草益气健脾，调和诸药。诸药合用，共奏清热理气，健脾祛湿之功。

医案二：曹某某，女，58岁，门诊患者。

主诉：乳腺癌化疗后伴胃部不适1月余，加重5天。

刻下症见：胃部不适，嗝气，咽干，咳嗽，咳痰，痰黏难咳，乏力，便干，腰腿疼痛，舌暗红，苔黄厚，脉沉弱。平素免疫力差，易感冒。

综合脉证，四诊合参，本病当属祖国医学“痞证”范畴，证属湿热内阻，当以清热理气，健脾祛湿为治疗原则，开具处方，整方如下：

黄芪 30 g　麦冬 15 g　五味子 3 g　川芎 15 g

丹参 20 g	半夏 9 g	陈皮 15 g	焦三仙 30 g(各)
乌贼骨 30 g	木香 15 g	砂仁 6 g	连翘 15 g
生甘草 6 g	黄连 20 g	黄芩 30 g	藿香 20 g
佩兰 20 g	皂刺 20 g	浙贝 12 g	蜂房 20 g
羌活 20 g	独活 20 g	山慈菇 20 g	白花蛇舌草 30 g
珍珠母 60 g	半边莲 30 g	半枝莲 30 g	白蔻仁 45 g(后入)
生石膏 60 g	杜仲 20 g	牛膝 20 g	三棱 20 g
莪术 20 g	阿胶 50 g		

上方药量×10，制成膏方，服用 30 天，每日 2 次，每次 1 匙

二诊：患者症状明显减轻，现仍大便干，舌脉同前，上方加酒大黄 20 g、瓜蒌 20 g，继服 1 剂。

三诊：患者病情好转。

按：此例患者与上例病机基本相同，手术后脾胃受损，胃气受伤，脾胃乃后天之本，气血化生之源，脾胃受损，健运失常，故腹胀、纳差；气血化生无源，故神疲乏力；脾失健运，津液不布，故口干、便干；脾胃虚弱，运化失司，水积成痰，痰阻气道，肺气不利，故咳嗽、咳痰。方中黄芪甘温，补中益气，麦冬甘寒，滋养肺胃阴津，五味子酸温，生津止渴，三药合用，益气养阴，令气阴两复，肺润津生；丹参活血化瘀，川芎行气，助丹参活血祛瘀；半夏燥湿化痰，降逆和胃；木香理气，使气顺则痰消；陈皮、砂仁理气和胃，燥湿醒脾；白蔻仁辛温，理气宽中，燥湿解毒；藿香辛温，化湿醒脾，辟秽和中；佩兰辛平，芳香化湿，醒脾开胃；黄芩、黄连苦寒，清热燥湿；石膏沉降下行，清肺热，止咳平喘；羌活、独活祛风胜湿，通络止痛；杜仲、牛膝祛风湿，补肝肾，强筋骨；三棱、莪术破血行气，消积止痛；皂刺辛温，可消肿散结；浙贝苦寒，苦泻热毒，开郁散结，是治疗两腺疾病的常用药；珍珠母质重沉降，镇心安神；乌贼骨制胃酸，保护胃黏膜，焦三仙健脾消食，连翘防食积化热，三药合用，顾护胃气；最后加入蜂房、山慈菇、半枝莲、半边莲、白花蛇舌草软坚散结，抗肿瘤；阿胶养血，扶助正气，兼能收膏；生甘草益气健脾，调和诸药。诸药合用，共奏清热理气，健脾祛湿之功。

参考文献

[1] 周仲瑛，金实，李明富，等．中医内科学［M］.2版．北京：中国中医药出版社，2008.

[2] 张伯礼，薛博瑜．中医内科学［M］.2版．北京：人民卫生出版社，2012.

[3] 李曰庆，何清湖．中医外科学［M］.9版．北京：中国中医药出版社，2012.

[4] 罗颂平，谈勇．中医妇科学［M］.2版．北京：人民卫生出版社，2012.

[5] 彭清华．中医眼科学［M］.9版．北京：中国中医药出版社，2012.

[6] 熊大经，刘蓬．中医耳鼻喉科学［M］.9版．北京：中国中医药出版社，2012.

[7] 丁淑华．中医五官科学［M］．北京：中国中医药出版社，2006.

[8] 钟赣生．中药学［M］.9版．北京：中国中医药出版社，2012.

[9] 李冀．方剂学［M］.9版．北京：中国中医药出版社，2012.

[10] 葛均波，徐永健．内科学［M］.8版．北京：人民卫生出版社，2013.

[11] 陈孝平，汪建平．外科学［M］.8版．北京：人民卫生出版社，2013.

[12] 谢幸，苟文丽．妇产科学［M］.8版．北京：人民卫生出版

社，2013.

[13] 张学军，陆洪光，高兴华．皮肤性病学 [M] .8 版．北京：人民卫生出版社，2013.

[14] 田勇泉．耳鼻咽喉头颈外科学 [M] .8 版．北京：人民卫生出版社，2013.

[15] 邹旭峰，石晓理，郁保生．《灵枢·杂病第二十六》杂病辨治原则初探 [J] ．山东中医药大学学报，2013，37 (6)：507 - 509.

[16] 周仲瑛．疑难杂病治疗策略 [J] ．南京中医药大学学报，2009，25 (5)：321 - 325.

[17] 冷竹松．浅谈邓铁涛教授的学术思想 [J] ．内蒙古中医药，2013，(20)：123.

[18] 潘峰，朱剑萍，郭建文．朱良春应用痹通汤治疗疑难杂症经验 [J] ．中医杂志，2013，54 (16)：1360 - 1362.

[19] 王海军，李郑生．国医大师李振华内伤杂病学术思想 [C] ．第十次中医药防治老年病学术交流会论文集．北京：中华中医药学会，2012.

[20] 胡燕．伍炳彩教授从湿热辨治疑难杂病经验简介 [J] ．新中医，2011，43 (5)：157 - 159.

[21] 周晓平．杨进教授从肝郁论治疑难杂病验案举隅 [J] ．南京中医药大学学报，2006，22 (2)：107 - 111.

[22] 何泽民．中药大方治疗疑难病证的思考 [J] ．中医杂志，2005，46 (8)：572 - 574.

[23] 王铁烽，丁关生．中医膏方的应用及注意事项 [J] ．中国医药，2007，16 (10)：56 - 57.

[24] 王永刚．《伤寒论》经方应用沿革 [J] ．南京中医药大学学报：社会科学版，2002，3 (13)：140 - 143.

[25] 孟庆云．五运六气对中医学理论的贡献 [J] ．北京中医药，2009，28 (12)：937 - 940.

后　记

看着即将出版的书稿，我不禁感慨万千……

一年前老师说让我写本书的时候，我觉得这简直是天方夜谭。刚开始写的时候没有多少思路，甚至会对着一个方子半天写不出一个字，但还是坚持着写了下来。这本书是我这一年来的工作重心，无论是在医院还是回到学校，我每天都会抽时间来写，有时是几百字，有时是几千字，渐渐地，我的思路越来越广，越写越多，不知不觉写了已有二十多万字。现在想想，原来写书也没有我想象得那么难。还好，我坚持了下来。

这本书记录的是老师治疗各类杂病的典型医案，有些是我跟诊时记录的，有些是从电子病历系统中筛选出来的，其中都蕴含着老师的临床经验。我在整理这些医案的过程中，也学到了很多知识，领悟了老师的诊疗思路。

这一路走来，要感谢的人很多……

首先要感谢我的导师陈守强老师，是老师先提出了这本书的选题，也是老师在我的写作过程中给予指导。对于解除我的疑惑，老师总是有求必应，我收获甚丰。这本书更是凝聚了老师的智慧和心血，从选题、构思到写作、修改，都离不开他的指点。在此，深深感谢老师对我的诸多教诲，感谢他在百忙之中给予我的指导和帮助……太多感激无以言表，铭记于心。

还要感谢我的师哥师姐们，感谢他们在我困惑时给予的帮助，在我低落时给予的鼓励，在我任性时给予的包容。感谢我的同门，尤其感谢丽婷，这本书有近一半的病例是由她筛选的。感谢我的师弟师妹们，谢谢你们的帮助。

感谢我的家人，谢谢你们自始至终都相信我，鼓励我，关心我，谢谢你们为我默默地付出，但愿这本很真诚的拙作能为你们带去些许欣慰。

另外，感谢济南出版社的郭锐和宋书强两位编辑，因为有他们的无私帮助，这本书才有机会呈现在大家面前。

最后，感谢每一位读到这本书的朋友，谢谢你们从众多图书中选择了它，同时恳求你们能原谅我文笔的有限以及见识的不足，也希望你们都能有所收获。

谨以拙文，献给所有爱我的人和我爱的人。

左瑶瑶

2016 年 3 月